サルコペニアと運動
エビデンスと実践

島田裕之 編

医歯薬出版株式会社

執筆者一覧

●編集

島田　裕之　国立長寿医療研究センター老年学・社会科学研究センター予防老年学研究部

●執筆（五十音順）

安藤富士子	愛知淑徳大学健康医療科学部健康医療学科	
井平　光	国立がん研究センター社会と健康研究センター疫学研究部	
上村　一貴	富山県立大学工学部教養教育	
大塚　礼	国立長寿医療研究センター老年学・社会科学研究センター NILS-LSA活用研究室	
大渕　修一	東京都健康長寿医療センター研究所	
大沼　剛	リハビリ推進センター株式会社 板橋リハビリ訪問看護ステーション	
岡　浩一朗	早稲田大学スポーツ科学学術院	
金子　文成	慶應義塾大学医学部リハビリテーション医学教室	
島田　裕之	国立長寿医療研究センター老年学・社会科学研究センター予防老年学研究部	
下方　浩史	名古屋学芸大学大学院栄養科学研究科	
鈴川芽久美	東京都健康長寿医療センター研究所	
堤本　広大	国立長寿医療研究センター老年学・社会科学研究センター予防老年学研究部	
土井　剛彦	国立長寿医療研究センター老年学・社会科学研究センター予防老年学研究部	
中窪　翔	国立長寿医療研究センター老年学・社会科学研究センター予防老年学研究部	
中楚友一朗	早稲田大学大学院スポーツ科学研究科	
橋立　博幸	杏林大学保健学部理学療法学科	
波戸真之介	株式会社ツクイデイサービス管理部	
原田　敦	国立長寿医療研究センター病院	
原田　和宏	吉備国際大学保健医療福祉学部理学療法学科	
林　悠太	株式会社ツクイ教育研修部	
飛田　哲朗	名古屋第二赤十字病院整形外科	
平井　達也	いしい外科三好クリニック	
平瀬　達哉	長崎大学大学院保健学専攻理学療法学分野	
古名　丈人	札幌医科大学保健医療学部理学療法学科	
牧迫飛雄馬	鹿児島大学医学部保健学科理学療法学専攻	
水本　淳	北海道檜山振興局保健環境部社会福祉課	
山田　実	筑波大学大学院人間総合科学研究科	
山田　陽介	国立健康・栄養研究所健康長寿研究室	
幸　篤武	高知大学教育学部	
吉田　大輔	九州栄養福祉大学リハビリテーション学部理学療法学科	
吉松　竜貴	東京工科大学医療保健学部理学療法学科	

This book was originally published in Japanese
Under the title of：

SARUKOPENIA TO UNDO：EBIDENSU TO JISSEN
(Sarcopenia and Exercise：Evidence and Practice)

Editor：

SHIMADA, Hiroyuki
Director, Department of Preventive Gerontology
Center for Gerontology and Social Science
National Center for Geriatrics and Gerontology

© 2014 1st ed

ISHIYAKU PUBLISHERS, INC.
7-10, Honkomagome 1 chome, Bunkyo-ku
Tokyo 113-8612, Japan

まえがき

　世界にさきがけて日本は超高齢社会を迎え，人口構造の変化が経済的および社会的な問題をもたらすことから，課題先進国と表現されています．これは他国をモデルとすることができない状況を指し，日本が超高齢社会から派生する課題にどのように対処するかが世界各国からも注目されているといえます．

　加齢に伴って高齢者の機能は低下し，介護を必要とする人が増加しています．2013年には，国民の健康寿命を延伸する社会作りが厚生労働省の政策課題として発表され，予防から治療，早期在宅復帰に至る適正なケアサイクルを確立することが盛り込まれました．

　健康寿命の延伸とは，心身の機能を保持して日常生活を自立して行うことのできる状態を伸ばすことに他なりません．心身の機能は，神経系，呼吸循環器系，筋骨格系，内分泌系など，どの機能が障害されても低下し，重篤な場合は介護を必要とするようになります．特に筋は可塑性が高く，高齢期に生じる筋量や筋力が減少した状態を「サルコペニア」と呼び，その予防や治療のための効果的な方法が模索されています．

　本書では，サルコペニアにおける運動に焦点をあて，運動による予防や対処方法についてまとめています．これまでサルコペニアに関する書籍は出版されていますが，運動に特化した書籍はなかったため，運動療法を実践する専門職の方々を対象に発行しました．サルコペニアの基本理解とともに，エビデンスに基づいた臨床実践から地域での活動に役立つものとなっています．

　本書発行に際しては，医歯薬出版株式会社編集部の塚本あさ子氏にご助言いただき，多大なるご協力を得たことを深謝致します．またご執筆いただいた多くの先生方に感謝申し上げます．

　本書がサルコペニアの予防や治療における高齢者保健，医療，ケアに携わる皆様のお役に立つことを願っています．

2014年1月
編者　島田 裕之

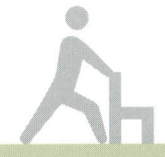

サルコペニアと運動 エビデンスと実践
もくじ

序文 iii

第1章　サルコペニアの基礎的理解

1. サルコペニア予防の意義　島田裕之 002
加齢と筋力／サルコペニアによる問題／サルコペニアの操作的定義／サルコペニアの中核的な予防方法

2. 臨床におけるサルコペニアの診断　飛田哲朗　原田　敦 009
ケーススタディ／サルコペニアの定義と診断基準／サルコペニアの分類と病期／サルコペニア診断の実際／サルコペニア診断のための筋量測定／臨床におけるサルコペニアの影響と課題

3. サルコペニアの有症率と危険因子　幸　篤武　安藤富士子　下方浩史 016
サルコペニアの有症率／サルコペニアの危険因子

4. サルコペニアによる機能障害　古名丈人 023
心身機能と構造レベルの障害／活動レベルの障害および参加レベルの問題／老年症候群や疾病との関連／サルコペニア予防の重要性

5. サルコペニアと転倒　山田　実 030
高齢者の転倒／身体組成の加齢変化／サルコペニアと転倒・骨折／サルコペニアに対する運動介入／サルコペニアに対する運動と栄養のコンビネーション介入

第2章　サルコペニアの評価指標

1. 筋量測定　吉田大輔 038
筋量の測定方法／サルコペニアにおける筋量の評価指標／BIA法による骨格筋量の評価とその基準値／身体計測値による骨格筋量の評価とその基準値

2. 筋力測定　水本　淳 044
筋収縮と筋力の種類／筋力の測定手段／代表的な筋力測定方法と基準値／高齢者に対する注意点

3. 関連評価：運動機能　鈴川芽久美 052
サルコペニアに伴う運動能力の低下／バランス能力の測定方法／歩行能力の測定方法

4. 関連評価：栄養　大塚　礼 ……………………………………………………………… 059
   高齢期の低栄養とサルコペニア／リハビリテーション病棟は低栄養の好発地帯／栄養評価法

5. 関連評価：活動　上村一貴 ……………………………………………………………… 064
   身体活動の評価／質問紙法による身体活動量評価

第3章　サルコペニアに対する運動の実践

1. 地域在住高齢者におけるサルコペニアの運動療法：
   ポピュレーション・アプローチ　牧迫飛雄馬 …………………………………… 072
   ハイリスク・アプローチとポピュレーション・アプローチ／サルコペニア予防のためのポピュレーション・アプローチの必要性／ポピュレーション・アプローチによる運動療法の効果／ポピュレーション・アプローチによるサルコペニア予防の可能性／ポピュレーション・アプローチによる介入方法の提案

2. 地域在住高齢者におけるサルコペニアの運動療法：
   ハイリスク・アプローチ　大渕修一 ……………………………………………… 080
   サルコペニアに対する高負荷筋力増強トレーニングの効果／栄養状態の評価／筋力増強トレーニングの実践方法

3. 膝痛・腰痛患者におけるサルコペニアの運動療法　金子文成 ……………… 087
   膝痛と腰痛に関する社会的状況／変形性膝関節症の病態／膝OAの発生に関連するリスクファクター／膝OAに対するポピュレーション・アプローチによる効果／膝OAに対するポピュレーション・アプローチで行われるエクササイズの実際／非特異的腰痛とは／非特異的腰痛に対するポピュレーション・アプローチ／非特異的腰痛に対する運動療法の実際

4. 脳血管疾患患者におけるサルコペニアの運動療法　原田和宏 ……………… 101
   脳血管疾患におけるサルコペニアの特徴／脳血管疾患患者の骨格筋に好影響をもたらす具体的戦略

5. 急性期患者におけるサルコペニアの運動療法　井平　光 …………………… 110
   急性期患者のサルコペニア／急性期患者に対する筋力低下予防の意義／ベッドサイドでの運動療法の効果／ベッドサイドでの具体的な筋力増強運動の実施方法／ベッドサイドにおける筋力増強運動の注意点

6. 慢性期患者（廃用症候群）におけるサルコペニアの運動療法　平瀬達哉 …… 117
慢性期患者とサルコペニア／施設入所高齢者に対するPRTの効果について／施設入所高齢者に対する低〜中等度負荷運動強度でのPRTの運動実践の具体的内容／施設入所高齢者に対する高負荷運動強度でのPRTの運動実践の具体的内容／施設入所高齢者に対する運動実践のあり方

7. 立位困難者におけるサルコペニアの運動療法　吉松竜貴 …… 125
立位困難者に対する運動療法の具体案／立位困難者に対する運動療法の注意点

8. 認知障害を有する高齢者におけるサルコペニアの運動療法　林　悠太 …… 131
認知症高齢者に対する筋力保持の重要性／認知症高齢者の筋力保持に有効なプログラム／プログラム実施上の工夫

9. 運動療法からの脱落を防ぎ運動の習慣化を促す認知行動療法　岡　浩一朗　中楚友一朗 …… 137
運動習慣の形成に有用な認知行動的技法／慢性疼痛の自己管理に有用な認知行動的技法／運動習慣の形成促進のための認知行動療法のエビデンス

第4章　運動方法の実践例

1. 病院での実践　平井達也 …… 146
高齢入院患者に対するサルコペニア評価の意義／当院におけるサルコペニアの状況と評価／入院中のサルコペニア保有者の特徴と対応の困難性／入院中のサルコペニア症例への基本的な対応／認知機能低下を有するサルコペニア症例への対応のコツ／実践例：認知機能が低下し意欲が低い重度サルコペニア症例

2. 訪問リハビリテーションでの実践　大沼　剛 …… 152
訪問リハビリテーションとサルコペニア／訪問リハビリテーションにおけるサルコペニアに対する運動療法

3. 通所リハビリテーション・通所介護での実践　波戸真之介 …… 157
通所リハビリテーション，通所介護施設の利用者の特徴／通所施設におけるサルコペニア予防のための評価／運動療法によるサルコペニア予防／日常的な活動量の向上によるサルコペニア予防

4. 介護予防事業での実践　山田陽介 ······ 162
介護予防事業の必要性と目指すゴール／不活動がもたらす筋萎縮／筋力（レジスタンス）トレーニングとサルコペニア／有酸素運動とサルコペニア予防／多要素複合トレーニング／亀岡スタディにおける介護予防事業展開

第5章　サルコペニアに対する運動のエビデンス

1. 地域在住高齢者のエビデンス　橋立博幸 ······ 178
地域在住高齢者の筋量，筋力，身体能力に対する運動効果のエビデンス／システマティックレビュー，メタアナリシスに基づく地域在住高齢者の筋量，筋力，身体能力に対する運動効果のエビデンス

2. 整形外科疾患患者のエビデンス　中窪　翔　土井剛彦 ······ 194
整形外科疾患における筋力低下／変形性膝関節症に対する運動介入／その他の疾患に対する運動が筋力増強に及ぼす効果

3. 中枢神経疾患患者のエビデンス　土井剛彦 ······ 201
中枢神経疾患患者における筋力の重要性／文献検索／その他の疾患（アルツハイマー病，パーキンソン病）に対する運動が筋力増強に及ぼす効果

4. 施設利用高齢者のエビデンス　堤本広大　土井剛彦 ······ 209
施設利用高齢者におけるサルコペニアのリスクと有症率／文献検索

付録　リフレッシュ運動手帳 ······ 217
索引 ······ 220

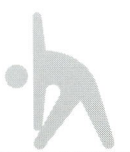

第1章
サルコペニアの基礎的理解

1 サルコペニア予防の意義

島田裕之

Key Point

- 加齢に伴い筋量や筋力は低下し，85歳以上の高齢者では，成人の約60％まで筋量が減少する．
- サルコペニアは，高齢期に生じる虚弱の中核的症状であり，日常生活活動能力の低下と関連するため，予防戦略の確立が課題となっている．

1 加齢と筋力

　サクセスフル・エイジングの実現のため，疾病や心身機能低下の予防，改善のために免疫，抗加齢，ホルモン，栄養，身体的虚弱，認知機能低下，うつ，心疾患などをキーワードとした研究が盛んに行われ[1]，医療，保健，福祉分野においてこれらの知見が応用されている．

　身体機能の側面から，老年学におけるカレントトピックスを取り上げるとすると，高齢者の身体的自立度を著しく阻害するものとして「虚弱」があげられよう．虚弱は老年症候群のなかでも中核的な要素であり，機能低下が顕在化する前に現れるさまざまな症状から，その存在を知ることができる．中核的な症状として，Rosenbergにより提唱されたサルコペニアは，高齢者の虚弱を進展させる重要な概念といえる．18歳以上の日本人4,003人（男性1,702人，女性2,301人）を対象として年齢階級別の筋量をみると，体幹や上肢と比較して下肢筋量の減少が加齢とともに最も顕著に現れ，85歳以上の高齢者では，18歳から24歳の成人の約60％まで減少する[2]（図1）．

　また，筋量の減少に伴い筋力も低下するが，筋力は通常20～30歳代にピークを迎え，その後は徐々に低下を示し，65歳以上の高齢者では年間1～2％減少するとされる[3]．この筋力の低下は上肢より下肢に強く現れる[4]とされるが，620名の高齢者を対象として4年間の縦断調査を行った研究では，握力の変化は男性で12％，女性は19％とされ，高齢期には年間3～5％程度の筋力の低下が認められるとする報

国立長寿医療研究センター
老年学・社会科学研究センター
予防老年学研究部

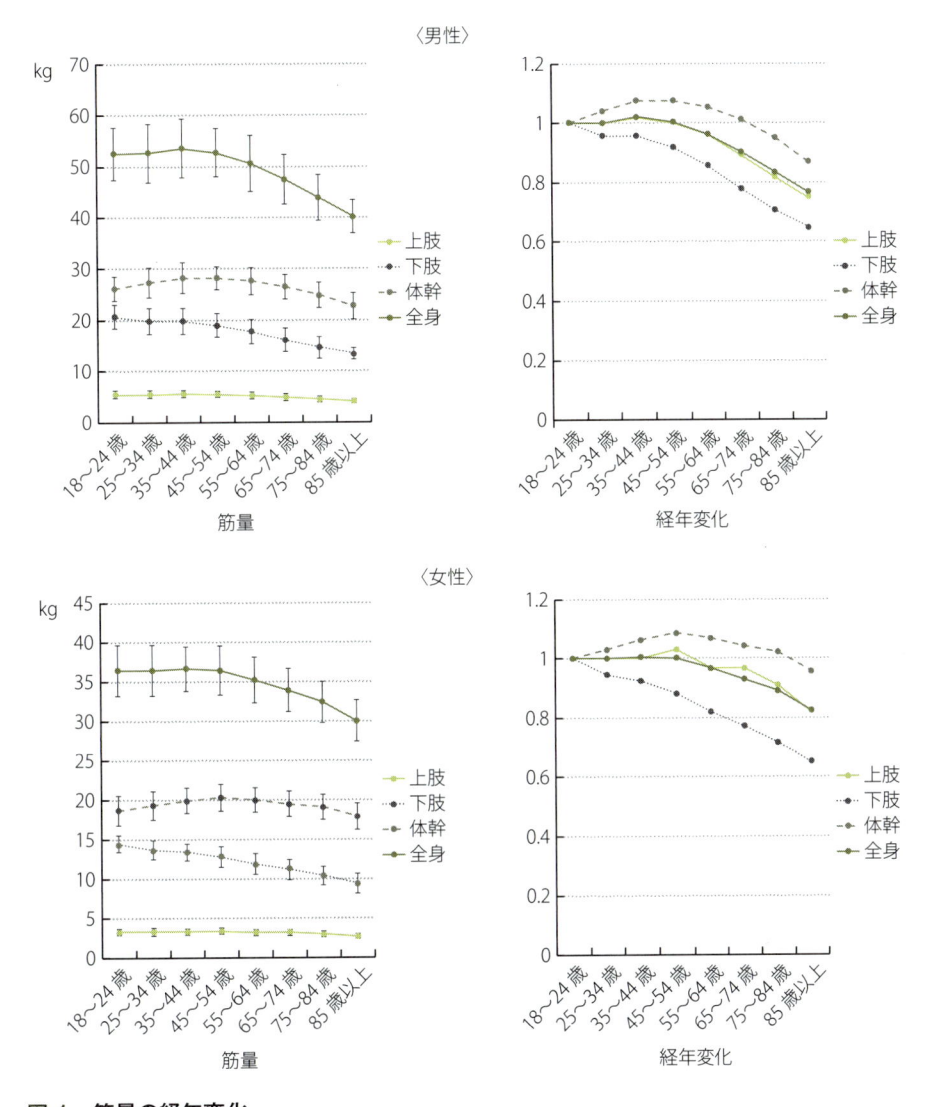

図1　筋量の経年変化
上肢，下肢，体幹，全身における筋量について，各年齢階級別の平均と標準偏差を示した
経年変化は18〜24歳を1としたときの平均の変化を示した

（文献2より引用）

告もある[5]．筋力の低下とともに，筋力を素早く発揮する筋パワーも加齢に伴い低下する．これは，加齢に伴い筋萎縮が生じるのみでなく，タイプⅡ線維の減少による高速度のミオシン重鎖タンパクの減少によるものである．筋パワーの低下は，歩行や階段昇降などの日常生活活動能力と関連し，転倒回避能力の低下にもつながることから，高齢期において保持すべき筋機能であると考えられる．握力と機能低下との関係を長期間にわたって研究した代表的な研究に，日系のアメリカ人を対象としたHonolulu Heart Programがある．3,213名における25年間の追跡調査の結果，

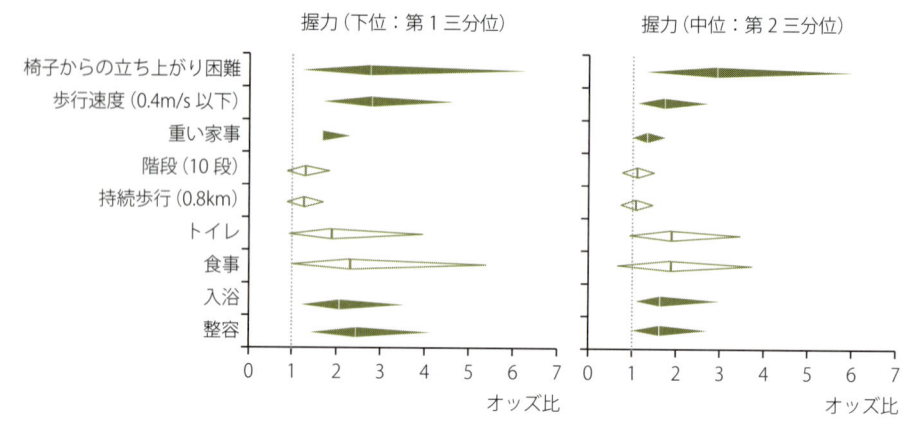

図2 握力と機能障害との関係
菱型の中間がオッズ比の平均を示し，先端が95％信頼区間を示す
色：サルコペニアと有意に関連した項目
白：サルコペニアと有意な関連が認められなかった項目

ベースライン時の握力の3分位にて対象者を分類し，機能低下との関係を調べたところ，将来の椅子から立ち上がる能力の低下，歩行速度の低下，重い家事労働，整容や入浴機能の低下との関連が認められた[6]（図2）.

筋量や筋力の低下はこれらの機能の低下に直結するばかりでなく，骨格筋は人体総量の約半分を占め，グルコース代謝の恒常性をはじめとする代謝機能も制御する．このような多機能を有する筋の減少や弱化は人の健康に関する重要な影響をもたらすことになる．

2 サルコペニアによる問題

日常生活を送るうえで高齢者が各種動作を行う場合，課題で必要とされる能力に対する自己の機能的な予備力が低下しているために，サルコペニアによる筋力低下が起こると容易に生活機能障害を引き起こすこととなる．たとえば，階段昇降や立ち上がり動作を行うとき，下肢の最大筋力に対して動作に必要とされる筋力の比率は，高齢者は成人の約2倍であり，最大筋力の80％程度の努力が必要であると報告されている[7]．このような状況下において筋量の減少が進めば，生活機能障害を惹起することは容易に想像できる．また，下肢筋力の低下は転倒の重要な危険因子であり，筋力低下が認められる高齢者はそうでない高齢者に比べ，転倒の危険が約5倍あるとされる[8]．高齢期における転倒は，大腿骨頸部骨折の主要な原因となり，これらの骨折から要介護状態に陥る者は，全要介護認定者の10.2％を占める．また，要介護の13.7％を占める高齢による衰弱や，約10.9％を占める関節疾患においても，その背景には少なからずサルコペニアが存在するものと推察され，サルコペニアの予防や改善が，要介護状態や重度化の予防に有効である可能性が高いと考えられる．

サルコペニアの予防のためには，地域，病院，施設等において対象となる高齢者の

状態を把握する必要がある．そのためには，サルコペニアを操作的に定義して，測定可能な変数によって構成をし，サルコペニアと判断するための基準を明確にすることが必要となる．

3 サルコペニアの操作的定義

　高齢期における骨格筋の萎縮と，それにともなう筋力低下を表す造語であるサルコペニアは，概念としては古くから存在する．初期の定義では，筋量を形態計測し，生体電気インピーダンス法 (bioelectrical impedance analysis：BIA) や二重エネルギーX線吸収法 (dual energy X-ray absorptiometry：DXA) によって計測し，一定以上の筋量の減少をサルコペニアとしてきた．最も広く用いられているもののひとつに Baumgartner らによる New Mexico Elder Health Survey の定義がある[9]．この定義は，二重エネルギーX線吸収法から得られた四肢の筋量の合計 (appendicular skeletal muscle mass：ASM) を身長 (m) の2乗で除した skeletal muscle mass index (SMI) を指標としたものである．サルコペニアの定義は，成人 (18〜40歳) における SMI の平均から2標準偏差以下に達した場合とされた．この操作的定義に基づくサルコペニアの有症率は，70歳以下において13〜24%，80歳以上では50%以上とされた．筋量は性，形態測定，握力から算出した回帰式による推定値が用いられている．149名の DXA の結果から得られた ASM に対する最適解は以下の通りであった．

$$\begin{aligned}\text{ASM (kg)} &= 0.2487\,(体重) + 0.0483\,(身長) - 0.1584\,(殿部周径) \\ &\quad + 0.0732\,(握力) + 2.5843\,(性) + 5.8828\ [R^2 = 0.91, \\ &\quad 標準誤差 = 1.58\,\text{kg}]\end{aligned} \quad (1)$$

　50名の下位グループの DXA による推定筋量の86%がこの回帰式によって説明でき，測定誤差は±1.7 kg以内とされた．この回帰式よりサルコペニアのカットポイントを男性は SMI が 7.26 kg/m^2，女性では 5.45 kg/m^2 と定義し，骨折歴，過去1年間の転倒経験，杖や歩行器の使用，歩行，バランス機能 (Tinetti's scale)，手段的日常生活動作との関係が調べられた．その結果，男性では過去1年間の転倒経験，杖や歩行器の使用，バランス機能低下，手段的日常生活活動の制限とサルコペニアが有意に関連した．女性は手段的日常生活活動の制限のみがサルコペニアと関連していた (図3)．SMI において，日本人の大規模データによるサルコペニアのカットポイントとする参照値は，男性 SMI が 6.87 kg/m^2，女性では 5.46 kg/m^2 と報告されている[10]．

　DXA は医療機関では設置されていることもあるが，地域保健施設や介護施設に設置されていることはほとんどないため，代用できる測定方法が必要となる．BIA は比較的安価で購入が可能であり，被曝もないため導入が容易である．Janssen らは米国の Third National Health and Nutrition Examination Survey における4,449名のデータを用いて，BIA による SMI の基準値を報告している[11]．筋量の推定は以

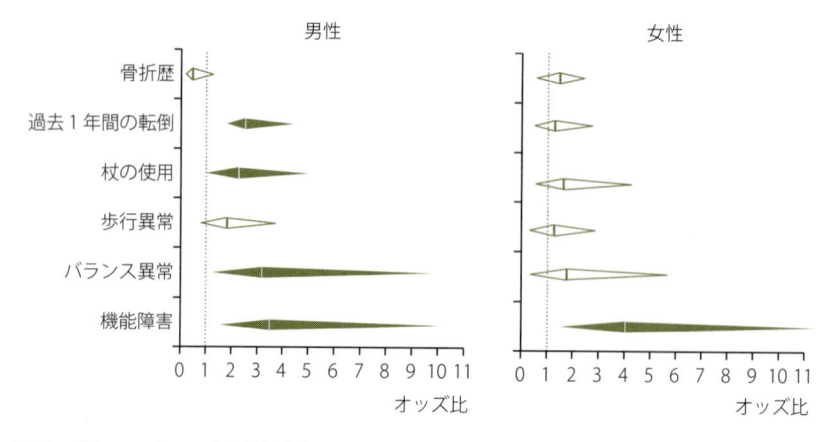

図3 サルコペニアと機能障害との関係
菱型の中間がオッズ比の平均を示し，先端が95%信頼区間を示す
色：サルコペニアと有意に関連した項目
白：サルコペニアと有意な関連が認められなかった項目

下の回帰式で実施された．

$$\text{骨格筋量 (kg)} = [(\text{身長}^2/\text{BIA 値} \times 0.401) + (\text{性} \times 3.825) + (\text{年齢} \times 0.071)] + 5.102 \quad (2)$$

基本的および手段的日常生活活動の障害とSMIとの関係をみると，女性ではSMIが5.75kg/m²以下の高齢者は，6.76kg/m²以上の者に対して障害を有するオッズ比が3.3となり，男性ではSMIが10.76kg/m²以上に対する8.50kg/m²以下の者のオッズ比が4.7になるとされた．なお，これらの結果は年齢や体脂肪を調整して算出されている．この基準値に該当した高齢者，すなわちサルコペニアを有する者の割合は，女性は9.4%，男性は11.2%であった．ただし，これらの推定式は国外で作成されたものであり，日本人に適用可能かどうかは不明である．筆者らは，250名の日本人高齢者を対象として，BIAによるDXAで計測したASMの推定式を作成した[12]．日本人高齢者の筋量推定には，この式を用いたほうが妥当であると考えられる．

$$\text{ASM (kg) 男性} = 0.197 \times (\text{BIA 値}) + 0.179 \times (\text{体重}) - 0.019 \ [R^2 = 0.87, \text{標準誤差} = 0.98\,\text{kg}] \quad (3)$$

$$\text{ASM (kg) 女性} = 0.221 \times (\text{BIA 値}) + 0.117 \times (\text{体重}) + 0.881 \ [R^2 = 0.89, \text{標準誤差} = 0.81\,\text{kg}] \quad (4)$$

また，近年サルコペニアの国際的な合意形成を目的として the European Working Group on Sarcopenia in Older People (EWGSOP) によるサルコペニアの操作的定義が発表された．従来の骨格筋量による定義のみでなく，筋力と歩行速

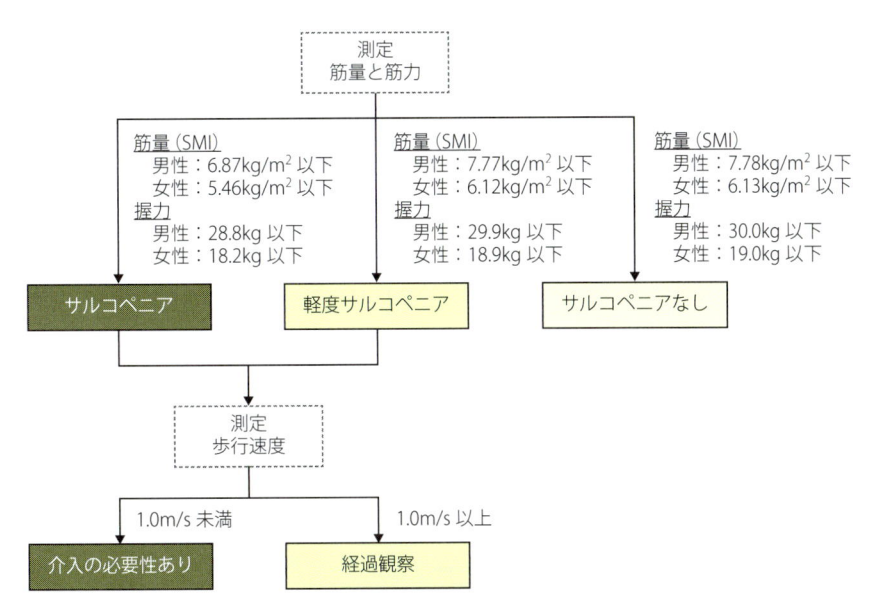

図4 サルコペニア判定と介入の必要性の判断基準
筋量（SMI）は40歳以下の日本人成人の平均値から，サルコペニアは2標準偏差，軽度サルコペニアは1標準偏差を減じた値を基準とした．握力は，日本人高齢者の下位20％値をサルコペニアとし，25％値を軽度サルコペニアの基準とした．サルコペニア，もしくは軽度サルコペニアと判定された者は歩行速度の測定を実施して，通常歩行で1.0m/s未満であれば介入の必要性があると判断し，1.0m/s以上であれば経過観察と判断する．

度がサルコペニアの構成要素として含められた[13]．サルコペニアは筋の問題であるため，筋萎縮の結果として必然的に生じる筋力を定義に含めることは合理的と考えられる．しかし，歩行速度をサルコペニアの定義に含めると，虚弱[14]やダイナペニア[15]と同じような定義となってしまう．地域在住高齢者4,811名を対象に，歩行速度を含めた基準と，含めない基準とでサルコペニアと判定された者の合致率は98％であり，サルコペニアの基準に歩行速度を含めるかどうかは慎重な判断が必要であろう[16]．筋量と筋力からサルコペニアを判定し，歩行速度によって介入の必要性を判断する思考過程が，治療の選択をするために重要であると考えられる（図4）．

4 サルコペニアの中核的な予防方法

サルコペニアの成因は多要素であるが，中核的な問題として活動量不足があげられる．そのため，サルコペニアの予防や改善のためには，筋力トレーニングおよび身体活動量の向上が第一義的に重要な課題となる．具体的な方法に関しては，第3章，第4章において詳述されるが，高齢者医療で求められるのは，単なるサルコペニアの予防ではなく，その予防による機能回復，障害予防が重要であることを忘れてはならない．

たとえば，転倒の危険因子として筋力の低下は重要であり，筋力トレーニングが転倒予防を目的として実施される．しかし，筋力の低下が直接転倒を生じさせるのでは

なく，歩行機能低下を介して転倒が生じていることが示唆されている[17]．事実，ランダム化比較試験において，歩行等の機能を向上させるトレーニングを実施すると転倒は抑制可能であるが，筋力トレーニングのみでは効果が認められない[18]．これらの結果は，サルコペニアの予防に関わるサービス提供者に対して，何を目的としてサルコペニアの予防をするのか検討する必要性を明示している．

引用文献

1) Morley JE：Hot topics in geriatrics. *J Gerontol A Biol Sci Med Sci*, 58：30-36, 2003.
2) 谷本芳美，渡辺美鈴・他：日本人筋肉量の加齢による特徴．日老医誌，47：52-57, 2010.
3) Skelton DA, Greig CA, et al：Strength, power and related functional ability of healthy people aged 65-89 years. *Age Ageing*, 23：371-377, 1994.
4) Janssen I, Heymsfield SB, et al：Skeletal muscle mass and distribution in 468 men and women aged 18-88 yr. *J Appl Physiol*, 89：81-88, 2000.
5) Bassey EJ, Harries UJ：Normal values for handgrip strength in 920 men and women aged over 65 years, and longitudinal changes over 4 years in 620 survivors. *Clinical science*, 84：331-337, 1993.
6) Rantanen T, Guralnik JM, et al：Midlife hand grip strength as a predictor of old age disability. *Jama-J Am Med Assoc*, 281：558-560, 1999.
7) Hortobagyi T, Mizelle C, et al：Old adults perform activities of daily living near their maximal capabilities. *J Gerontol A Biol Sci Med Sci*, 58：M453-460, 2003.
8) Rubenstein L, Josephson K：Interventions to reduce the multifactorial risks for falling. In：Masdeu J, Sudarsky L, et al eds. Gait disorders of aging：falls and therapeutic strategies, Philadelphia, Lippincot-Raven, 1997, pp309-326.
9) Baumgartner RN, Koehler KM, et al：Epidemiology of sarcopenia among the elderly in New Mexico. *Am J Epidemiol*, 147：755-763, 1998.
10) 真田樹義，宮地元彦・他：日本人成人男女を対象としたサルコペニア簡易評価法の開発．体力科学，59：291-302, 2010.
11) Janssen I, Baumgartner RN, et al：Skeletal muscle cut-points associated with elevated physical disability risk in older men and women. *Am J Epidemiol*, 159：413-421, 2004.
12) Yoshida D, Shimada H, et al：Development of an equation for estimating appendicular skeletal muscle mass in Japanese older adults using bioelectrical impedance analysis. *Geriatr Gerontol Int*, 2014, in press.
13) Cruz-Jentoft AJ, Baeyens JP, et al：Sarcopenia：European consensus on definition and diagnosis：Report of the European Working Group on Sarcopenia in Older People. *Age Ageing*, 39：412-423, 2010.
14) Fried LP, Tangen CM, et al：Frailty in older adults：evidence for a phenotype. *J Gerontol A Biol Sci Med Sci*, 56：M146-156, 2001.
15) Clark BC, Manini TM：Sarcopenia ＝ /＝ dynapenia. *J Gerontol A Biol Sci Med Sci*, 63：829-834, 2008.
16) Yoshida D, Suzuki T, et al：Using two different algorithms to determine the prevalence of Sarcopenia. *Geriatr Gerontol Int*, 14 (suppl.1)：46-51, 2014.
17) Shimada H, Tiedemann A, et al：Physical factors underlying the association between lower walking performance and falls in older people：a structural equation model. *Arch Gerontol Geriatr*, 53：131-134, 2011.
18) Gillespie LD, Gillespie WJ, et al：Interventions for preventing falls in elderly people. Cochrane Database Syst Rev, 2003, CD000340.

2 臨床におけるサルコペニアの診断

飛田哲朗[1] 原田 敦[2]

Key Point

- サルコペニアの診断基準は，病態に不明な点が多いため現状では操作的基準にとどまる．
- EWGSOP (The European Working Group on Sarcopenia in Older People) の診断フローチャートでは，通常歩行速度，握力，筋量を用いてサルコペニアの診断を行う．
- 臨床において，骨粗鬆症，骨折，糖尿病，肥満，感染症，生命予後などにサルコペニアが影響することが判明している．

1 はじめに

近年，急速に世界で注目を集める病気，サルコペニア．これまで「筋肉の老化」は一部の栄養学や老年学の専門家のなかで知られていた病態であった．1989年にRosenbergはこの現象をサルコペニアと名付け，高齢者の脆弱性の1つとして注目するように提唱した[1]．

急速な人口の高齢化とともに，サルコペニアは高齢者医療に携わるすべての医療従事者にとって無視できないキーワードとなっている．最近は日本においても新聞，雑誌，テレビなどさまざまなメディアで取り上げられ，医学界のみならず一般社会でも話題を集めている．本稿では，老年症候群の重要な要素であるサルコペニアの臨床的意義と実際の診断法を解説する．

2 ケーススタディ

右大腿骨頸部骨折を受傷した80歳女性の手術直前の写真を提示する（図1）[2,3]．医療従事者は，この患者を見た際にどのような印象をもつであろうか．多くの方は「痩せている」「虚弱」「低栄養」といった言葉が頭に浮かぶであろう．この患者に，後述するDXA (dual energy X-ray absorptiometry) 法により詳細な検査を行ったところ，著明な四肢筋量の低下が認められ，重篤なサルコペニアを合併していることが

[1] 名古屋第二赤十字病院整形外科
[2] 国立長寿医療研究センター病院

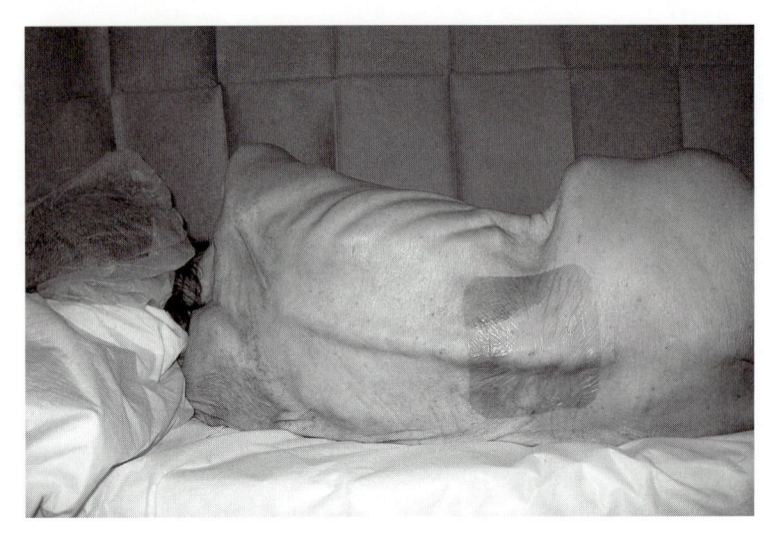

図1 サルコペニアを合併した大腿骨頸部骨折患者の術前写真

判明した．この患者に対して人工骨頭置換手術を施行したところ，疼痛は速やかに改善した．しかし受傷前の日常生活活動（ADL）の回復には至らず，自宅には退院できず，介護施設に入所した．

この症例から，サルコペニアを有する高齢者において，転倒・骨折やリハビリテーション効果の低下の危険性が高まっていることは容易に想像ができる[4-6]．サルコペニアの予防や治療に介入するには，正確なサルコペニアの診断が欠かすことができないといえる．

3 サルコペニアの定義と診断基準

サルコペニアの定義と診断基準に関しては，欧州サルコペニアワーキンググループ（The European Working Group on Sarcopenia in Older People：EWGSOP）による定義が詳細かつわかりやすくまとまっている[7,8]．EWGSOPは，サルコペニアを「進行性かつ全身性の筋量および筋力の低下」と定義した．他の診断基準として，米国を中心とした団体である International Sarcopenia Consensus Conference Working Group（ISCCWG）からも提唱されている[9]．

4 サルコペニアの分類と病期

EWGSOPからはサルコペニアの病因による分類と，重症度による病期が提唱されている[7]．

病因による分類を示す（表1）．大きく一次性サルコペニア（primary sarcopenia）と二次性サルコペニア（secondary sarcopenia）の2つに分類される．一次性サルコペニアは加齢性サルコペニアで，加齢以外に明らかな原因がないものとされる，いわゆる除外診断である．二次性サルコペニアは，活動に関連するサルコペニア，疾患に関連するサルコペニア，栄養に関連するサルコペニアの3つに分類される．活動

表 1　病因によるサルコペニアの分類（文献 7 より）

一次性サルコペニア	
加齢性サルコペニア	加齢以外に原因のないもの（除外診断）
二次性サルコペニア	
活動に関連するサルコペニア	廃用，寝たきり，生活習慣（出不精），無重力状態など
疾患に関連するサルコペニア	重症臓器不全，炎症性疾患，悪性腫瘍，内分泌疾患など
栄養に関連するサルコペニア	低栄養，吸収不良，消化管疾患などに伴うカロリー不足，タンパク不足

表 2　重症度によるサルコペニアの病期（文献 7 より）

分類	筋量低下	握力，歩行速度
プレサルコペニア期	あり	正常
サルコペニア期	あり	握力，歩行速度どちらか一つが低下
重度サルコペニア期	あり	握力，歩行速度両方とも低下

に関連するサルコペニアは，廃用，寝たきり，生活習慣（出不精），無重力状態など活動の低下に起因するものである．疾患に関連するサルコペニアは，重症臓器不全，炎症性疾患，悪性腫瘍，内分泌疾患など全身性の疾患に起因する筋量・筋力減少である．栄養に関連するサルコペニアは，低栄養，吸収不良，消化管疾患などにともなうカロリー不足，タンパク不足に起因するものとされる．ただし実際の臨床の現場において，サルコペニアの原因はさまざまな要因が複合的に絡み合うのが一般的で，病因による単純な分類は現実には困難である．

次に，重症度による病期を示す．EWGSOP はサルコペニアの重症度からプレサルコペニア（前サルコペニア，presarcopenia）期，サルコペニア期，重度サルコペニア（severe sarcopenia）期の 3 期に分類した（**表 2**）．プレサルコペニア期は，筋量の低下を認めるが，筋力や機能の低下を認めない軽症の状態である．この期は正確に筋量測定を行い，正常群と比較しなければ診断することができない．サルコペニア期は低筋量に加え，筋力・身体機能のどちらか一方の低下が認められる状態である．重度サルコペニア期は，筋量低下，筋力低下，身体機能低下のすべてが引き起こされた最も重症の状態である．

しかしながら，このサルコペニアの分類・病期は提唱されてから日の浅い予備的なものであり，この分類，病期を用いてサルコペニアの病態や治療介入を比較検討した研究は現状では乏しい．

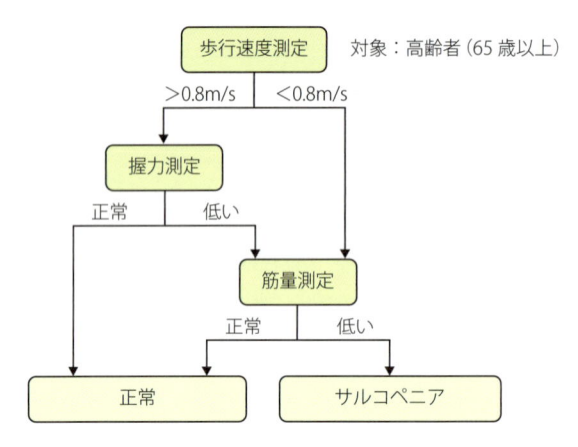

図2　EWGSOPのサルコペニア診断フローチャート（文献7より改変）

5　サルコペニア診断の実際

　EWGSOPが提唱する診断フローチャートを一部わかりやすく改変したものを提示する（図2）[10]．このフローチャートは，まずスクリーニングとして歩行速度測定により身体機能の評価を行う．そして歩行速度低下もしくは握力の低下が存在し，さらに筋量低下が合併していた場合にサルコペニアと診断する．診断には筋量の測定が必須であることに留意されたい．

　握力は簡便に測定可能であり，下肢筋力ともよく相関するため，EWGSOPの診断フローチャートに採用されている．握力の日本人の基準値に関する統一した見解は得られていないが，下方らは「男性25kg未満，女性20kg未満」をサルコペニアの基準値として提唱している[11]．白人では「男性30kg未満，女性20kg未満」が用いられている[12]．

　歩行速度は5フィート（2.48m）や6mコースで計測する．しかし手狭な日本の日常診療環境では困難なことも多い．EWGSOPでは，通常歩行速度は0.8m/sを基準値とする．前述したISCCWGの基準では，より速い1m/sを診断基準として提唱している[9]．

6　サルコペニア診断のための筋量測定

　サルコペニアの診断には，筋量測定は必須である．詳細は他項に譲るものの，サルコペニア診断に適した筋量測定法の概略を解説する．

　Dual energy X-ray absorptiometry（DXA）法[13]，bioelectrical impedance analysis（BIA）法[14]の2つは，日本人診断基準値[15, 16]の定まっている筋量の測定法である．cross sectional area（CSA）法[17]は，CTやMRIで大腿部等の筋断面積を測定するより正確な方法だが，現在のところ診断基準値は定められていない．筋量の評価法として，全身の筋肉量（lean mass）を用いる方法や上下肢の筋肉量を用いる方法，上下肢の筋肉量を身長で除した値を用いる方法などがあるが，上下肢の筋量を

body mass index (BMI) と同様に身長の2乗で除した値である skeletal muscle mass index (SMI) を用いた評価法が主流である[18].

DXA 法は，通常の骨粗鬆症診断に用いる装置とは異なる，全身を測定可能な特殊な装置が必要である．BIA 法に用いられる体組成計も，一般的な臨床現場に普及しているとは言い難い．日常診療の現場で使用できる簡便な筋量測定方法の開発が求められている．

7 臨床におけるサルコペニアの影響と課題

筋肉は運動器のみならず全身の臓器に分布する．そのため，全身の筋量・筋力の低下は，高齢者のバランスの低下，移動能力の低下，易転倒性といった身体機能に限らず，全身性疾患にも大きく影響する．サルコペニアの概念の広まりとともに身体疾患におけるサルコペニアの影響が次々と判明しつつある．現在報告されている各疾患におけるサルコペニアの課題を紹介する．

1) 骨粗鬆症とサルコペニア

骨密度と筋量には深い関連があることが知られている[19]．骨粗鬆症患者はサルコペニアの有病率が高く，骨量と筋量には正の相関が認められる[20,21]．骨粗鬆症とサルコペニアに共通した原因（低栄養，身体活動低下，ビタミン D 不足[22] など）が，骨粗鬆症とサルコペニアを同時に引き起こすと考えられる．

2) 骨粗鬆症骨折とサルコペニア

筆者らはこれまでの研究において，大腿骨近位部骨折で入院した患者 304 名の受傷直後の筋量を DXA 法で計測し，1,893 名の骨粗鬆症外来通院患者の筋量と比較した．補正四肢筋量は骨折群で有意に低く，特に下肢での減少が大きかった．多変量解析では，サルコペニアの診断が独立した骨折の危険因子であった[20]．骨粗鬆症脊椎椎体骨折患者でも同様の結果であった[23]．前述のとおりサルコペニア患者では骨量が低下している．それに加えて，サルコペニアにより身体バランスが低下し，転倒しやすくなることにより骨折の危険が高まると考えられる[2]．

3) サルコペニアと糖代謝

サルコペニア患者において HbA1c が高値であり，糖尿病のリスクとなることが報告されている[24,15]．一見サルコペニアと糖尿病は無関係にも思えるが，実は筋肉は身体の運動を行うのみならず体の糖代謝の大半を占める臓器でもある[25]．筋肉量が減ることにより，インスリン感受性の悪化を引き起こし，糖尿病，ひいては心血管系疾患の潜在的なリスク要因となる．

4) サルコペニア肥満

痩せた人のサルコペニアと比べ，肥満を伴ったサルコペニアのほうがより身体不安

定性が強く，移動能力に悪影響を及ぼすことが報告されている[26]．これはサルコペニア肥満 (sarcopenic obesity) と呼ばれ，その原因には筋量の低下により基礎代謝が低下し，肥満が進行し，移動能力が低下し，さらに筋量が低下するという負のスパイラルが考えられる．糖尿病の危険性は，正常の方や通常のサルコペニア患者よりも，サルコペニア肥満患者が有意に高いと報告されている[27]．サルコペニア肥満患者に食事制限を行うと，より筋量が低下してしまう．そのため，レジスタンストレーニング，高タンパク食摂取，カロリー制限を同時に行うなどきめ細やかな管理が必要であり，通常の肥満と比べサルコペニア肥満の予防と治療はより困難であることが予想される[28]．

5) サルコペニアと感染症

老年科病棟入院患者において，サルコペニアと診断された患者の院内感染症発生率が有意に高いことが報告された[29]．全身状態の低下に加えてサルコペニアに起因する嚥下能力の低下が誤嚥性肺炎を引き起こしたり，骨盤底筋群の筋力低下が尿失禁，ひいては尿路感染症を引き起こしたりすることが示唆される．

6) サルコペニアと生命予後

悪性腫瘍[30,31]，肝不全[32]などの末期患者やICU患者[33]において，サルコペニアの存在が早期死亡のリスク要因であることが報告されている．筋量が生命予後予測の重要な因子となりうる[34]．このように，サルコペニアは単に身体機能の指標だけではなく，高齢者の脆弱性 (frailty) のバロメーターとして用いることも可能である．

8 おわりに

サルコペニアは，新しい疾患概念に基づいた歴史の浅い，いわば「若い」病気である．世界的にもサルコペニアの研究はまだまだ緒に就いたばかりであり，サルコペニアの病態・原因は不明な点が多い．現在用いられている診断基準は，病態解明の研究や疫学調査を推進することを目的とした操作的基準であり，そのため，臨床現場での応用はなかなか難しいと言わざるを得ない．今後は転倒・骨折危険性，死亡リスク判定を，ベッドサイドで簡便に行えるような診断法・診断基準の開発が待たれる．

参考文献

1) Rosenberg I : Summary comments. *Am J Clin Nutr*, 50 : 1231-1233, 1989.
2) Hida T, Harada A, et al : Managing Sarcopenia and Its Related-Fractures to Improve Quality of Life in Geriatric Populations. *Aging Dis*, Epub ahead of print, 2013.
3) 飛田哲朗, 原田 敦：サルコペニア―筋研究の最前線―（Part 2）臨床/筋肉と骨折 骨折のリスクファクターとしてのサルコペニア. *Bone Joint Nerve*, 3 : 103-110, 2013.
4) 飛田哲朗, 原田 敦・他：大腿骨頸部骨折患者におけるサルコペニア（加齢性筋肉減少症）の現状および精神機能, 血液生化学的評価. 未病と抗老化, 20 : 174-178, 2011.
5) 飛田哲朗, 原田 敦・他：骨粗鬆症性椎体骨折のリスク要因としてのサルコペニア（加齢性筋肉減少症）の現状および高齢者における上下肢筋肉分布の解明. *Osteoporosis Jpn*, 20 : 676-680, 2012.
6) 飛田哲朗, 原田 敦・他：高齢者の転倒・骨折予防を目的とした, 加齢性筋肉減少症（サルコペニア）の診断法の開発. 健康医科学, 27 : 128-137, 2012.
7) Cruz-Jentoft AJ, Baeyens JP, et al : Sarcopenia : European consensus on definition and diagnosis : Report of the European Working Group on Sarcopenia in Older People. *Age Ageing*, 39 : 412-423, 2010.
8) 原田 敦, 秋下雅弘・他：サルコペニア 定義と診断に関する欧州関連学会のコンセンサスの監訳とQ&A. 日老医誌, 49, 2012.
9) Morley JE, Abbatecola AM, et al : Sarcopenia with limited mobility : an international consensus. *J Am Med Dir Assoc*, 12 : 403-409, 2011.
10) 飛田哲朗, 原田 敦：サルコペニアの診断法〜高齢者の転倒・骨折予防を目的として〜. *Clin Calcium*, 23 : 707-712, 2013.
11) 下方浩史, 安藤富士子：日常生活機能と骨格筋量, 筋力との関連. 日老医誌, 49 : 195-198, 2012.
12) Lauretani F, Russo CR, et al : Age-associated changes in skeletal muscles and their effect on mobility : an operational diagnosis of sarcopenia. *J Appl Physiol*, 95 : 1851-1860, 2003.
13) Visser M, Fuerst T, et al : Validity of fan-beam dual-energy X-ray absorptiometry for measuring fat-free mass and leg muscle mass. Health, Aging, and Body Composition Study--Dual-Energy X-ray Absorptiometry and Body Composition Working Group. *J Appl Physiol*, 87 : 1513-1520, 1999.
14) National_Institutes_of_Health : Bioelectrical impedance analysis in body composition measurement : National Institutes of Health Technology Assessment Conference Statement. *Am J Clin Nutr*, 64 : 524S-532S, 1996.
15) Sanada K, Miyachi M, et al : A cross-sectional study of sarcopenia in Japanese men and women : reference values and association with cardiovascular risk factors. *Eur J Appl Physiol*, 110 : 57-65, 2010.
16) Tanimoto Y, Watanabe M, et al : Association between muscle mass and disability in performing instrumental activities of daily living (IADL) in community-dwelling elderly in Japan. *Arch Gerontol Geriatr*, 54 : e230-e233, 2012.
17) Lang T, Cauley JA, et al : Computed tomographic measurements of thigh muscle cross-sectional area and attenuation coefficient predict hip fracture : the health, aging, and body composition study. *J Bone Miner Res*, 25 : 513-519, 2010.
18) Baumgartner RN, Koehler KM, et al : Epidemiology of sarcopenia among the elderly in New Mexico. *Am J Epidemiol*, 147 : 755-763, 1998.
19) Walsh MC, Hunter GR, et al : Sarcopenia in premenopausal and postmenopausal women with osteopenia, osteoporosis and normal bone mineral density. *Osteoporos Int*, 17 : 61-67, 2006.
20) Hida T, Ishiguro N, et al : High prevalence of sarcopenia and reduced leg muscle mass in Japanese patients immediately after a hip fracture. *Geriatr Gerontol Int*, 13 : 413-420, 2013.
21) 飛田哲朗, 原田 敦・他：―大腿骨頸部骨折におけるSarcopeniaとOsteopeniaの危険な関係― DXAを用いた筋量評価法の検討. *Osteoporosis Jpn*, 17 : 149, 2009.
22) Terabe Y, Harada A, et al : Vitamin D Deficiency in Elderly Women in Nursing Homes : Investigation with Consideration of Decreased Activation Function from the Kidneys. *J Am Geriatr Soc*, 60 : 251-255, 2012.
23) Hida T, Ishiguro N, et al : Sarcopenia as a Potential Risk Factor for Osteoporotic Vertebral Compression Fracture in Japanese Elderly Individuals. *J Spine Res*, 3 : 357, 2012.
24) Srikanthan P, Hevener AL, et al : Sarcopenia exacerbates obesity-associated insulin resistance and dysglycemia : findings from the National Health and Nutrition Examination Survey III. *PLoS ONE*, 5 : e10805, 2010.
25) Pratesi A, Tarantini F, et al : Skeletal muscle : an endocrine organ. *Clin Cases Miner Bone Metab*, 10 : 11-14, 2013.
26) Waters DL, Hale L, et al : Osteoporosis and gait and balance disturbances in older sarcopenic obese New Zealanders. *Osteoporos Int*, 21 : 351-357, 2010.
27) Levine ME, Crimmins EM : The impact of insulin resistance and inflammation on the association between sarcopenic obesity and physical functioning. *Obesity* (Silver Spring), 20 : 2101-2106, 2012.
28) Li Z, Heber D : Sarcopenic obesity in the elderly and strategies for weight management. *Nutrition reviews*, 70 : 57-64, 2012.
29) Cosquéric G, Sebag A, et al : Sarcopenia is predictive of nosocomial infection in care of the elderly. *Br J Nutr*, 96, 2007.
30) Martin L, Birdsell L, et al : Cancer cachexia in the age of obesity : skeletal muscle depletion is a powerful prognostic factor, independent of body mass index. *J Clin Oncol*, 31 : 1539-1547, 2013.
31) Meza-Junco J, Montano-Loza AJ, et al : Sarcopenia as a Prognostic Index of Nutritional Status in Concurrent Cirrhosis and Hepatocellular Carcinoma. *J Clin Gastroenterol*, Epub ahead of print, 2013.
32) Montano-Loza AJ, Meza-Junco J, et al : Muscle Wasting Is Associated With Mortality in Patients With Cirrhosis. *Clinical Gastroenterology and Hepatology*, 10 : 166-173, e161, 2012.
33) Moisey LL, Mourtzakis M, et al : Skeletal muscle predicts ventilator-free days, ICU-free days, and mortality in elderly ICU patients. *Crit Care*, 17 : R206, 2013.
34) Newman AB, Kupelian V, et al : Strength, but not muscle mass, is associated with mortality in the health, aging and body composition study cohort. *J Gerontol A Biol Sci Med Sci*, 61 : 72-77, 2006.

3 サルコペニアの有症率と危険因子

幸　篤武[1]　安藤富士子[2]　下方浩史[3]

Key Point

- 日本人高齢者の筋量を指標とするサルコペニアの有症者数（推計）は，男性が489万人，女性が419万人，筋力を指標とするサルコペニアは男性が398万人，女性が692万人，身体機能を指標とするサルコペニアは男性が124万人，女性が259万人であった．
- サルコペニアには多様な要因が複数関与しており，とりわけ身体活動や食生活などの生活習慣に関連した要因が発症に大きく関与する．

1 はじめに

サルコペニアは虚弱の中核的病態の一つであり[1]，少子高齢化が進むわが国においてその対策が急務である．サルコペニアの治療戦略を構築するうえで，サルコペニアの有症率や危険因子の把握は不可欠であるが，サルコペニアに関する疫学研究は数が少なく，その実態について不明な点は多い．

本稿では，日本人高齢者が参加するコホート研究をもとに，筋量，筋力，身体機能のそれぞれを指標とするサルコペニアの有症率について，またこれまでに報告されたサルコペニアの危険因子について概説する．

2 サルコペニアの有症率

1）筋量サルコペニア

筋量サルコペニアの評価は，二重エネルギーX線吸収法（DXA）などで得られた四肢の筋重量の値を身長の二乗で除したSMI（skeletal muscle index；kg/m^2）の値を用いて行う[2]．SMIの若年成人平均値マイナス2標準偏差の値を筋量サルコペニアのカットオフ値とする．日本人を対象とした際のカットオフ値として，DXAでは男性が$6.87 kg/m^2$，女性が$5.46 kg/m^2$が提示されている[3]．無作為抽出された一般住民を対象とするコホート研究「国立長寿医療研究センター・老化に関する長期縦断疫学研究（NILS-LSA）」では，DXAによる筋量測定を実施している．NILS-LSAの

[1] 高知大学教育学部
[2] 愛知淑徳大学健康医療科学部健康医療学科
[3] 名古屋学芸大学大学院栄養科学研究科

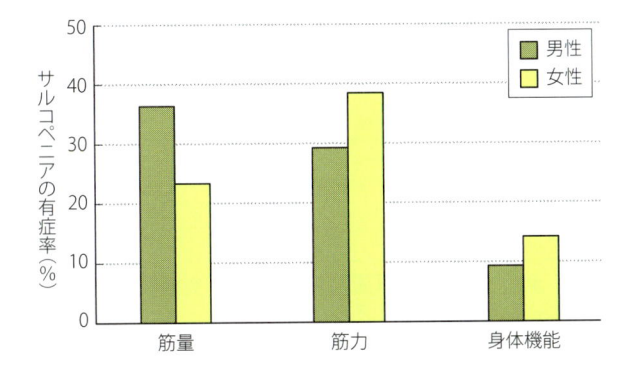

図1 サルコペニアの有症率
NILS-LSA の第 7 次調査に参加した 65 歳以上の高齢者 930 名を対象に，DXA による四肢筋量，握力，歩行速度を用いて評価した．

　第 7 次調査（2010 年～2012 年）に基づく筋量サルコペニアの有症率は，65 歳以上の男性で 36.2％，女性で 23.3％であった（図1）．この数値をもとに，総務省発表の 5 歳階級別人口推計（平成 25 年 7 月時点）を用い，筋量サルコペニア有症者数について全国推計を行ったところ，65 歳以上の高齢者全体の筋量サルコペニア有症者数は男性約 489 万人，女性約 419 万人であった．

2）筋力サルコペニア

　日本人を対象とした際の筋力サルコペニアのカットオフ値としては，握力を指標とし，男性 25～31 kg，女性 17～20 kg の範囲で設定されることが妥当と思われる[4-6]．本稿では，握力の値が男性 31 kg，女性 20 kg をカットオフ値とし，NILS-LSA のデータをもとに筋力サルコペニアの有症率を求めた．その結果，筋力サルコペニアの有症率は，65 歳以上の男性で 29.4％，女性で 38.5％となり（図1），有症者数の全国推計値は，65 歳以上では男性約 398 万人，女性約 692 万人となった．

3）身体機能サルコペニア

　歩行速度を指標とした際の身体機能サルコペニアのカットオフ値として，男女とも 1 m/sec が妥当とされる[5]．歩行速度 1 m/sec は，横断歩道を歩くのに最低限必要な歩行速度でもある．歩行速度 1 m/sec 未満，または自立歩行不可を指標とし，NILS-LSA のデータをもとに身体機能サルコペニアの有症率を求めたところ，65 歳以上の男性では 9.2％，女性では 14.4％となった（図1）．また有症者数の全国推計値は，65 歳以上では男性約 124 万人，女性約 259 万人であった．

3 サルコペニアの危険因子

1）原因によるサルコペニアの分類

　サルコペニアに関する欧州コンセンサスでは[7]，サルコペニアを加齢以外に明らかな原因がないものを一次性サルコペニア，また加齢に加えて何らかの原因因子が関与するものを二次性サルコペニアとしている．さらに二次性サルコペニアを，「活動に

表1 原因によるサルコペニアの分類（欧州コンセンサス）（文献7より）

一次性サルコペニア	
加齢性サルコペニア	加齢以外に明らかな原因がないもの
二次性サルコペニア	
活動に関連するサルコペニア	寝たきり，不活発なスタイル，（生活）失調や無重力状態が原因となり得るもの
疾患に関連するサルコペニア	重症臓器不全（心臓，肺，肝臓，腎臓，脳），炎症性疾患，悪性腫瘍や内分泌疾患に付随するもの
栄養に関連するサルコペニア	吸収不良，消化管疾患，および食欲不振を起こす薬剤使用などに伴う，摂取エネルギーおよび／またはタンパク質の摂取量不足に起因するもの

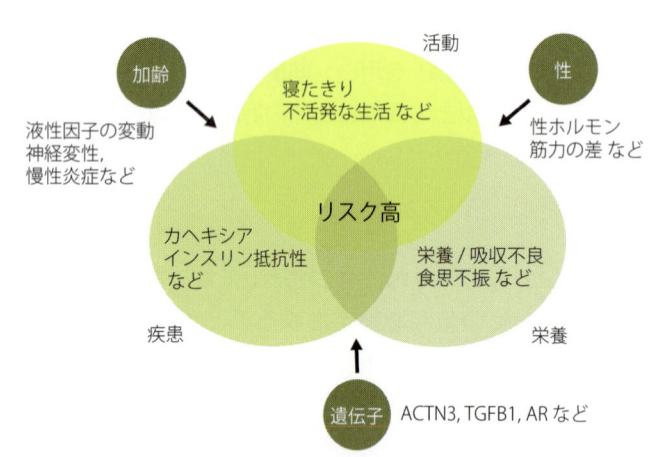

図2 サルコペニアのリスク
高齢者の実態として，生活習慣および疾患の集積によりサルコペニアのリスクは高まり，それらは加齢や性，遺伝的素因による影響を受ける．

関連するサルコペニア」，「疾患に関連するサルコペニア」，「栄養に関連するサルコペニア」としている（表1）．これらはよく整理された分類であるが，実際の高齢者ではここにあげるようなサルコペニアの危険因子を重複してもつことも珍しくはない．高齢者のサルコペニアの実態として，生活習慣要因や疾患の集積によりリスクは高まり，それらは加齢や性，また遺伝的素因による影響を受けると考えられる（図2）．

2）加齢と性差

　加齢は，筋タンパク合成能の低下や筋衛星細胞数の減少を引き起こす．また，運動ニューロンの減少や，速筋線維の萎縮は，筋機能を低下させる．そして高齢期における体力の低下と関連する運動不足や食欲の低下，炎症反応の増大や性ホルモン分泌量の低下など，サルコペニアを引き起こす因子は加齢に伴い増加することを念頭に置く必要がある．

　筋力および身体機能サルコペニアの有症率は女性で高く（図1），女性では筋量に

非依存的な筋機能低下者が少なからず存在する．また50歳代以降では，単位筋重量あたりの握力の値は男性と比較して女性で低値となり[8]，女性で筋力の低下は深刻となる．

3）液性因子

　成長ホルモン（GH）の作用により肝臓でインスリン様成長因子（IGF）-1の分泌が起こる．GH/IGF-1がもつ筋タンパク質合成作用は，高齢期における筋萎縮抑制に寄与すると考えられている．しかしながら，視床下部や脳下垂体の機能は加齢とともに低下し，GH/IGF-1は減少する[9]．またGHの分泌を促進する因子として，胃から主に分泌されるグレリンがある[10]．グレリンは摂食亢進作用や抗炎症作用をもつなど，サルコペニアと関連すると考えられている．グレリンは加齢や[11]胃の全摘出などにより減少する[12]．

　男性ホルモンであるテストステロンの加齢性の減少は，サルコペニアの発症と強く関連する．NILS-LSAに参加した中高齢男性を対象に，血中の遊離テストステロン濃度と筋量サルコペニアとの関連について検討を行ったところ，遊離テストステロン濃度正常群（7.7 pg/mL以上）に対する低下群（7.7 pg/mL未満）の筋量サルコペニアのオッズ比は約1.83（95％信頼区間：1.04-3.22）であった[13]．女性を対象とした場合でも，血中の遊離テストステロン濃度が低値であるほど，筋量サルコペニアのオッズ比は上昇する結果となっている[14]．

　腫瘍壊死因子α（TNF-α）やインターロイキン（IL）などの炎症性サイトカインは加齢により増加し，筋量の減少や筋機能の低下を誘導すると考えられている[15]．NILS-LSAの調査では，女性において，血中CRP濃度の軽度上昇と下肢筋パワーとの間に関連があることを報告している[16]．

4）遺伝子

　遺伝子単一の影響を評価することは難しく，他の遺伝子の影響や，性差，生活習慣要因など，さまざまな要因を調整した検討が必要となる．

　NILS-LSAでは，中高齢男性を対象に遊離テストステロンとアンドロゲン受容体遺伝子（AR）-CAGリピートとの交互作用がSMIに与える影響を検討している[17]．その結果，AR-CAGリピートが23回未満の群では，SMIは遊離テストステロン濃度と関連を示さないのに対し，CAGリピートが23回以上の群では，SMIは遊離テストステロン濃度と関連を認めた（図3）．

　日本人中高年女性を対象に，α-アクチニン3：R577X遺伝子多型と大腿部の筋断面積との関連を身体活動量や栄養摂取状況などを調整して検討した研究では，大腿部の筋断面積はXX型がRRおよびRX型と比較して高値を示したことが報告されている[18]．

　23歳～85歳までの日本人成人男女を対象に，トランスフォーミング増殖因子-β1：T29C遺伝子多型と除脂肪量の関連を検討した研究では，男性においてCT/TT

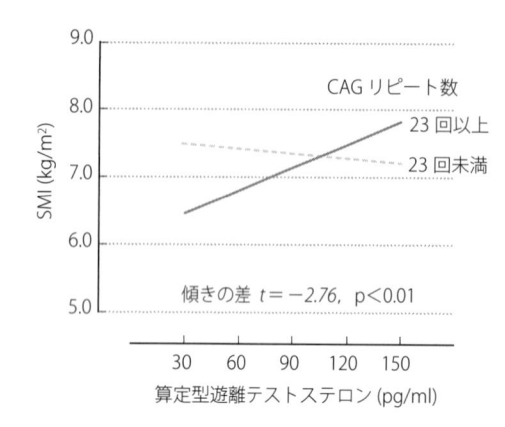

図3 筋量と遊離テストステロンとの関連にアンドロゲン受容体遺伝子多型が及ぼす影響
中高齢男性461名を対象に，従属変数にSMI，独立変数に算定型遊離テストステロン，遺伝子型および両者の交互作用を投入し，年齢，喫煙習慣，総摂取エネルギー量，余暇身体活動量，糖尿病既往歴で調整した一般線型モデルで解析した[18]．アンドロゲン受容体におけるCAGリピート数が多い場合，筋量はテストステロン依存的に変動するのに対し，CAGリピート数が少ない場合では，筋量は遊離テストステロン濃度の影響を受けない．

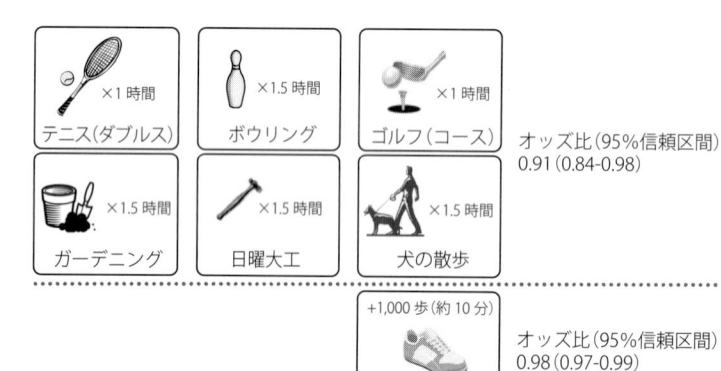

図4 筋量サルコペニアと関連する1日あたりの身体活動量
文献20, 29をもとに作成．
オッズ比は筋量サルコペニアを示す．いずれも量反応関係にあり，身体活動量を積み増すことによりサルコペニアのリスクのさらなる低減をはかることができる．

型ではCC型と比較して四肢の除脂肪量は低値を示すことを報告している[19]．一方，女性では閉経状態にある女性でのみ，上肢の除脂肪量と関連が認められている[19]．

5）身体活動

　加齢に伴い日常の活動量は低下する傾向にある．運動不足や長期臥床などの不活動が，筋萎縮や筋力低下を誘導することは経験的に知られてきた．一方で，サルコペニアが引き起こす運動機能の低下が身体活動量を低下させることもあり，両者の因果関係は有症者の生活習慣などをふまえて考える必要がある．いずれにせよ，不活動はさらなる身体機能の低下を引き起こし，身体機能の低下はさらなる不活動を招くといった悪循環に陥ることになる．
　NILS-LSAの調査では，一日の身体活動量または歩行量は筋量サルコペニアと関連することが明らかとなっている（図4）[20]．また，NILS-LSAとは異なる日本人高齢者集団を対象とした研究では，25歳～50歳までの間に定期的な運動習慣があったと回答した群の筋量サルコペニアのオッズ比は，運動習慣がなかったと回答した群に対して0.53（95%信頼区間：0.31-0.90）となり[21]，定期的な運動習慣の保有が筋

量サルコペニアの予防に効果的である可能性が示唆されている.

　一般的な概念として，レジスタンストレーニングなどの高強度負荷運動が筋力の保持に必要と考えられてきた．一方で，近年ではウォーキングを用いた軽強度負荷運動が，高齢者の筋力の低下の予防や改善に有効であることが示唆されており[22]，今後の研究の進展が期待される．

6）疾患

　心不全や慢性閉塞性肺疾患，がんなどはカヘキシア（悪液質）を誘導し，筋量減少を主とする高度の体重減少を引き起こすことが知られている[23].

　インスリン抵抗性の高い群では低い群と比較して筋量は少ないことが報告されている[24]．そして，糖尿病が引き起こす網膜症などの合併症は高齢者の身体活動を制限する要因となり，サルコペニアを増悪する可能性がある．

7）栄養

　NILS-LSA の調査では，総タンパク質や分岐鎖アミノ酸の摂取量が多いほど筋量サルコペニアのリスクは有意に低下することが明らかとなっている[20]．しかしながら通常は，加齢に伴いタンパク質摂取量は減少する[25]．また，国民健康栄養調査におけるタンパク質の摂取量の年次推移をみると，60歳以上では1995年以降減少が続いており[25]，タンパク質の摂取量が不足している高齢者数は増加している可能性が高い．

　n-3系脂肪酸の一種であるエイコサペンタエン酸は，TNF-αから筋細胞を保護する効果があり[26]，海外ではn-3系脂肪酸の追加摂取により筋タンパク質合成能は上昇することが報告されている[27]．しかしながら，日本人高齢者では魚肉の摂取量が多く，サルコペニアの誘因とはなりにくい可能性もある．

　日本人高齢者を対象とした場合，ビタミンD摂取量は筋量サルコペニアと関連は認められていない[20]．一方，ビタミンDの摂取量や血中濃度は，筋力や身体機能と関連を認めるなど[20,28]，その影響は筋量と筋機能で異なる可能性がある．

　このほかに，腸管機能低下による吸収不良や食欲の減退，また咀嚼，嚥下機能の低下などにも注意をはらう必要がある．

4 おわりに

　加齢や性，遺伝子の影響は本人の努力ではどうすることもできない．したがって，運動，栄養改善，疾患など，生活習慣に起因する問題について改善を図ることが，サルコペニアのリスクを低減させるうえで肝要と思われる．

参考文献

1) Fried LP, Tangen CM, et al : Cardiovascular Health Study Collaborative Research Group. Frailty in older adults : evidence for a phenotype. J Gerontol A Biol Sci Med Sci, 56 (3) : M146-56, 2001.
2) Baumgartner RN, Koehler KM, et al : Epidemiology of sarcopenia among the elderly in New Mexico. Am J Epidemiol, 147 (8) : 755-763, 1998.
3) Sanada K, Miyachi M, et al : A cross-sectional study of sarcopenia in Japanese men and women : reference values and association with cardiovascular risk factors. Eur J Appl Physiol, 110 (1) : 57-65, 2010.
4) 清野 諭, 金 美芝・他：地域在住高齢者の握力による移動能力制限の識別. 体力科学, 60 (3) : 259-268, 2011.
5) 下方浩史, 安藤富士子：日常生活機能と骨格筋量, 筋力との関連 日老医誌, 49 (2) : 195-198, 2012.
6) Shimada H, Suzuki T, et al : Performance-based assessments and demand for personal care in older Japanese people : a cross-sectional study. BMJ Open, 3 (4) : e002424, 2013.
7) Cruz-Jentoft AJ, Baeyens JP, et al : European Working Group on Sarcopenia in Older People. Sarcopenia : European consensus on definition and diagnosis : Report of the European Working Group on Sarcopenia in Older People. Age Ageing, 39 (4) : 412-423, 2010.
8) Shimokata H, Ando F, et al : Age-related changes in skeletal muscle mass among community-dwelling Japanese-a 12-year longitudinal study. Geriatr Gerontol Int. (in press)
9) Giovannini S, Marzetti E, et al : Modulation of GH/IGF-1 axis : potential strategies to counteract sarcopenia in older adults. Mech Ageing Dev, 129 (10) : 593-601, 2008.
10) Kojima M, Hosoda H, et al : Ghrelin is a growth-hormone-releasing acylated peptide from stomach. Nature, 402 (6762) : 656-660, 1999.
11) Rigamonti AE, Pincelli AI, et al : Plasma ghrelin concentrations in elderly subjects : comparison with anorexic and obese patients. J Endocrinol, 175 (1) : R1-5, 2002.
12) Takachi K, Doki Y, et al : Postoperative ghrelin levels and delayed recovery from body weight loss after distal or total gastrectomy. J Surg Res, 130 (1) : 1-7, 2006.
13) Yuki A, Otsuka R, et al : Relationship between low free testosterone levels and loss of muscle mass. Sci Rep, 3 : 1818, 2013.
14) Yuki A, Otsuka R, et al : Low Free Testosterone Levels are Associated with Loss of Appendicular Muscle Mass in Japanese Community-Dwelling Women. Book of Abstract of 18th annual Congress of the ECSS, 657, 2013.
15) Roubenoff R, Harris TB, et al : Monocyte cytokine production in an elderly population : effect of age and inflammation. J Gerontol A Biol Sci Med Sci, 53 (1) : M20-26, 1998.
16) 安藤富士子, 北村伊都子・他：潜在性慢性炎症と中高年者のサルコペニアに関する縦断的検討. 日未病システム学誌, 16 (2) : 250-253, 2010.
17) 幸 篤武, 安藤富士子・他：アンドロゲン受容体遺伝子多型とテストステロンの相互作用が中高齢男性の筋量に与える影響. 体力科学, 62 (6) : 529, 2013
18) Zempo H, Tanabe K, et al : Age differences in the relation between ACTN3 R577X polymorphism and thigh-muscle cross-sectional area in women. Genet Test Mol Biomarkers, 15 (9) : 639-643, 2011.
19) Fuku N, Mori S, et al : Association of 29C>T polymorphism in the transforming growth factor-β1 gene with lean body mass in community-dwelling Japanese population. Geriatr Gerontol Int, 12 (2) : 292-297, 2012.
20) 下方浩史, 安藤富士子：疫学研究からのサルコペニアとそのリスク―特に栄養との関連 日老医誌, 49 (6) : 721-725, 2012.
21) Akune T, Muraki S, et al : Exercise habits during middle age are associated with lower prevalence of sarcopenia : the ROAD study. Osteoporos Int. (in press)
22) Ozaki H, Loenneke JP, et al : Possibility of leg muscle hypertrophy by ambulation in older adults : a brief review. Clin Interv Aging, 8 : 369-375, 2013.
23) Evans WJ, Morley JE, et al : Cachexia : a new definition. Clin Nutr, 27 (6) : 793-799, 2008.
24) Lee CG, Boyko EJ, et al : Osteoporotic Fractures in Men Study Research Group : Association between insulin resistance and lean mass loss and fat mass gain in older men without diabetes mellitus. J Am Geriatr Soc, 59 (7) : 1217-1224, 2011.
25) 厚生労働省：国民健康・栄養調査. http://www.mhlw.go.jp/bunya/kenkou/kenkou_eiyou_chousa.html
26) Magee P, Pearson S, et al : The omega-3 fatty acid, eicosapentaenoic acid (EPA) : prevents the damaging effects of tumour necrosis factor (TNF)-alpha during murine skeletal muscle cell differentiation. Lipids Health Dis, 18 : 7, 24, 2008.
27) Smith GI, Atherton P, et al : Dietary omega-3 fatty acid supplementation increases the rate of muscle protein synthesis in older adults : a randomized controlled trial. Am J Clin Nutr, 93 (2) : 402-412, 2011.
28) Suzuki T, Kwon J, et al : Low serum 25-hydroxyvitamin D levels associated with falls among Japanese community-dwelling elderly. J Bone Miner Res, 23 (8) : 1309-1317, 2008.
29) Ainsworth BE, Haskell WL, et al : Compendium of physical activities : an update of activity codes and MET intensities. Med Sci Sports Exerc, 32 (9 Suppl) : S498-504, 2000.

4 サルコペニアによる機能障害

古名丈人

Key Point

- サルコペニアは，筋力低下はもとより身体的自立を阻害するなど，多様な（機能的）障害をもたらす可能性がある．
- 多様な障害像は，単一な原因によるものではなく帰結（サルコペニア）に至る過程の複雑さに由来しており，その過程には，サルコペニアの存在がさらにそれ自体を進展させるような負のフィードバックが存在する．
- 筋力低下に対しては，集中的な筋力増強トレーニングの効果のエビデンスレベルは高く，その効果は，虚弱高齢者であっても後期高齢者であっても広く認められている．
- トレーニングによる利得は非活動によりすぐに消失するので，トレーニング効果を保持するためには，高齢者の活動や生活を視野に入れた学際的アプローチが必要である．

1 はじめに

　Rosenberg[1] が最初に記した「サルコペニア」は，もはや専門家でなくともそれが「筋や筋力の減少」を意味していることを認知できるほど市民権を得た用語となった感がある．一方，サルコペニアによる「障害」は，それが高齢者特有の問題であるために，生理・生化学的レベルや運動，日常生活の障害に留まらず，社会的なレベルまで多岐に及ぶため，全体を把握することは困難を極める．旧来，障害はWHOによる国際障害分類（ICIDH：International Classification of Impairments, Disabilities and Handicaps）モデル（図1上部）によって説明されてきた．WHOは2000年にこのモデルを改編し，ICF：International Classification of Functioning, Disability and Health（図1下）を発表し現在に至っている[2]．この改定により新たに加えられた特徴，すなわち心身機能・構造（ICIDHの機能障害），活動（同，能力障害），参加（同，社会的不利）の3次元に関係する状態として「健康状態（同，疾病）」を位置づけたこと，各項目間の関係が双方向の関係にあるとされたこと，個人と環境因子を考慮することなどは，サルコペニアによる先にあげた多様な障害像を

札幌医科大学保健医療学部理学療法学科

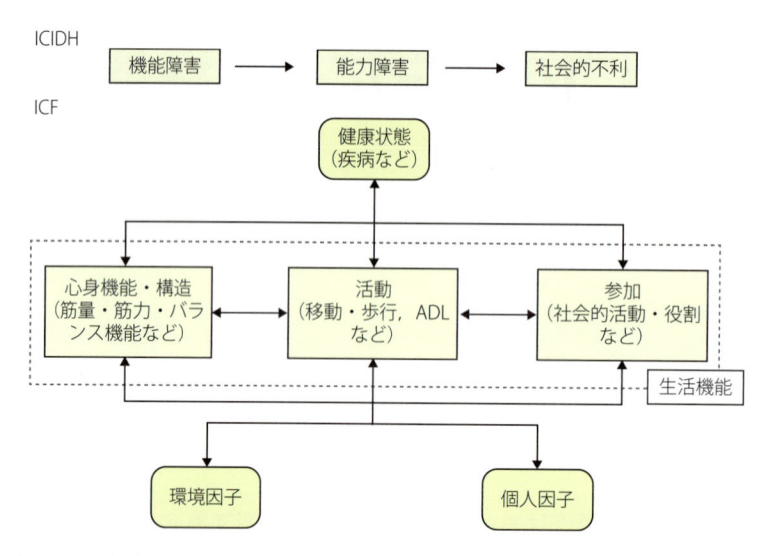

図1 国際障害分類と国際生活分類
国際生活分類（International Classification of Functioning, Disability and Health：ICF）に，サルコペニアに関連する項目を（　）内に加筆した．

理解する助けとなる．このため本稿では，ICFモデルに接近しながら，サルコペニアの障害について概説する．なおICFでは，「心身機能・構造レベル」の問題にのみ障害（impairment）という語が使われ，活動レベルの低下は「制限（limitation）」，参加レベルは「制約（restriction）」と表記することになっているが，本稿では特に断らないかぎり，広く「障害」という語を使用することを留意されたい．

2　心身機能と構造レベルの障害

サルコペニアが及ぼす運動機能への影響として，筋力低下が第1にあげられる．筋力の代表値とされる握力は，40歳代頃から急速に低下し始め，20歳代と比較して60歳代では約20％程度，85歳以上では50％以上の低下が認められる[3,4]．また，加齢による筋力低下は，下肢においてより顕著で[5]，65歳以上では下肢の等尺性筋力が年間で1～2％ずつ低下するとされている[6]．筋力低下は四肢の筋のみならず体幹筋にも発生し，40歳代から低下しはじめると報告されている[7]．

筋力低下はまたバランス機能の低下とも関連し，神経系や感覚機能の低下なども含めて，それらによる複合的な過程を経て転倒を招く[8]．筋力とバランス機能の相関は必ずしも高くはないが，下肢の筋活動は立位保持中の前後方向における短期間の姿勢調節に影響を及ぼすことが知られている[9]．一方，足関節周りの筋力が立位バランス機能に貢献する程度をみた研究によると，未転倒群ではTimed Up and Go TestやBerg Balance Scaleの分散の50％前後を説明できるが，転倒群ではその説明力は低下する[10]という報告もある．このように，筋力がバランス機能に及ぼす影響の程度は，対象者の機能状態により異なる可能性があり，また目的とするバランスの内容，

つまりはバランスを包括的なものと扱うか，制御系の細部まで踏み込んで検討するかによって見解が異なるものと推察される．

近年，縦断的な研究では下肢筋量減少と下肢筋力低下の度合いが必ずしも一致しない可能性が示され[11]，"poverty of strength（筋力の欠乏）"を Dynapenia（ダイナペニア）と表し，筋量の減少のみならず，α運動ニューロン活性の低下や運動に動員される運動単位の減少などの神経機構の変化を加齢に伴う筋力低下の要因に含めた概念が示された[12]．同様に，高齢者のパフォーマンスには筋力（strength）よりも筋パワー（strength × velocity of shortening）[13]や収縮速度（conduction velocity）[14]がより影響を及ぼしているという報告や，加齢に伴い主動作筋と拮抗筋の同時収縮（co-activation）が増加して結果的に筋力を低下させるという報告[15]もあり，サルコペニアを象徴する性質の一つである筋力低下に関しては，神経系の関与は無視できない状況にある．ただし，既にサルコペニアの概念自体が拡大して使われているので，いたずらに新しい概念を持ち込む必要はないという意見もあり[16]，本稿ではそれを支持したい．

3 活動レベルの障害および参加レベルの問題

歩行機能は重要な日常生活自立のために特に重要な機能の一つである．歩行速度は加齢とともに減少し，この傾向は高齢期になってもなお進行する[17,18]．65歳～89歳の男女510人の4年間の縦断的研究による[17]と，通常歩行速度で約5％の低下，最大速度では約8％の低下が認められたと報告している．以上の歩行速度の低下はケイデンスではなく歩幅の減少[17,18]によるところが大きいことが知られている．

高齢期における下肢筋力の低下は，将来の歩行能力低下に影響を及ぼす重要な因子とされ[19]，また高齢者における大腿中間部の筋横断面積の減少は，将来の移動能制限（連続歩行，階段昇降）に関連することが示されている[20]．以上のように，サルコペニアの存在は移動制限の発生にも強く関与することが示唆されている．さらに，歩行速度の低下は将来の活動能力低下の決定因，さらには生命予後の決定因であることが，800人ほどの地域在住高齢者の縦断研究で示され[21]，筋力低下は引き続き移動障害などの生活に直結した障害に結びつくので，その背景にあるサルコペニアの予防は極めて重要といえる．

サルコペニアの程度と活動能力（手段的自立）や日常生活活動の関連をみた研究から，サルコペニアは高齢者の自立に強く影響を及ぼすことが明らかにされ[22,23]，日常その影響はサルコペニアの状態が進展しているほど大きいことがわかっている．Janssenらは生体電気インピーダンス法（BIA）を用いて高齢者の筋量を測定し，若年者筋量の1-2SDに入る群と2SDを超える群に分類し，機能的障害の保有状況との関係を検討した[22]．その結果，女性の2SD群では，食事の準備などの手段的自立の障害，および日常生活への介助の必要性がいずれも正常群に比して高率に発生していた．なお男性では，2SD群で家事動作のみに関係を認めている．Baumgartnerら[23]によると，二重X線エネルギー吸収法（DXA）の結果を元にカットオフ値を求め，

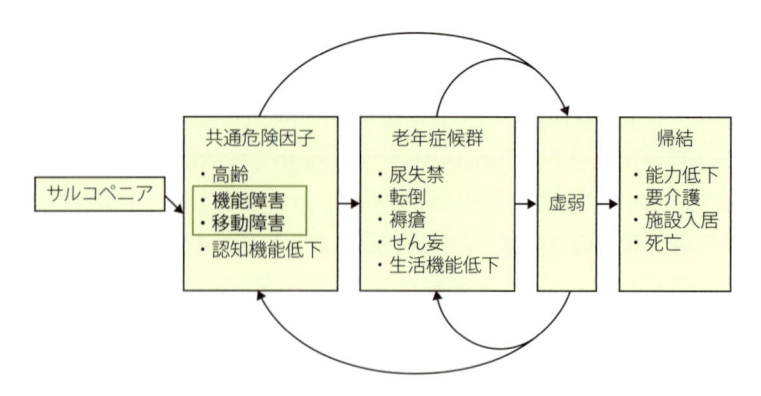

図2　老年症候群とサルコペニアの相互関係（文献 27 を改変，サルコペニアを加筆）

それによってサルコペニアと判定された高齢者では，そうでない者に比べて，手段的日常生活活動能力の低下を有するオッズ比は 3.6〜4.1 倍程度とした．このオッズ比は年齢や人種，身体活動量，肥満，アルコール摂取などを調整した結果であり，サルコペニアは独立して日常生活機能の障害と関連する重要な要因であることを示唆するものである．

わが国の要介護発生原因のうち 1 割弱を転倒が占める[24]．転倒は身体の機能低下などの内的要因と環境などの外的要因によって発生することが知られているが，筋力低下やバランス機能低下は主要な内的要因であり，結果としてサルコペニアは転倒の発生にも大きな影響を与える．これまでに数百を超える高齢者における転倒の危険因子が報告されており，なかでも筋力低下が最も転倒発生の危険度が高いとされている[25]．高齢者の転倒は要介護状態や寝たきりを引き起こす要因ともなり，またその治療や介護には莫大な費用が必要となるので，サルコペニアに伴う筋力低下は保健医療の問題は当然のこととして，社会および経済的にも重要な問題[26]となる．

4　老年症候群や疾病との関連

サルコペニアによる障害が高齢者（さらには社会）に及ぼすインパクトは，単に筋量あるいは筋力の低下によって起こる直接的問題に留まらない．サルコペニアに端を発し，引き続いて転倒や虚弱などの老年症候群を呈して，高齢者の生活や QOL に重大な問題を起こすと考えられている．Inouye[27] は，比較的多数の報告が存在する 5 つの老年症候群（尿失禁，転倒，褥瘡，生活機能低下，せん妄）に着目して，それらの発生に共通する 4 つの危険因子，高齢，認知機能低下，機能障害，移動障害をシステマティックレビューにより同定する一方，老年症候群が二次的に虚弱（frailty）を招くモデルを記した（**図2**）．この共通危険因子のうち，機能障害と移動障害の背景にはサルコペニアが存在する．またサルコペニアが起こるとそれによる移動や活動の低下は，二次的なサルコペニアの原因となることが想定されている[3]．したがって，サルコペニアからはじめる機能低下の連鎖は，サルコペニア自体と，それが進展した

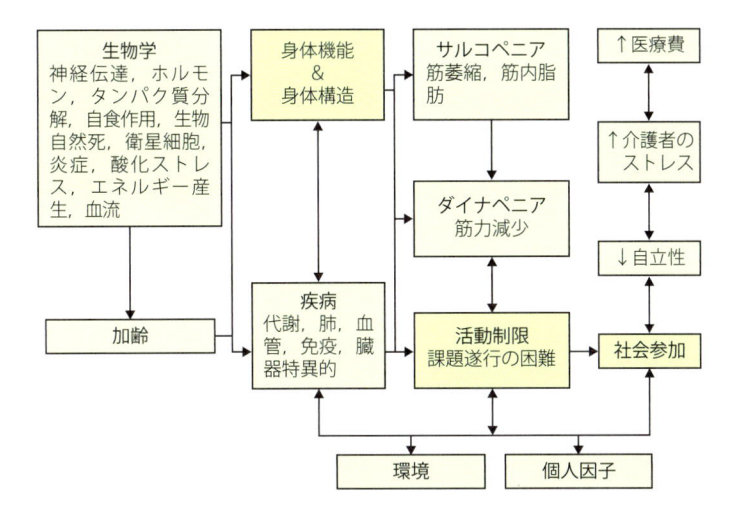

図3 サルコペニアのICFモデル図

老年症候群とに多重の負のフィードバックを包含していることを理解する必要がある．

　また，筋の生理・生化学的性質から，（サルコペニアの原因でもある）タンパク合成の低下，その逆に脂質代謝亢進，さらにはインスリン抵抗性の上昇などの栄養や代謝の問題にも関係する[28-30]．これらが進展すると，低アルブミン血症や糖尿病など健康状態の悪化や疾病を惹起する可能性があることを付記しておく．

　Thomasらは，これまで述べたさまざまなサルコペニアに関連する障害から社会的問題も含み，ICFモデルに関連付けた網羅的なモデル[31]を記した（**図3**）．このモデルにおいては，サルコペニアは狭義の意味で表現されていること，そしてこれに双方向性（負のフィードバック）が仮定されていないことなど，若干修正が必要と考えられる箇所は存在するものの，サルコペニアによる障害像を俯瞰し，その問題の所在を焦点化する．

5 サルコペニア予防の重要性

　これまで述べたように，サルコペニアにはさまざまな要因が背景にあり，将来的には運動機能や生活機能の障害などを引き起こし，さらには生命予後にまで影響を及ぼすことからも，サルコペニアを予防することは社会的にも極めて重要である．加齢による筋量の低下は，個人の身体活動レベルによって異なり，サルコペニアの発生を抑制するためには身体活動の増大が有効とされている[32]．筋力の増大については，Fiataroneの研究[33]をはじめとして抵抗運動（レジスタンスエクササイズ）が有効であり，サルコペニアに対する抵抗運動は効果的であり，超高齢者や虚弱高齢者にとっても比較的安全な介入手段であるという見解が得られている[34, 35]．さらに，これらの運動は爆発的筋出力の発揮機能の向上を介してバランス機能の向上も得られることが

報告されている[36]. 一方, 運動介入終了後の利得は, 継続しなければその効果が消失することも報告されており[33,37], 運動によるサルコペニア予防効果の維持には, 行動科学的アプローチに基づいたセルフエクササイズ[38]の導入などにより身体活動レベルを継続 (習慣化) する必要があることを忘れてはならない. また, 老化により社会的な役割などの高度な機能から低下するので[39], 広い意味での活動を担保するための社会的システムの構築なども重要である. このように, サルコペニアの予防の視点は広範囲に及ぶので, 今後は, 包括的予防システムを構築していくことが重要な課題である.

6 おわりに

サルコペニア予防については, 正常老化を逸脱したサルコペニアの原因を同定し, そのカウンターメジャーを確立することの重要性はもちろんだが, 器官や機能レベルの対処に終始してはその効果は限局的なものに留まる. したがってサルコペニア, またそれに引き続く機能障害の予防には, ICF的視点, すなわち「心身機能・構造」「活動」「参加」が相互作用をもつという考えを借りれば, 筋機能や運動機能に関係する領域のほか, 高齢者の活動や生活を視野に捉えた学際的アプローチにより対処することが重要である. 高齢者が社会的な文脈において身体を使うこと, すなわち運動・活動することが重要であることを最後に付言しておく.

文献

1) Rosenberg IH : Summary comments : epidemiological and methodological problems in determining nutritional status of older persons. *Am J Clin Nutr*, 50 : 1231-1233, 1989.
2) http://www.who.int/classifications/icf/en/または 世界保健機構 (WHO). ICF 国際生活機能分類―国際障害分類改訂版―. 中央法規出版, 2002, pp9-13.
3) Doherty TJ : Aging and sarcopenia. *J Appl Physiol*, 95 : 1717-1727, 2003.
4) Lauretani F, Russo CR, et al : Age-associated changes in skeletal muscles and their effect on mobility : an operational diagnosis of sarcopenia. *J Appl Physiol*, 95 : 1851-1860, 2003.
5) Janssen I, Heymsfield SB, et al : Skeletal muscle mass and distribution in 468 men and women aged 18-88yr. *J Appl Physiol*, 89 : 81-88, 2000.
6) Skelton DA, Greig CA, Davies JM, et al : Strength, power and related functional ability of healthy people aged 65-89 years. *Age Ageing*, 23 : 371-377, 1994.
7) Danneskiold-Samsøe B, Bartels1 EM, et al : Isokinetic and isometric muscle strength in a healthy population with special reference to age and gender. *Acta Physiol*, 197 (673) : 1-68, 2009.
8) Horak FB, Shupert CL, et al : Components of postural dyscontrol in the elderly : a review. *Neurobiol Aging*, 10 : 727-738, 1989.
9) Laughton CA, Slavin M, et al : Aging, muscle activity, and balance control : physiologic changes associated with balance impairment. *Gait and Posture*, 18 : 101-108, 2003.
10) Daubney ME, Culham EG : Lower-Extremity Muscle Force and Balance Performance in Adults Aged 65 Years and Older. *Phys Ther*, 79 : 1177-1185, 1999.
11) Goodpaster BH, Park SW, et al : The loss of skeletal muscle strength, mass, and quality in older adults : the Health, Aging and Body Composition Study. *J Gerontol A Biol Sci Med Sci*, 61 : 1059-1064, 2006.
12) Clark BC, Manini TM : Sarcopenia ≠ dynapenia. *J Gerontol A Biol Sci Med Sci*, 63 : 829-834, 2008.
13) Foldvari M, Clark M, et al : Association of muscle power with functional status in community-dwelling elderly women. *J Gerontol Med Sci*, 55 : M192-199, 2000.
14) Cuoco A, Callahan DM, et al : Impact of muscle power and force on gait speed in disabled older men and women. *J Gerontol A Biol Sci Med Sci*, 59 : 1200-1206, 2004.
15) Kellis E., Baltzopoulos : The effects of antagonist moment on the resultant knee joint moment during isokinetic testing of the knee extensors. *Eur J Appl Occup*, 76 (3) : 253-259, 1997.
16) Cruz-Jentoft AJ, Baeyens JP, et al : Sarcopenia : European consensus on definition and diagnosis. Report of the European Working Group on Sarcopenia in older People. *Age Ageing*, 39 : 412-423, 2010.
17) Samson M, Meeuwsen I, et al : Relations between physical performance measures, age, height and body weight in healthy adults. *Age Ageing*, 29 : 235-242, 2000.
18) 杉浦美穂, 長崎 浩・他：地域高齢者の歩行能力―4年間の縦断変化―. 体力科学, 47：443-452, 1998.
19) Rantanen T, Guralnik JM, et al : Coimpairments as predictors of severe walking disability in older women. *J Am Geriatr Soc*, 49 : 21-27, 2001.
20) Visser M, Goodpaster BH, et al : Muscle mass, muscle

strength, and muscle fat infiltration as predictors of incident mobility limitations in well-functioning older persons. *J Gerontol A Biol Sci Med Sci*, **60**：324-333, 2005.
21) Furuna T, Nagasaki H, et al：Longitudinal change in the physical performance of older adults in the community. *J Jpn Phys Ther Assoc*, **1**：1-5, 1998.
22) Janssen I, Heymsfield SB, et al：Low Relative Skeletal Muscle Mass (Sarcopenia) in Older Persons Is Associated with Functional Impairment and Physical Disability. *J Am Geriatr Soc*, **50**：889-896, 2002.
23) Baumgartner RN, Koehler KM, et al：Epidemiology of sarcopenia among the elderly in New Mexico. *Am J Epidemiol*, **147** (8)：755-763, 1998.
24) 平成22年度国民生活基礎調査．
25) American Geriatrics Society et al：Guideline for the prevention of falls in older persons. *J Am Geriatr Soc*, **49**：664-672, 2001.
26) Janssen I, Shepard DS, et al：The healthcare costs of sarcopenia in the United States. *J Am Geriatr Soc*, **52**：80-85, 2004.
27) Inouye SK, Studenski S, et al：Geriatric Syndromes：Clinical, Research, and Policy Implications of a Core Geriatric Concept. *J Am Geriatr Soc*, **55**：780-791, 2007.
28) Proctor DN, P Balagopal P, et al：Age-Related Sarcopenia in Humans Is Associated with Reduced Synthetic Rates of Specific Muscle Proteins. *J Nutr*, **128**：351S-355S, 1998.
29) Jones TE, Stephenson KW, et al：Sarcopenia —Mechanisms and Treatments. *J Geriatr Phys Ther*, **32**：39-45, 2009.
30) 藤田 聡：サルコペニア予防における運動と栄養摂取の役割．基礎老化研究，**35**：23-27, 2011.
31) Thomas W, Stephen D, et al：Models of accelerated sarcopenia：Critical pieces for solving the puzzle of age-related muscle atrophy. *Ageing Research Reviews*, **9**：369-383, 2010.
32) Schrager M, Bandinelli S, et al：Sarcopenia：Twenty open questions for a research agenda. *Basic Appl Myol*, **13**：203-208, 2003.
33) Fiatarone MA, Marks EC, et al：High-intensity strength training in nonagenarians：effects on skeletal muscle. *JAMA*, **263**：3029-3034, 1990.
34) Sullivan DH, Roberson PK, et al：Effects of muscle strength training and testosterone in frail elderly males. *Med Sci Sports Exerc*, **37**：1664-1672, 2005.
35) Caserotti P, Aagaard P, et al：Explosive heavy-resistance training in old and very old adults：Changes in rapid muscle force, strength and power. *Scand J Med Sci Sports*, **18**：773-782, 2008.
36) Orr R, de Vos NJ, et al：Power Training Improves Balance in Healthy Older Adults. *J Gerontol A Biol Sci Med Sci*, **61A**：78-85, 2006.
37) Fatouros IG, Kambas A, et al：Strength training and detraining effects on muscular strength, anaerobic power, and mobility of inactive older men are intensity dependent. *Br J Sports Med*, **39**：776-780, 2005.
38) 古名丈人，牧迫飛雄馬：サルコペニアに対するセルフエクササイズ．理学療法，**25**：1073-1079, 2008.
39) Fujiwara Y, Shinkai S, et al：Longitudinal changes in higher-level functional capacity of an older population living in a Japanese urban community. *Arch Gerontol Geriatr*, **36**：141-153, 2003.

5 サルコペニアと転倒

山田 実

Key Point

- 高齢者における1年間の転倒発生率は約30％であり，転倒によって膨大な身体的損害や経済的損害がもたらされる．
- サルコペニアでは転倒の危険性が高まることから，「サルコペニア予防≒転倒予防」と考えることができる．
- 運動はサルコペニア予防・改善に有用であるが，近年では，これに栄養補給を加えたコンビネーションアプローチが注目されている．

1 高齢者の転倒

　65歳以上の高齢者の3人に1人は1年間に1回以上転倒することがわかっている[1]．2014年現在で，日本人高齢者人口は約3,000万人であることから，単純に考えると年間に約900万人が転倒することになり，15秒間に1人は転倒しているという驚愕的な発生率となっている．2009年に試算された調査によると，転倒に伴う医療費・介護給付費は1年間で9,000億円を超えることが報告された[2]．また，転倒することによって，その後に身体活動量が低下し，運動機能・認知機能ともに低下することもわかっていることから，1度転倒したことによる悪影響は経年的に蓄積されながら膨大な損害をもたらすことになる．そのため，転倒発生を未然に防ぐということは極めて重要な課題となっている．

　高齢者の転倒発生様式はさまざまであるが，大きく分けて考えると，移動能力が低下したことによる転倒と，移動能力は比較的保持されているにもかかわらず発生する転倒の2つに分類される[3]．前者の場合には筋力低下が顕著であり，後者の場合には目立った筋力低下は認められないものの注意機能の低下などに起因して発生する転倒が多い．筋力が低下し，移動能力が低下したことに起因する転倒にはサルコペニアが関係している．本稿では，このサルコペニアと転倒との関連に焦点を当てながら解説する．

筑波大学大学院人間総合科学研究科

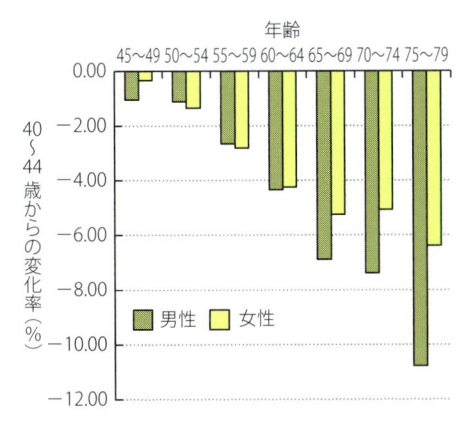

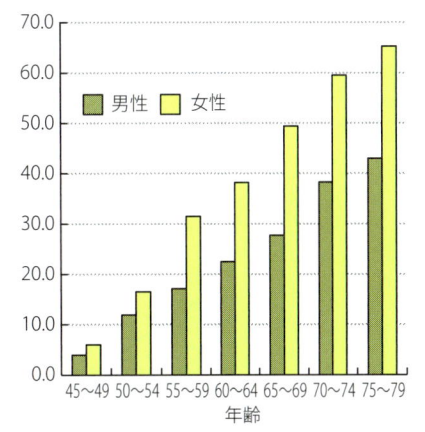

図1 体組成の加齢変化
40〜44歳を基準とした四肢筋量の加齢変化（左）と内臓脂肪面積の加齢変化（右）を示す．40歳以降に明らかに加齢変化が生じていることがわかる．（文献7より引用改変）

2 身体組成の加齢変化

　加齢に伴って筋量が減少するサルコペニアの有症率は，男女ともに20％程度である[4]．サルコペニアは移動能力の低下，日常生活活動能力の低下をきたし転倒・骨折のリスクを高めるだけでなく，各種疾病の罹患率を高め生存期間を短縮すること[5]や膨大な医療費が費やされることなどが報告されている[6]．

　加齢に伴う筋量減少は40歳頃から始まり，40〜44歳から75〜79歳までの35年間で男性では10.8％，女性では6.4％の四肢筋量減少が認められる[7]（図1）．重量に置換すると，四肢筋量が男性では2.6kg，女性では1.0kg減少したことになる（男性73kg，女性56kgの標準体格を想定して計算）．女性よりも男性のほうが減少率が大きいが，これにはインスリン様成長因子（IGF-1）やテストステロンなど内分泌系の加齢変化が関与していると考えられる．IGF-1やテストステロンといった骨格筋の同化作用を有するホルモンは，特に男性で加齢変化を受けやすいことが報告されており[8-9]，これらホルモンの血中レベルの低下によって男性では骨格筋量が低下しやすくなっているものと考えられる．

　一方，骨格筋の異化作用を有する炎症性サイトカインは加齢とともに増加する[10]．特に高齢期では基礎疾患の有病率が高く，それによって炎症性サイトカインの血中レベルが高くなることは十分に予想できるが，加えて内臓脂肪の関与がある．内臓脂肪の加齢変化も骨格筋と同様に40歳頃から始まり，40〜44歳から75〜79歳までの35年間で男性では42.9％，女性では65.3％も増加することがわかっている[7]（図1）．内臓脂肪は内分泌器官であり，正常なサイズの内臓脂肪からはインスリン感受性を高めたり動脈硬化を抑制するような作用を有するアディポネクチンなどを分泌

筋の同化と異化

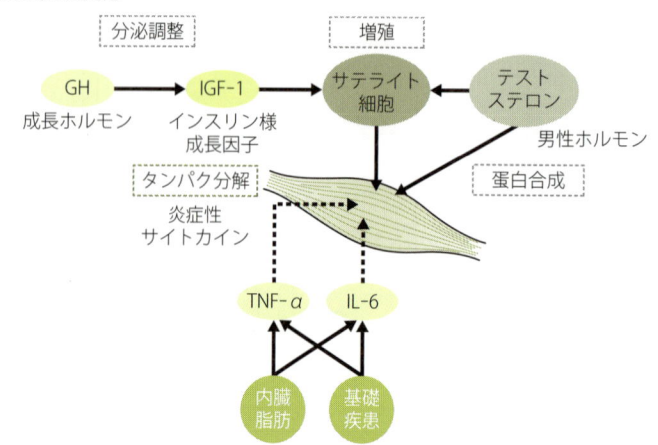

サルコペニアに対する介入の戦略

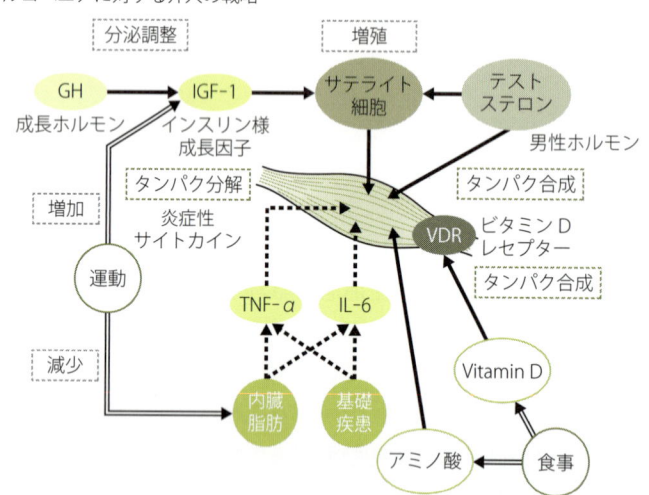

図2 筋代謝とサルコペニアの予防戦略
骨格筋の同化と異化のイメージ（上）とサルコペニアに対する介入の戦略（下）を示す．運動は骨格筋の同化作用を促進し，異化作用を抑制するように作用する．
───▶ タンパク同化
┅┅┅▶ タンパク異化
══▶ 介入

する．一方で，肥大化した内臓脂肪からは骨格筋の異化作用を有するインターロイキン-6（IL-6）や腫瘍壊死因子（TNF-α）などの炎症性サイトカインを分泌する[11]（図2）．なお，骨格筋量と内臓脂肪断面積は負の相関関係にあることもわかっており，内臓脂肪量の増加に伴い骨格筋量は減少するといった関係性が認められている[7]．

3 サルコペニアと転倒・骨折

転倒者と非転倒者では男女ともに筋量が約5％異なることがわかっている（男性では1kg，女性では0.8kgに相当）．前述のように正常な加齢変化でも40歳以降に35年間で男性10.8％，女性6.4％の筋量減少が認められており，易転倒傾向にある高齢者ではここからさらに約5％の筋量低下が認められることになる（図3）．そのため，筋量の5％アップという目標は転倒予防を考えるうえでも重要な指標とな

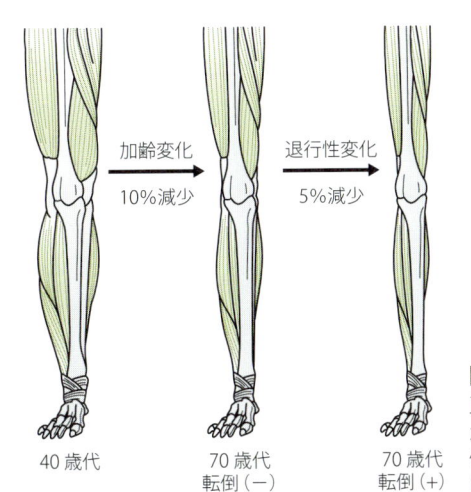

図3 筋量減少と転倒
正常な加齢変化であっても，骨格筋量は40〜44歳から75〜79歳の約35年で約10％減少する．易転倒性の高い高齢者ではこの正常な加齢変化からさらに5％の骨格筋量減少を認めている．

る．日本人高齢者を対象とした調査では，サルコペニアでは非サルコペニアと比べて1.81倍易転倒傾向にあることがわかっている[4]．イタリアで行われた同様の調査でも，サルコペニアでは非サルコペニアと比べて3.23倍転倒しやすくなっていることを示している[12]．なお，サルコペニアが転倒を誘発するという一方向の関係だけではなく，転倒がサルコペニアを惹起するという逆方向の関係性も考慮する必要がある．大規模なコホートデータより転倒によって転倒恐怖感が生じ，転倒恐怖感によって不活動をきたし，不活動によって食事摂取不良が生じ，このことが運動機能低下（≒サルコペニア）を惹起するということが示唆されている．そして，サルコペニアはさらに転倒発生率を高めるという負のスパイラルを形成することになる．このような負のスパイラルからは巨額な医療費や要介護認定が生み出されることもわかっており，サルコペニアを予防・改善していくことの重要性が理解できる（図4）．

また，転倒に伴って発生の危険性が高まるのが骨折である．サルコペニア高齢者は易転倒性が高まっていることに加えて，骨粗鬆症を合併している割合が高くなっていることもわかっている[13-14]．骨格筋量減少のサルコペニアと骨量減少の骨粗鬆症の背景には，炎症性サイトカインの血中レベルが高い，IGF-1の血中レベルが低い，それに血中ビタミンD濃度（25OHD）が低いなどの共通点が多い[15]．これら共通した背景によって，サルコペニアと骨粗鬆症は関連しているものと考えられる．このようにサルコペニア高齢者では骨強度も低下していることから，易転倒性が高いだけでなく易骨折性も高くなっており，1回の転倒によって大きな損害を受けてしまうことが予想される．

4 サルコペニアに対する運動介入

前述のように諸問題を抱えるサルコペニアであるが，適切な介入を行うことによって予防・改善できることも報告されている．サルコペニアの予防・改善の理想は，骨

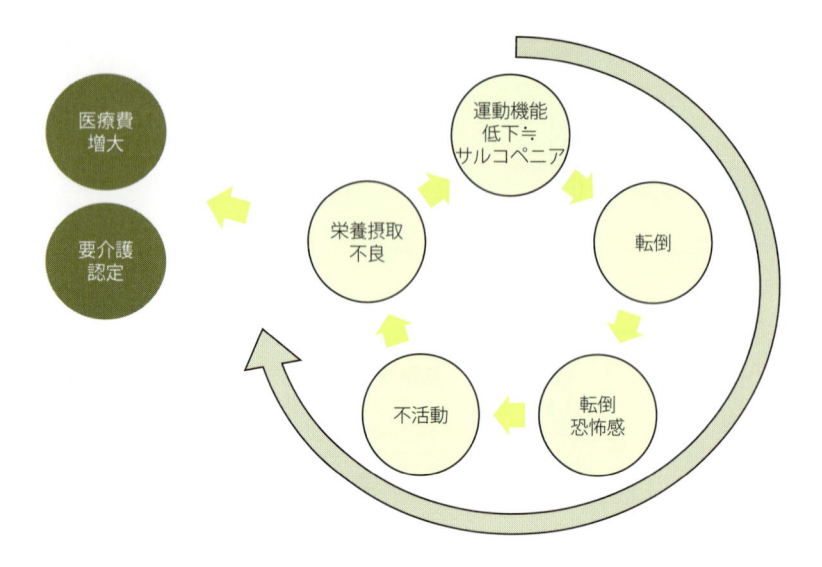

図4 サルコペニアと転倒の負のスパイラル
サルコペニアと転倒が引き起こす負のスパイラルを示す．

　格筋の同化作用を促進し，異化作用を抑制するということである．このなかで，非常に重要な役割を果たすのが運動である．運動を行い，骨格筋の収縮を促すことによってIGF-1が産生され筋の同化作用を促進することが知られている．さらに運動には内臓脂肪を減少させ[16-17]，二次的に炎症性サイトカインの血中レベルを抑制する作用があるため，結果的に筋の異化作用を抑制するように働くことになる．つまり，運動には筋の同化作用を促進し，異化作用を抑制するというサルコペニア予防の理想的な作用があるのである（図2）．また，IGF-1の血中レベルの上昇には，必ずしも強強度のレジスタンストレーニングが必要というわけではなく，低強度の有酸素運動でも十分に効果的であることが知られている[18]．つまり日々のウォーキングやサイクリングといった高齢者個々人でも行えるようなシンプルな運動であっても効果が期待できるのである．なお，このような運動は骨格筋や内臓脂肪の加齢変化が起こる中年期から開始することが重要であることも報告されており，中年期の運動習慣はサルコペニアを予防するように作用することがわかっている[19-20]．もちろん，高齢期になってからの運動ではサルコペニア予防・改善に効果がないというわけではなく，高齢期からの運動でも効果は認められるが，それ以上に中年期からの運動の重要性が示されている．

　筆者らは高齢期からのウォーキング（運動）習慣を付けるために歩数計とカレンダーを配布し，カレンダーに日々の歩数を記録しながら月に1度の頻度で定期的に郵送にて相互連絡を行うという介入を6カ月間実施している．フィードバックの内容は，当該月の平均歩数とその平均歩数から10％上乗せした目標値の提示である．対象者には日々，目標値をクリアするようにウォーキングを行うように指示するが，速歩や30分以上の持続歩行などの比較的難易度の高い課題（通常の日常生活と乖離したような運動課題）を提示するのではなく，1日の合計歩数で目標値をクリアする

ように指導している．やや虚弱な高齢者（要支援認定者）を対象に本プログラムを実施したところ，通信型のウォーキング介入を行った群では歩数が約2,000歩から4,000歩に増加するとともに，下肢筋量増加というサルコペニアの改善効果も認められた[21]．なお，このような傾向は一般高齢者を対象にしても同様の効果が得られることを確認している．

このような有酸素運動でもサルコペニアの予防・改善効果は期待できるが，最も期待できる運動はレジスタンストレーニングである．高齢者であってもレジスタンストレーニングによって筋力増強効果があることが知られており[22]，さらに施設入所の虚弱高齢者であってもレジスタンストレーニングによって筋力増強や身体機能の向上効果が報告されている[23]．国内の調査でも要介護認定を受けた虚弱高齢者を対象に実施した1年間のレジスタンストレーニングにおいて，骨格筋量は約5％増加することが示唆されている[24]．

5 サルコペニアに対する運動と栄養のコンビネーション介入

前述のような運動の働きをサポートするうえで重要となるのが栄養の役割である（図2）．なかでもアミノ酸（特に分岐鎖アミノ酸）やビタミンDといった栄養素は筋の同化作用を高めるうえで重要と考えられている．骨格筋の表面にはビタミンDレセプターという核内受容体が存在し，ビタミンDを取り込むことによって筋の収縮力の増加や筋肥大に関与している．このような栄養素は単独摂取でもサルコペニア予防・改善効果があることが報告されているが，運動との組み合わせによってその効果がより高まることが確認されており，近年では運動とアミノ酸摂取の組み合わせ[25]，運動とアミノ酸・ビタミンD摂取の組み合わせ[26]，運動と茶カテキンの組み合わせ[27]，それに運動とαリノレン酸の組み合わせ[28]がサルコペニア予防・改善に効果的であったことが報告されている．

なお，地域在住の高齢者ではタンパク質摂取が不足している，ビタミンD摂取が不十分であるといった限定的な栄養素不足というよりは摂取カロリーがそもそも消費カロリーに充足していない例も多く，摂取カロリーそのものを増加させるといった考えも必要である．

6 おわりに

2012年に報告されたコクランのシステマティックレビューによると，地域在住高齢者においては，運動介入によって転倒は抑制しうることが報告されている[29]．つまり，サルコペニアの予防・改善のための運動は転倒予防に十分に寄与できると考えられることから，栄養面に対する考慮も行いながら積極的に運動を推奨すべきと考えられる．

引用文献

1) Tinetti ME, Speechley M, et al : Risk factors for falls among elderly persons living in the community. *N Engl J Med*, 319 : 1701-1707, 1988.
2) 林 泰史 : 転倒の医療経済に及ぼす影響. *The Bone*, 23 : 181-184, 2009.
3) Yamada M, Aoyama T, et al : Dual-task walk is a reliable predictor of falls in robust elderly adults. *J Am Geriatr Soc*, 59 (1) : 163-164, 2011.
4) Yamada M, Nishiguchi S, et al : Prevalence of sarcopenia in community-dwelling Japanese older adults. *J Am Med Dir Assoc*, 14 (12) : 911-915, 2013.
5) Landi F, Cruz-Jentoft AJ, et al : Sarcopenia and mortality risk in frail older persons aged 80 years and older : results from ilSIRENTE study. *Age Ageing*, 42 : 203-209, 2013.
6) Janssen I, Shepard DS, et al : The healthcare costs of sarcopenia in the United States. *J Am Geriatr Soc*, 52 : 80-85, 2004.
7) Yamada M, Moriguchi Y, et al : Age-dependent changes in skeletal muscle mass and visceral fat area in Japanese adults from 40-79 years of age. *Geriatr Gerontol Int* (in Press).
8) Albani D, Batelli S, et al : A polymorphic variant of the insulin-like growth factor 1 (IGF-1) receptor correlates with male longevity in the Italian population : a genetic study and evaluation of circulating IGF-1 from the "Treviso Longeva (TRELONG)" study. *BMC Geriatr*, 21 : 9 : 19, 2009.
9) Harman SM, Metter EJ, et al : Longitudinal effects of aging on serum total and free testosterone levels in healthy men. Baltimore Longitudinal Study of Aging. *J Clin Endocrinol Metab*, 86 : 724-731, 2001.
10) Schaap LA, Pluijm SM, et al : Higher inflammatory marker levels in older persons : associations with 5-year change in muscle mass and muscle strength. *J Gerontol A Biol Sci Med Sci*, 64 : 1183-1189, 2009.
11) Lira FS, Rosa JC, et al : Visceral fat decreased by long-term interdisciplinary lifestyle therapy correlated positively with interleukin-6 and tumor necrosis factor-α and negatively with adiponectin levels in obese adolescents. *Metabolism*, 60 : 359-365, 2011.
12) Landi F, Liperoti R, et al : Sarcopenia as a risk factor for falls in elderly individuals : results from the ilSIRENTE study. *Clin Nutr*, 31 (5) : 652-658, 2012.
13) Go SW, Cha YH, et al : Association between Sarcopenia, Bone Density, and Health-Related Quality of Life in Korean Men. *Korean J Fam Med*, 34 (4) : 281-288, 2013.
14) Sjöblom S, Suuronen J, et al : Relationship between postmenopausal osteoporosis and the components of clinical sarcopenia. *Maturitas*, 75 (2) : 175-180, 2013.
15) Lee SG, Lee YH, et al : Additive association of vitamin D insufficiency and sarcopenia with low femoral bone mineral density in noninstitutionalized elderly population : the Korea National Health and Nutrition Examination Surveys 2009-2010. *Osteoporos Int*, 24 (11) : 2789-2799, 2013.
16) Aragão FR, Abrantes CG, et al : Effects of body composition and menopause characteristics on maximal oxygen uptake of postmenopausal women. *Menopause*, 18 (11) : 1191-1197, 2011.
17) Marks SJ, Chin S, et al : The metabolic effects of preferential reduction of visceral adipose tissue in abdominally obese men. *Int J Obes Relat Metab Disord*, 22 (9) : 893-898, 1998.
18) Ardawi MS, Rouzi AA, et al : Physical activity in relation to serum sclerostin, insulin-like growth factor-1, and bone turnover markers in healthy premenopausal women : a cross-sectional and a longitudinal study. *J Clin Endocrinol Metab*, 97 (10) : 3691-3699, 2012.
19) Akune T, Muraki S, et al : Exercise habits during middle age are associated with lower prevalence of sarcopenia : the ROAD study. *Osteoporos Int*. 2013. [Epub ahead of print] .
20) Nishiguchi S, Yamada M, et al : Effect of physical activity at midlife on skeletal muscle mass in old age in community-dwelling older women : a cross-sectional study. *J CGG*, 2013. In press.
21) Yamada M, Mori S, et al : Pedometer-based behavioral change program can improve dependency in sedentary older adults : A randomized controlled trial. *J Frailty Aging*, 1 (1) : 39-44, 2012.
22) Peterson MD, Rhea MR, et al : Resistance exercise for muscular strength in older adults : a meta-analysis. *Ageing Res Rev*, 9 (3) : 226-237, 2010.
23) Valenzuela T : Efficacy of progressive resistance training interventions in older adults in nursing homes : a systematic review. *J Am Med Dir Assoc*, 13 (5) : 418-428, 2012.
24) Yamada M, Arai H, et al : Effect of resistance training on physical performance and fear of falling in elderly with different levels of physical well-being. *Age Ageing*, 40 (5) : 637-641, 2011.
25) Kim HK, Suzuki T, et al : Effects of exercise and amino acid supplementation on body composition and physical function in community-dwelling elderly Japanese sarcopenic women : a randomized controlled trial. *J Am Geriatr Soc*, 60 (1) : 16-23, 2012.
26) Yamada M, Arai H, et al : Nutritional Supplementation during Resistance Training Improved Skeletal Muscle Mass in Community-Dwelling Frail Older Adults. *J Frailty Aging*, 1 (2) : 64-70, 2012.
27) Kim H, Suzuki T, et al : Effects of exercise and tea catechins on muscle mass, strength and walking ability in community-dwelling elderly Japanese sarcopenic women : a randomized controlled trial. *Geriatr Gerontol Int*, 13 (2) : 458-465, 2013.
28) Cornish SM, Chilibeck PD : Alpha-linolenic acid supplementation and resistance training in older adults. *Appl Physiol Nutr Metab*, 34 (1) : 49-59, 2009.
29) Gillespie LD, Robertson MC, et al : Interventions for preventing falls in older people living in the community. *Cochrane Database Syst Rev*, 9 : 2012.

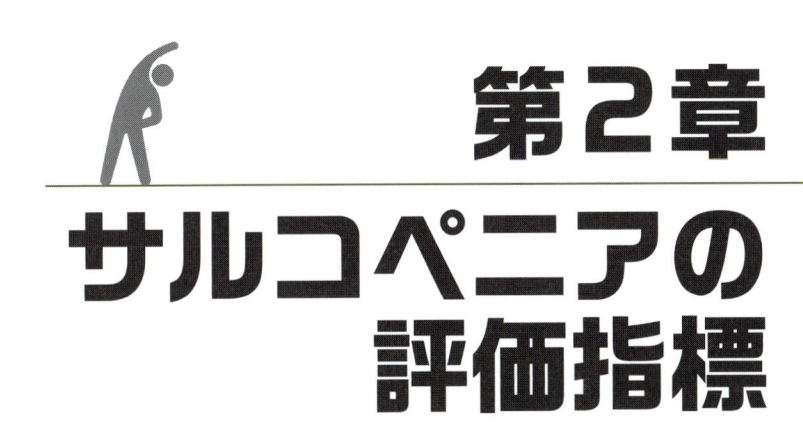

第2章
サルコペニアの評価指標

1 筋量測定

吉田大輔

Key Point

- 骨格筋量の測定方法はいくつか存在するが，それぞれの評価方法には一長一短があるので，評価者は使用目的に応じて適切な評価方法を選択する必要がある．
- 正確性や可搬性をバランスよく兼ね備えた方法に生体電気インピーダンス法（BIA）がある．測定原理や特性を理解すれば，BIA法はサルコペニア判定・評価の有用なツールになり得る．
- サルコペニアの評価指標には，四肢の骨格筋量を身長の2乗で除した値がよく用いられる．日本人高齢者の場合，BIA法であれば男性：$7.0 kg/m^2$，女性：$5.8 kg/m^2$が最適なカットポイントといえる．

1 はじめに

サルコペニアの定義や判定方法については，国内外を問わず未だに十分な合意が得られていない．しかしながら，サルコペニアが筋量と筋力の低下を表した造語である限り，筋量評価はサルコペニアの判定にとって必須項目であり，その測定方法と特性を理解することは極めて重要である．本稿では，まず代表的な筋量測定の方法について概説し，それぞれの測定原理やその特性を整理する．また，サルコペニアの評価に広く用いられている指標とそのカットポイントについて，特に臨床で代用可能な方法に的をしぼって紹介したい．

2 筋量の測定方法（表1）

サルコペニアにおける骨格筋量の低下とは，一般に全身性のものを指す．そのため，本来なら四肢の骨格筋量（appendicular skeletal muscle mass：ASM）すべてを評価できることが望ましい．この際，臓器がその大部分を占める体幹と頭部は評価対象に含まれないことが多い．代表的な測定方法には，computed tomography（CT）やmagnetic resonance imaging（MRI）といった画像解析による方法がある．これ

九州栄養福祉大学
リハビリテーション学部
理学療法学科

表1 代表的な筋量の測定方法とその特性

	CT	MRI	DXA	BIA
測定精度	高い	高い	良好	やや低い（個人差あり）
所要時間	比較的短い	やや長い	比較的短い	短い
検査場所（可搬性）	限定される	限定される	限定される	持ち運びが可能
検査費用	高い	高い	中間	低い
被曝量	あり	なし	わずかにあり	なし
測定姿位	臥位	臥位	臥位	立位（臥位もあり）

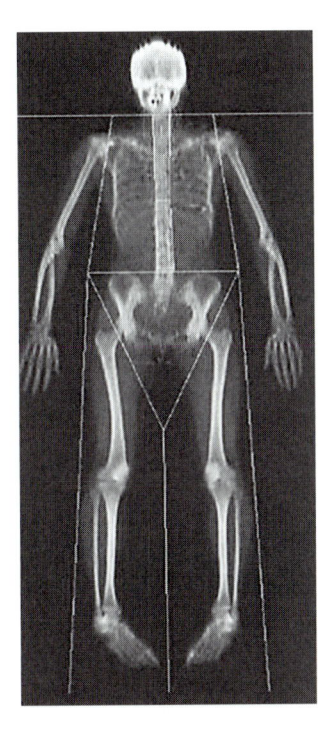

図1 二重エネルギーX線吸収法（DXA）を用いた筋量測定
サルコペニアの評価に用いられるのは，区分けラインによって区別された四肢の除脂肪量となる．

らは生体組織を明確に識別できることから，筋量評価のゴールデンスタンダードとして高い測定精度を有する．近年は骨格筋内の脂肪浸潤を評価できるようになり，筋の量的評価だけでなく質的評価にも利用できる可能性が示唆されている．しかしながら，検査費用が高額なうえにCTでは被曝の問題，MRIでは検査時間が長いといった難点があり，筋量評価を目的として使用されることは少ない．また，これらの検査は病院など限られた施設でしか実施できないため，他の測定方法の外的基準として用いられることが多い．CTやMRIの代替手段として，近年は二重エネルギーX線吸収法（dual energy X-ray absorptiometry：DXA）が利用されている（図1）．DXA法は異なる2波長のX線を照射し，その減衰率から組織の構成成分を推定する方法である．測定時間（全身スキャンモード）は10分程度で，測定精度も良好である．

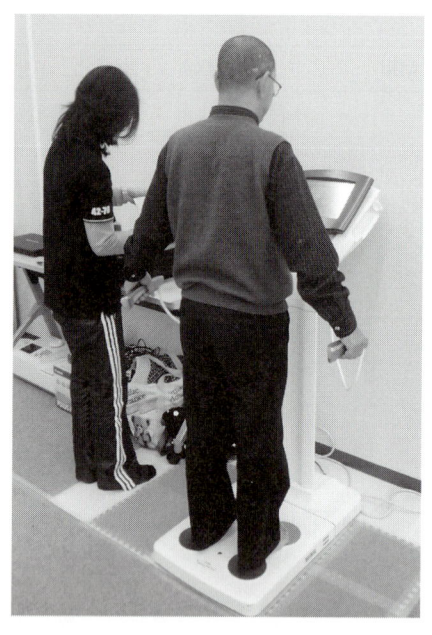

図2　生体電気インピーダンス法（BIA）を用いた筋量測定
電流の向きや周波数を変化させながら，全身および部位別の電気抵抗値を計測する．

CTやMRIと同様，限られた施設でしか実施できないことに加え，わずかではあるが被曝を伴う点もマイナス要因といえる．

一方，近年は生体電気インピーダンス法（bioelectrical impedance analysis：BIA）による体組成計が普及している（図2）．生体組織における電気特性の違いを利用し，全身の組成を推定する方法である．従来は全身を1つの伝導体と仮定したモデルが利用されていたが，4電極法と多周波電流の導入によって，部位別の組成評価だけでなく細胞内液と外液を区別することが可能となり，測定精度が向上した．健診におけるスクリーニングなど，大多数の高齢者を対象として筋量を評価する場合，BIA法は最も適した方法の1つといえる．ただし，体内水分量や骨量の影響を受けやすく，高齢者に多い心不全や体液バランスの異常（例：脱水，浮腫），骨粗鬆症を合併した症例には不向きである．日内変動も大きく，測定条件を一定にすることが測定精度を高めるための重要なポイントになる．

3 サルコペニアにおける筋量の評価指標（表2）

サルコペニアの評価指標には，四肢の筋量を身長の2乗で除した値（skeletal muscle mass index：SMI）が用いられることが多い．これは，body mass index（BMI）と同様に体格で補正されたもので，Baungartnerら[1]が提唱した1998年以降，多くの研究で使用されている．SMIの基準値は，若年者のSMI値を参照する場合が多い．若年者の基準値が示されていない場合，高齢者のSMI値が代用されることもある．前者では，若年者（18〜39歳）のSMI平均値から2標準偏差以上を下回ると，筋量低下と判定される．1標準偏差以上を下回った場合に予備群と判定する

表2　日本人を対象としたサルコペニア判定におけるSMIの参照値

	使用機器	男性	女性	カットオフ値の基準
Sanada et al.（2010）	DXA（QDR-4500A, Hologic）	6.87 kg/m^2	5.46 kg/m^2	若年者SMI平均値−2SD
Tanimoto et al.（2012）	BIA（MC-190, TANITA）	7.0 kg/m^2	5.8 kg/m^2	若年者SMI平均値−2SD
Yoshida et al.（2014）	BIA（MC-980A, TANITA）	7.09 kg/m^2	5.91 kg/m^2	高齢者SMIの下位20％値

こともある．後者は研究によってまちまちだが，高齢者SMIの下位20％値や25％値がよく用いられる．近年は，若年者のSMI平均値−2SDを採用するケースが増えており，2010年に発表されたEuropean consensusでもこの判定基準が推奨されている[2]．日本人高齢者における筋量低下のカットオフ値については，Sanadaら[3]（DXA法）やTanimotoら[4]（BIA法）の報告を参照するとよい．しかし，データの蓄積は十分といえず，今後の研究成果が待たれる．

4　BIA法による骨格筋量の評価とその基準値

BIA法で筋量を推定するためには，生体インピーダンス値を説明変数とした回帰式が必要である．また，推定精度を高める目的で，通常は年齢や性別，体重といった情報が説明変数に追加される．しかし，各機器メーカーの回帰式は一般に公開されておらず，筋量が算出される過程は明らかではない．もし生体インピーダンス値（50 kHz）が得られるのであれば，筆者ら[5]が作成した下記の推定式を用いることも有用であろう．日本人高齢者に特化した四肢筋量（ASM）の推定式であり，その妥当性はすでに確認されている．

男性：ASM＝0.197×（身長）^{2}／（インピーダンス値）＋0.179×（体重）−0.019

女性：ASM＝0.221×（身長）^{2}／（インピーダンス値）＋0.117×（体重）＋0.881

日本人高齢者におけるサルコペニアの判定基準には，Tanimotoら[4]の報告がある（男性：7.0 kg/m^2，女性：5.8 kg/m^2）．一方，筆者らは地域高齢者5,104名を対象とした機能健診のデータベースをもとに，要介護者などを除く健常高齢者のSMI値を算出し，その下位20％値を求めた．その結果，男性は7.09 kg/m^2，女性は5.91 kg/m^{2}となり，これらはTanimotoらの基準値とほぼ一致した[6]．高齢者SMIの下位20％値が若年者SMIの平均値−2SDの代用となり得る可能性を支持した結果といえる．

5　身体計測値による骨格筋量の評価とその基準値

BIA法の実施が困難な場合は，より簡便な方法として，身体計測値を用いた推定方法がある．測定精度はかなり劣るが，臨床で実施可能な測定方法がいくつか提案されており，海外では筋量（あるいは栄養状態）の評価に用いられている．特にサルコペニア高齢者のスクリーニング手段としては一定の成果が期待できる．

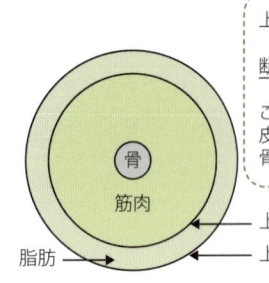

上腕の断面を図のように仮定すると，
断面積（cm²）＝（上腕筋径）²/4π −（骨面積）

ここで，（上腕筋径）＝（上腕周径）− π ×（皮下脂肪厚）
皮下脂肪厚はキャリパーで計測
骨面積には，男性＝10cm²，女性＝6.5cm² を代入

図3　上腕における筋横断面積の推定方法

　上腕の最大周径は全身筋量（除脂肪量）と相関することから，簡便な筋量評価法として用いられてきた．また，皮下脂肪厚で補正した筋面積の算出式も考案されており（**図3**），測定精度を高める工夫がなされてきた[7]．この筋面積によるサルコペニア判定の基準値は示されていないが，低栄養のスクリーニングとして男性21.4cm，女性21.6cmが提唱されており，この値を下回る者は将来の死亡リスクが高いという報告がある[7]．

　下腿の最大周径も筋量評価のよい指標となり得る．31cm以下になると歩行やADL障害のリスクが増加するとの報告[8]があり，正確な筋量評価が困難なケース（例：寝たきりの施設入所者など）における測定意義は大きいと考える．また，都市部在住のサルコペニア高齢者においても，全体の70.4％が下腿周径31cm未満であったことから[9]，下腿周径がサルコペニアの一次スクリーニング指標として有用である可能性が示唆されている．ただし，浮腫など局所的な細胞外液の貯留が認められる症例では，当然ながら周径値があてにならない．

　これらの計測値は，単独でも筋量評価の指標として用いられるが，複数の計測値を組み合わせることでASMやSMIの推定精度が高まる．以下は，真田ら[10]が日本成人を対象に作成したSMIの簡易推定式である．この推定式では，男女共通の説明変数としてBMIと腹囲，さらに男性では年齢，女性では握力が説明変数に加えられている．

男性：SMI ＝ 0.326 ×（BMI）− 0.047 ×（腹囲）− 0.011 ×（年齢）＋ 5.135
女性：SMI ＝ 0.156 ×（BMI）＋ 0.044 ×（握力）− 0.010 ×（腹囲）＋ 2.747

　以上，サルコペニアにおける筋量測定とその評価指標について概説した．筋量の測定方法はそれぞれに一長一短があるので，評価者は使用目的に応じて適切な評価方法を選択する必要があるだろう．このうち，BIA法は正確性や可搬性をバランスよく兼ね備えており，サルコペニア判定・評価の有用なツールになり得ると思われた．その際，四肢の骨格筋量を身長の2乗で除したSMI値を算出し，男性：7.0kg/m²，女性：5.8kg/m² を下回った場合に筋量低下と判定する．現在のところ，このカットオフ値がサルコペニア評価における最も妥当な基準値であると考えられた．

文献

1) Baumgartner RN, Koehler KM, et al：Epidemiology of sarcopenia among the elderly in New Mexico. *Am J Epidemiol*, 147（8）：755-763, 1998.
2) Cruz-Jentoft AJ, Baeyens JP, et al：European Working Group on Sarcopenia in Older People：Sarcopenia：European consensus on definition and diagnosis：Report of the European Working Group on Sarcopenia in Older People. *Age Ageing*, 39（4）：412-423, 2010.
3) Sanada K, Miyachi M, et al：A cross-sectional study of sarcopenia in Japanese men and women：reference values and association with cardiovascular risk factors. *Eur J Appl Physiol*, 110（1）：57-65, 2010.
4) Tanimoto Y, Watanabe M, et al：Association between sarcopenia and higher-level functional capacity in daily living in community-dwelling elderly subjects in Japan. *Arch Gerontol Geriatr*, 55（2）：e9-13, 2012.
5) Yoshida D, Shimada H, et al：Development of an equation for estimating appendicular skeletal muscle mass in Japanese older adults using bioelectrical impedance analysis. Geriatr Gerontol Int (in press).
6) Yoshida D, Suzuki T, et al：Using two different algorithms to determine the prevalence of sarcopenia. Geriatr Gerontol Int (in press).
7) Miller MD, Crotty M, et al：Corrected arm muscle area：an independent predictor of long-term mortality in community-dwelling older adults? *J Am Geriatr Soc*, 50（7）：1272-1277, 2002.
8) Rolland Y, Lauwers-Cances V, et al：Sarcopenia, calf circumference, and physical function of elderly women：a cross-sectional study. *J Am Geriatr Soc*, 51（8）：1120-1124, 2003.
9) 金　憲経：Q10 診断のための臨床症候について教えてください．サルコペニア 24 のポイント（関根里恵，小川純人編），フジメディカル出版，2013, pp52-56.
10) 真田樹義，宮地元彦・他：日本人成人男女を対象としたサルコペニア簡易評価法の開発．体力科学，59：291-302, 2010.

2 筋力測定

水本 淳

Key Point

- 高齢期では速筋の優位な低下が起こるため，等尺性収縮による最大筋力だけでなく，等速性収縮による筋機能の評価を行うことが重要である．
- 広く用いられている筋力測定として，握力や膝伸展筋力の測定がある．その他にも等速性筋力測定機器やレッグプレスマシンを利用した測定方法がある．
- 高齢者における筋力測定時の注意点としては，疼痛，呼吸，心疾患などの既往に配慮しリスクを管理したうえで実施する必要がある．

1 筋収縮と筋力の種類

　筋の収縮様式は，関節運動を伴わない等尺性収縮と，筋が短縮しながら収縮する求心性収縮と，伸張しながら収縮する遠心性収縮に分けられる．また，日常生活では生じないが，角速度が一定の関節運動を等速性運動と呼ぶ．筋力測定では，これらの収縮様式に応じて発揮できる最大筋力を測定することが望ましい．

　筋力は力の発揮能力であり，筋パワーは筋力によってなされた単位時間あたりの仕事量とされ，瞬間的に筋力を発揮する能力である．高齢期では速筋が優位に低下するため，最大筋力よりも，筋パワーの低下が大きいことが報告されている．高齢者における筋パワーは，歩行やADL動作の遂行に重要であるといわれており，速い角速度で行う等速性筋力の測定は，筋機能低下を捉えるうえで有益である．

2 筋力の測定手段

1）徒手的な方法

　臨床で多く用いられている評価に徒手筋力テスト（manual muscle test：MMT）がある．検者の徒手的抵抗と重力に抗した動きを基準にした，等尺性収縮による筋力の評価方法であるが，測定の客観性，信頼性，妥当性については議論がなされている．

北海道檜山振興局
保健環境部社会福祉課

図1 握力の測定方法[5]
左：正しい方法，右：誤った方法

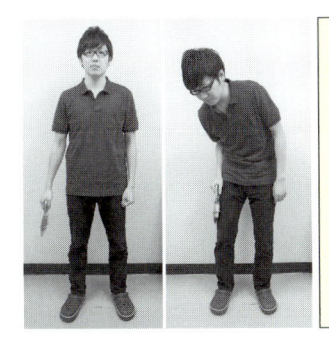

1) 対象者ごとに握力計の握り幅を調整する（人差し指の第二関節が直角になるように）．
2) 測定肢位は，足を自然に開いた直立姿勢とし，握力計の指針を外側にして体に触れないようにして力一杯握ってもらう．
3) 測定の際は腕を自然に伸ばし，握力計を身体から離す．握る際には，手を振り下ろさないように注意する．
4) 検者は対象者が力を入れるのに合わせ「掛け声」をかける．

表1 高齢者における握力と膝伸展筋力の基準値[5]

		レベル1（機能低い）	レベル2	レベル3	レベル4	レベル5（機能高い）
握力（kg）	男性	<25	25-28	29-32	33-36	37≦
	女性	<15	15-17	18-20	21-23	24≦
膝伸展筋力（N）	男性	<135	135-208	209-261	262-322	323≦
	女性	<81	81-140	141-176	177-215	216≦

（文献5より改変して引用）

2）機器を用いる方法

代表的なものに握力計，背筋力計，徒手筋力計（ハンドヘルドダイナモメーター（hand-held dynamometer：HHD）），等速性筋力測定機器を用いた測定がある．その他にも，トレーニング機器であるレッグプレスマシンやエルゴメーターを使用した方法が知られている．運動速度，関節角度によって発揮できる最大筋力は異なる．

3）その他の方法

椅子からの立ち座りテストがあり，決められた時間に何回立ち座りができるかを測定する方法と，規定回数の立ち座り動作の所要時間を測定する方法がある．

3 代表的な筋力測定方法と基準値

1）握力（図1）

握力は最も簡便な筋力評価指標である．握力は30歳代まで増加し，40歳代から低下が加速し始めるといわれている．握力検査は，高齢者にとってもなじみのある検査であり，検査に対する不安が少ないという利点をもつ．握力は，総合的な筋力の指標とされ，上肢筋力だけでなく下肢筋力や体幹筋力との関連性が示されている[1]．また，握力は25年後の歩行速度や立ち上がり能力を予測する指標としても有用である

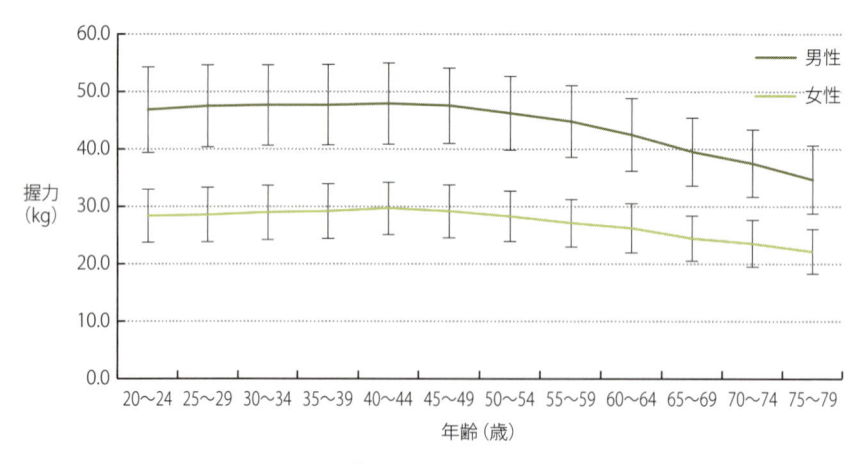

図2 各年代における握力の変化[6]

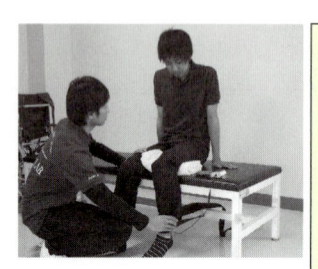

1) 測定肢位は椅子座位とし，膝関節屈曲角度90度での等尺性筋力を測定する．
2) 測定器に取り付けたベルトをしっかりとした椅子の支柱または梁に通す．
3) HHDの圧センサー部を足関節の上方約5cmの脛にあて，膝関節屈曲角度が90度になるようにベルトの長さを調節する．
4) 対象者は椅子座面の端をしっかり握る．
5) 膝を最大に伸展させ（3秒間），最大値を読む．
6) 検者は，対象者が力を入れるのに合わせ，掛け声をかける．
7) 過度な代償運動（体幹の伸展など）が生じた場合には，再度測定を行う．

図3 等尺性膝伸展筋力の測定方法[5]

とされている[2]．サルコペニア判定のための握力のカットオフ値としては，欧州で男性30kg，女性20kg未満という報告がある[3]が，日本人では男性25Kg，女性20kg未満を基準とした報告がある[4]．**表1**に高齢者における握力の基準値を示し，**図2**に握力の変化を示した．

2) 等尺性膝伸展筋力（図3）

　歩行や立ち座りなど日常生活機能の低下に直接影響する下肢筋力の測定は，重要な筋力測定項目の1つである．下肢の主要な筋群である大腿四頭筋の筋力を含む膝伸展筋力の測定方法のうち，ここでは，病院や地域保健活動で導入しやすいHHDを用いた方法を紹介する．等尺性膝伸展筋力測定は，関節角度が変化すると発揮される筋張力が変化するため，測定に際しては，下肢の関節角度の設定とその位置での固定に注意する必要がある．膝関節の運動中心からセンサーパッド中心部までのレバーアー

表2 等尺性膝伸展筋力の年代別平均値[16]

	年代	サンプル数（人）	等尺性膝伸展筋力値（N）	等尺性膝伸展筋力体重比（%）
男性	20歳代	50	591.9 ± 79.4	95.7 ± 12.9
	30歳代	41	549.8 ± 124.5	84.0 ± 14.2
	40歳代	40	484.1 ± 98.0	77.9 ± 11.9
	50歳代	41	497.8 ± 85.3	76.3 ± 15.8
	60歳代	58	392.0 ± 83.3	63.6 ± 11.6
	70歳代	33	306.7 ± 58.8	56.3 ± 9.4
	80歳代	21	242.1 ± 46.1	48.5 ± 6.6
女性	20歳代	50	363.6 ± 87.2	73.5 ± 13.8
	30歳代	44	327.3 ± 66.6	65.3 ± 12.1
	40歳代	42	326.3 ± 55.9	63.0 ± 12.4
	50歳代	44	296.0 ± 54.9	59.0 ± 12.1
	60歳代	56	256.8 ± 54.9	50.2 ± 9.6
	70歳代	54	227.4 ± 59.8	45.9 ± 10.1
	80歳代	36	184.2 ± 31.4	38.6 ± 4.9

（文献16より改変して引用）

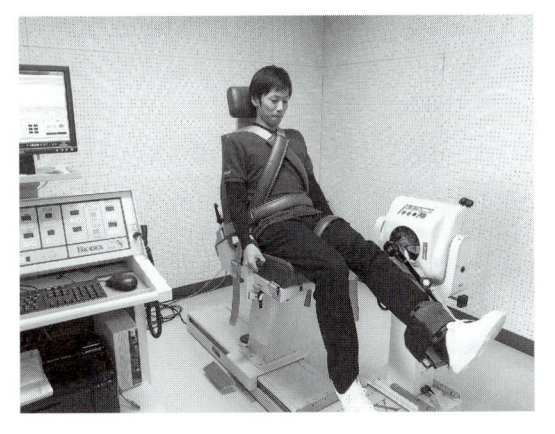

図4 Biodex system 3を使用した等速性膝伸展トルクの測定

ムの距離を測定し，力にレバーアーム長を乗じた膝伸展トルク値（Nm）を使用することも多い．高齢者における固定ベルトを使用した膝伸展筋力測定の信頼性は，級内相関係数（intraclass correlation coefficients：ICC）が0.85～0.92であると示されており[7]，後述する等速性膝伸展トルクとの関連も示されている[8-10]．

高齢者における起居移動動作の自立のために1.43Nm/kg[11]，入所高齢者の転倒の有無に対して1.28Nm/kgのカットオフ値が示されており[12]，1.22m/s以上の最大歩行速度のために1.1Nm/kgの下限値が示されている[13]．また，体重あたりの筋力（%：kgf/kg×100）では，高齢者の歩行自立に体重の46%[14]，院内歩行自立に40%，階段昇降に50%，40cm椅子からの立ち上がりに35%のカットオフ

表3　各年代における等速性膝伸展トルクの平均値[20]

	年代	等速性膝伸展トルク（Nm）		年代	等速性膝伸展トルク（Nm）
男性（93人）	30歳未満	215 ± 41	女性（85人）	30歳未満	138 ± 17
	30歳代	212 ± 22		30歳代	145 ± 23
	40歳代	192 ± 29		40歳代	127 ± 17
	50歳代	179 ± 40		50歳代	118 ± 18
	60歳代	166 ± 32		60歳代	101 ± 22
	70歳以上	146 ± 18		70歳以上	92 ± 12

使用機器 Biodex System 3 PRO, 運動範囲＝80度, 角速度90度/秒
（文献20より引用）

値が示されている[15]．表1に高齢者における膝伸展筋力の基準値を示し，表2に各年代における膝伸展筋力の平均値を示した．

3）等速性筋力測定機器を使用した測定（図4）

　BIODEX，CYBEX，KINCOMなどの筋力測定機器を使用した筋力測定では，サーボモータをコンピュータが制御することで，等尺性や等張性筋力に加え，等速性（等運動性）筋力が測定可能である．これらは大掛かりで高価な機材であることから，病院や大学以外では実施困難であることが多い．測定方法は，関節の運動中心をダイナモメータの中心軸に合わせ，体幹や大腿部，下腿部を十分に固定し，運動範囲の設定を行う．詳しくは機器のマニュアルを参考にされたい．注意点としては，対象者に対して十分な練習を行うことと，心理的な不安を取り除くことが必要である．特に，角速度を一定に保つ等速性運動の場合は，発揮できる筋力が高ければ高いほど，機械から強い抵抗が加わる．その際に，抵抗に負けないようにさらに強く，速く動かすように事前に運動方向や運動回数について十分な教示と練習をする必要がある．使用される角速度は30～300度/秒が多く，評価目的によりさまざまである．筋力の指標としてピークトルク値を用いることが多い．高齢者に対する測定でも高い信頼性が示されている（Biodex System 3，ICC＝0.81－0.99）[17]．膝伸展トルク（CybexⅡ，角速度60度/秒）が1.2Nm/kgを下回る場合に，最大歩行における速度が低下することが知られている[18]．また，膝伸展トルク（KINCOM，角速度60度/秒）が男性1.13Nm/kg，女性1.01Nm/kg未満の高リスク者は，男性1.71Nm/kg，女性1.34Nm/kg以上の低リスク者と比較し，将来の移動制限のリスクが3.6倍，最大歩行速度1.22m/s未満のリスクが7.0倍，死亡のリスクが1.8倍になることが示されている[19]．表3に各年代における等速性膝伸展トルクの平均値を示す．

4）レッグプレスマシンによる測定（図5）

　筋力トレーニング機器のレッグプレスマシンを使用し，1 Repetition Maximum

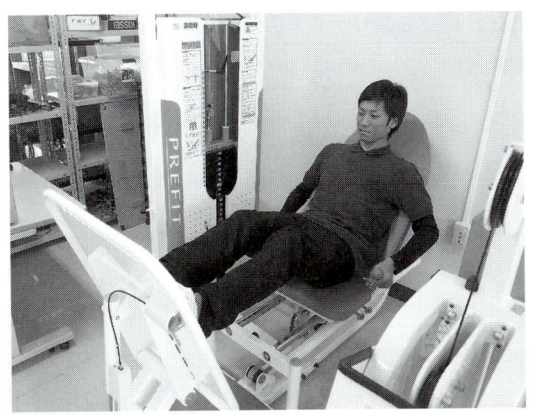

図5 レッグプレスマシンを使用した下肢筋力の測定

(以下 1 RM) を測定し下肢筋力の指標とする報告がある[21, 22]. 対象者はマシン上で膝関節屈曲約 90 度の姿勢をとり, 0 度まで伸展する際の最大重量を測定する. 高齢者において信頼性が検証されている (ICC = 0.95 − 0.98)[21]. 1 RM のテスト方法は, 最大下負荷での準備運動を行い, 対象者が実施可能な負荷量 (最大負荷量の 50 〜 70％) の挙上から開始する. 施行ごとに徐々に負荷量を増加し, 挙上運動が完遂できなくなるまで実施する. 各施行間で休憩 (3 〜 5 分間) を挟み, 1 RM を同定する[23]. 1 RM は等速性膝伸展トルクとの高い相関が示されている[24].

5) エルゴメーターを使用した測定

等速性運動による測定が可能なエルゴメーターやステップエルゴメーターを用いて下肢筋パワーを測定する報告がある[25, 26]. 等速性膝伸展トルクや身体機能との関連性が示されている[27, 28]. 研究により使用機器や角速度, 測定時間が一定でないため, 統一した条件で測定を行う必要がある. ピークトルク値やピークパワー値を用いることが多い.

6) 立ち座りテスト (Chair Stand Test または Sit Stand Test)

下肢の筋パワーの指標として使用される立ち座りテストは, 30 秒間で何回の反復立ち座りができるかを測定する方法 (Chair Stand Test-30：CS-30) や, 5 回の規定回数の反復立ち座り動作の所要時間を測定する方法 (CS-5) が用いられている. 高齢者に対する立ち座りテストの信頼性が検証されている (ICC = 0.84 − 0.89)[29, 30]. また, 下肢筋力との関連が報告されている[29]. 高齢者の機能状態によっては, 筋持久力の低下により 30 秒間の測定が困難な場合がある. 5 回立ち座りテストの高齢者の基準値を**表 4** に示す.

4 高齢者に対する注意点

高齢者に筋力測定を適用する場合には, 検査実施時の安全性や実行可能性を考慮す

表4 メタ解析より得られた5回立ち座りテストの年代別基準値[31]

年代	サンプル数（人）	時間（秒）	95%信頼区間
60歳代	4,184	11.4	11.4-11.4
70歳代	8,450	12.6	12.6-12.6
80歳代	344	12.7	10.7-14.8
60～99歳	20,617	12.1	12.1-12.1

（文献31より一部引用）

る必要がある．関節の炎症や運動時痛がある場合には，リスクマネジメントを適切に行い，筋力測定中は息を止めることや力みすぎること（バルサルバ効果）を避けるように十分な説明を行う．また，高齢者は筋力測定に慣れるまで時間を要するため，最大筋力を発揮するためには十分な教示と練習を行う必要がある．筋力テストの禁忌条件として，不安定狭心症，コントロール不良の高血圧症，未治療の不整脈，心不全，重度の弁狭窄症や弁逆流症，肥大型心筋症がある．負荷抵抗に対する筋力発揮の際，重篤な不整脈に陥る可能性があるため[23]，リスクマネジメントを十分に行う必要がある．

文献

1) Rantanen T, Era P, et al : Maximal Isometric Muscle Strength and Socioeconomic Status, Health, and Physical Activity in 75-Year-Old Persons. JAPA, 2 : 206-220, 1994.
2) Rantanen T, Guralnik JM, et al : Midlife Hand Grip Strength as a Predictor of Old Age Disability. JAMA, 281 : 558-560, 1999.
3) Lauretani F, Russo CR, et al : Age-Associated Changes in Skeletal Muscles and Their Effect on Mobility : An Operational Diagnosis of Sarcopenia. J Appl Physiol, 95 : 1851-1860, 2003.
4) 下方浩史, 安藤富士子 : サルコペニア 研究の現状と未来への展望 日常生活機能と骨格筋量, 筋力との関連. 日老医誌, 49 : 195-198, 2012.
5) 鈴木隆雄, 大渕修一監修 : 指導者のための介護予防完全マニュアル：包括的なプラン作成のために. 東京都高齢者研究・福祉振興財団, 2004.
6) 文部科学省 : 平成24年度体力・運動能力調査調査結果, 2013, http://www.e-stat.go.jp/SG1/estat/NewList.do?tid = 000001016672, 2014年1月18日アクセス．
7) Katoh M, Isozaki K, et al : Reliability of Isometric Knee Extension Muscle Strength Measurement Using a Hand-Held Dynamometer with a Belt : A Study of Test-Retest Reliability in Healthy Elderly Subjects. J Phys Ther Sci, 22 : 359-363, 2010.
8) Gagnon D, Nadeau S, et al : Reliability and Validity of Static Knee Strength Measurements Obtained with a Chair-Fixed Dynamometer in Subjects with Hip or Knee Arthroplasty. Arch Phys Med Rehabil, 86 : 1998-2008, 2005.
9) Martin HJ, Yule V, et al : Is Hand-Held Dynamometry Useful for the Measurement of Quadriceps Strength in Older People? A Comparison with the Gold Standard Bodex Dynamometry. Gerontology, 52 : 154-159, 2006.
10) Reed RL, Den Hartog R, et al : A Comparison of Hand-Held Isometric Strength Measurement with Isokinetic Muscle Strength Measurement in the Elderly. J Am Geriatr Soc, 41 : 53-56, 1993.
11) 浅川康吉, 池添冬芽・他 : 高齢者における下肢筋力と起居・移動動作能力の関連性. 理学療法学, 24 : 248-253, 1997.
12) Ikezoe T, Asakawa Y, et al : The Relationship between Quadriceps Strength and Balance to Fall of Elderly Admitted to a Nursing Home. J Phys Ther Sci, 15 : 75-79, 2003.
13) Rantanen T, Guralnik JM, et al : Association of Muscle Strength with Maximum Walking Speed in Disabled Older Women. Am J Phys Med Rehabil, 77 : 299-305, 1998.
14) Ikezoe T, Asakawa Y, et al : Muscle Strength and Muscle Endurance Required for Independent Walking in the Elderly. J Phys Ther Sci, 9 : 19-22, 1997.
15) 山崎裕司, 長谷川輝美・他 : 等尺性膝伸展筋力と移動動作の関連 運動器疾患のない高齢患者を対象として. 総合リハ, 30 : 747-752, 2002.
16) 平澤有里, 長谷川輝美・他 : 健常者の等尺性膝伸展筋力. PTジャーナル, 38 : 330-333, 2004.
17) Hartmann A, Knols R, et al : Reproducibility of an Isokinetic Strength-Testing Protocol of the Knee and Ankle in Older Adults. Gerontology, 55 : 259-268, 2009.
18) 山崎裕司, 横山仁志・他 : 高齢患者の膝伸展筋力と歩行速度，独歩自立との関連. 総合リハ, 26 : 689-692, 1998.
19) Manini TM, Visser M, et al : Knee Extension Strength Cutpoints for Maintaining Mobility. J Am Geriatr Soc, 55 : 451-457, 2007.
20) Harbo T, Brincks J, et al : Maximal Isokinetic and Isometric Muscle Strength of Major Muscle Groups Related to Age, Body Mass, Height, and Sex in 178 Healthy Subjects. Eur J Appl Physiol, 112 : 267-275, 2011.
21) LeBrasseur NK, Bhasin S, et al : Tests of Muscle Strength and Physical Function : Reliability and Discrimination of Performance in Younger and Older Men and Older Men with Mobility Limitations. J Am Geriatr Soc, 56 : 2118-2123, 2008.

22) Hashidate H, Shiomi T, et al : Effects of 6 Months Combined Functional Training on Muscle Strength, Postural Balance and Gait Performance in Community-Dwelling Individuals with Chronic Stroke Hemiplegia. *J Phys Ther Sci*, 23 : 617-623, 2011.
23) American College of Sports Medicine : ACSM's Guidelines for Exercise Testing and Prescription Eighth Edition. Lippincott Williams & Wilkins, 2009.
24) Verdijk LB, van Loon L, et al : One-Repetition Maximum Strength Test Represents a Valid Means to Assess Leg Strength in Vivo in Humans. *J Sports Sci*, 27 : 59-68, 2009.
25) Baron R, Bachl N, et al : Measurement of Maximal Power Output in Isokinetic and Non-Isokinetic Cycling. A Comparison of Two Methods. *Int J Sports Med*, 20 : 532-537, 1999.
26) 立石圭祐, 山田純生・他：Strengthergo240による脚伸展筋力測定の信頼性について．理学療法学，28：329-331，2001.
27) 小林　亨，山田純生・他：ペダル駆動型筋力測定器による脚伸展トルク値と従来の等速性筋力測定器による膝伸展トルク値との関連性について．理学療法学，28：338-342, 2001.
28) 水本　淳，鈴川芽久美・他：ステップエルゴメーターのアイソキネティック運動におけるピークパワーと身体機能との関連．理学療法科学，26：139-142, 2011.
29) 中谷敏昭，灘本雅一・他：日本人高齢者の下肢筋力を簡便に評価する30秒椅子立ち上がりテストの妥当性．体育学研究，47：451-461, 2002.
30) Lord SR, Murray SM, et al : Sit-to-Stand Performance Depends on Sensation, Speed, Balance, and Psychological Status in Addition to Strength in Older People. *J Gerontol A Biol Sci Med Sci*, 57 : M539-543, 2002.
31) Bohannon RW : Reference Values for the Five-Repetition Sit-to-Stand Test : A Descriptive Meta-Analysis of Data from Elders. *Percept Mot Skills*, 103 : 215-222, 2006.

3 関連評価：運動機能

鈴川芽久美

Key Point

- サルコペニアの段階を示すには筋量・筋力の測定だけでなく運動機能の測定もあわせて行うことが必要である．
- 歩行速度は，60歳を超えると低下率が加速する．最大歩行速度は高齢者の運動能力を代表しうる測定であるため，優先して測定すべきである．
- バランス機能は加齢による低下率が運動能力のなかでも大きい．高齢者のバランス能力の構造から，総合的な測定を行うことが好ましい．

1 サルコペニアに伴う運動能力の低下

サルコペニアは「加齢に伴う筋量や筋力の減少」を示すが，The European Working Group on Sarcopenia in Older People (EWGSOP) はサルコペニアの状態を示す段階として，筋量，筋力だけでなく運動能力との関連も示している[1]．"presarcopenia" の段階では筋量の低下のみがあり，"sarcopenia" の段階では筋量の低下と筋力もしくは運動能力の低下，"severe sarcopenia" では，筋量，筋力，運動能力の3つの基準において低下が認められる段階であるとしている（表1）．"presarcopenia" の段階であれば，正確な筋量の測定により対象者の識別が行えるが，それ以上の段階であれば，筋力と運動能力の測定もあわせて行うことが必要であることが

表1 EWGSOPによるサルコペニアの概念的段階

Stage	筋量	筋力	運動能力
Presarcopenia	↓		
Sarcopenia	↓	↓ or	↓
Severe sarcopenia	↓	↓	↓

（文献1より引用）

東京都健康長寿医療センター研究所

わかる．

　高齢者の運動能力テストバッテリーとして衣笠らは，1994年にFleishmanらの運動能力のモデルに準拠して高齢者でも安全に行えるテストを選び，加齢変化を調べた結果を報告している[2]．20歳を100％とした時の80歳の主な運動能力の低下は，手指巧緻性や反応時間は30％以内の低下，筋力，持久性および歩行に関する運動能力は40～60％の低下，柔軟性や平衡性は70％以上の低下が認められた[2]．さらに二次の共分散構造モデルにより一つひとつの運動検査項目（自由歩行・最大歩行・握力・タッピング・閉眼片脚立ち・開眼片脚立ち）の一次元性が保証されることを明らかにし，同時に最大歩行速度をもって高齢者の（基礎的）運動能力を代表しうることを明らかにした[3]．これらの結果から，高齢者の運動能力の測定を実施する際には，最大歩行速度を優先的に選択し，将来の機能状態を予測する因子としても重要であると報告されている握力[4]や，高齢者の転倒と関連性が高いとされているバランス能力[5]なども含めて総合的に評価できることが好ましい．

2　バランス能力の測定方法

　運動能力の要素のなかで，平衡性（バランス）は比較的，加齢による低下率が大きく[2,6]，サルコペニアとバランス能力低下の有意な関連も示されている[7]ことから，選択されるべき測定項目であるといえる．ただし平衡性の測定項目は複数あり，高齢者の姿勢バランス能力の構造を明らかにしたうえで，測定項目の選択をする必要がある．島田らは，因子分析により重心動揺検査（静的姿勢保持），Manual Perturbation Test（外乱負荷応答），Functional Reach Test（随意運動中のバランス機能［支持基底面固定］），Functional Balance Scale，Performance-Oriented Mobility Assessment（随意運動中のバランス機能［支持基底面移動］）を選択することにより，総合的な機能評価につながる可能性があることを示唆している[8]．

1）重心動揺検査[2,8]

　被検者は重心動揺計の上でできるだけ動かないように立位を保持する．その際に両側踵部中心間距離は保たずに足を閉じて，閉眼にて行う方法もあるが，虚弱な高齢者の場合は15cm開脚し開眼で行うほうがよい．30秒間の計測時間を設け，1秒間あたりの圧中心の移動距離を示す単位軌跡長と外周面積を値として用いる．

2）Manual Perturbation Test[9]

　被検者に肩幅程度の開脚立位をとらせ，検者は予告なしに軽い後方からの刺激を徒手にて加え，外乱負荷に対する反応様式を3段階にて得点化する．得点化にあたっては，刺激に対して転倒する反応を0点，ステッピング反応が起きて立位保持可能を1点，その場で立位保持可能を2点とする．

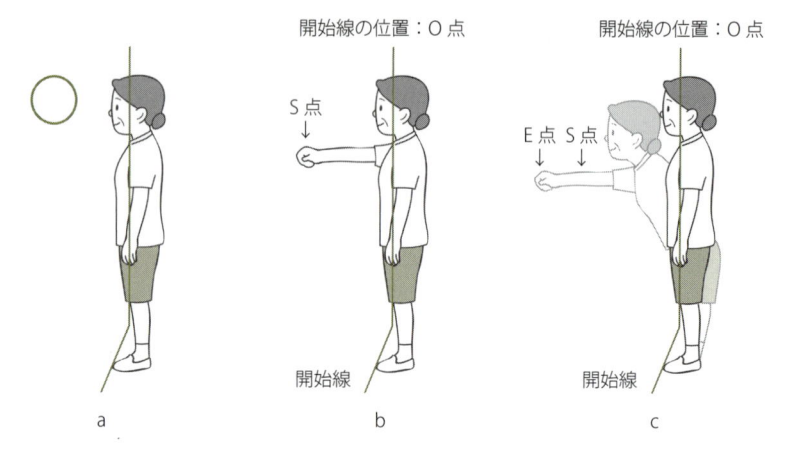

図1　Functional Reach Test

3) Functional Reach Test[10]
　被検者に肩幅程度の開脚立位をとらせ，肩峰，大転子，外果を結ぶ線が床に対して垂直になるように姿勢を整える（図1-a）．一側の手を軽く握り，肩関節を90°屈曲させた状態から，検者はMP関節の地点（S）にマークをつける（図1-b）．支持基底面を移動させずに最大限前方に上肢を伸ばしたときの到達地点（E）を確認し，SからEまでの距離をメジャーにて測定する（図1-c）．

4) Functional Balance Scale[11]
　立ち上がり，着座，立位保持，回転動作，移乗動作など14項目が含まれ，安全性や遂行時間からそれぞれ0～4点で評価し，最大56点となる評価指標である（表2）．ストップウォッチ，メジャー，ベッド，椅子，約20cm高の台，測定用紙，筆記用具があれば測定が可能で，ベッドサイドや理学療法室，在宅など狭い場所でも検査が可能である．

5) Performance-Oriented Mobility Assessment[12]
　バランス9項目と歩行7項目で構成されており，バランスは安定性や円滑さから0～2点，歩行は歩容や歩行補助具の必要性から0～2点で評価し，最大28点となる評価指標である（表3）．ストップウォッチ，メジャー，椅子，測定用紙，筆記用具があれば測定が可能であり，ある程度の歩行距離を保てる場所であれば検査が可能である．

3　歩行能力の測定方法
　高齢者の歩行速度は加齢とともに低下率が大きくなり[13]，高齢者の運動能力を代表する検査であることから[3]，測定意義は高い．生活機能との関連においても，

表2 Functional Balance Scale

評点：以下の各検査項目で当てはまるもっとも低い得点に印を付ける．

1) 椅座位から立ち上がり
　指示：手を使わずに立って下さい．
　4：立ち上がり可能．手を使用せず安定して可能
　3：手を使用して一人で立ち上がり可能
　2：数回の試行後，手を使用して立ち上がりが可能
　1：立ち上がり，または安定のために最小の介助が必要
　0：立ち上がりに中等度ないし高度の介助が必要
2) 立位保持
　指示：つかまらずに2分間立って下さい．
　4：安全に2分間立位保持が可能
　3：監視下で2分間立位保持が可能
　2：30秒間立位保持が可能
　1：数回の試行にて30秒間立位保持が可能
　0：介助なしには30秒間の立位保持不能

2分間安全に立位保持ができれば座位保持の項目は4点とし，着座の項目に進む．

3) 座位保持（両足を床に着け，もたれずに座る）
　指示：腕を組んで2分間座って下さい．
　4：安全に2分間の座位保持が可能
　3：監視下で2分間の座位保持が可能
　2：30秒間の座位保持が可能
　1：10秒間の座位保持が可能
　0：介助なしには10秒間の座位保持不能
4) 着座
　指示：座って下さい．
　4：ほとんど手を用いずに安全に座れる
　3：手を用いてしゃがみ込みを制御する
　2：下腿後面を椅子に押しつけてしゃがみ込みを制御する
　1：一人で座れるがしゃがみ込みを制御できない
　0：座るのに介助が必要
5) 移乗
　指示：車椅子からベッドへ移り，また車椅子へ戻って下さい．まず肘掛けを使用して移り，次に肘掛けを使用しないで移って下さい．
　4：ほとんど手を用いずに安全に移乗が可能
　3：手を用いれば安全に移乗が可能
　2：言語指示，あるいは監視下にて移乗が可能
　1：移乗に介助者1名が必要
　0：安全確保のために2名の介助者が必要
6) 閉眼立位保持
　指示：目を閉じて10秒間立っていて下さい．
　4：安全に10秒間，閉眼立位保持可能
　3：監視下で10秒間，閉眼立位保持可能
　2：3秒間の閉眼立位保持可能
　1：3秒間の閉眼立位保持できないが安定して立っていられる
　0：転倒を防ぐための介助が必要
7) 閉脚立位保持
　指示：足を閉じてつかまらずに立っていて下さい．
　4：自分で閉脚立位ができ，1分間安全に立位保持が可能
　3：自分で閉脚立位ができ，監視下にて1分間立位保持可能
　2：自分で閉脚立位ができるが，30秒間の立位保持不能
　1：閉脚立位をとるのに介助が必要だが，閉脚で15秒間保持可能
　0：閉脚立位をとるのに介助が必要で，15秒間保持不能

以下の項目は支持せずに立った状態で実施する．

8) 上肢前方到達
　指示：上肢を90°屈曲し，指を伸ばして前方へできる限り手を伸ばして下さい．（検者は被検者が手を90°屈曲させた時に指の先端に定規を当てる．手を伸ばしている間は定規に触れないようにする．被検者がもっとも前方に傾いた位置で指先が届いた距離を記録する）．
　4：25cm以上前方到達可能
　3：12.5cm以上前方到達可能
　2：5cm以上前方到達可能
　1：手を伸ばせるが，監視が必要
　0：転倒を防ぐための介助が必要
9) 床から物を拾う
　指示：足の前にある靴を拾って下さい．
　4：安全かつ簡単に靴を拾うことが可能
　3：監視下にて靴を拾うことが可能
　2：拾えないが靴まで2.5〜5cmくらいの所まで手を伸ばすことができ，自分で安定を保持できる
　1：拾うことができず，監視が必要
　0：転倒を防ぐための介助が必要
10) 左右の肩越しに後ろを振り向く
　指示：左肩越しに後ろを振り向き，次に右を振り向いて下さい．
　4：両側から後ろを振り向くことができ，体重移動が良好である．
　3：片側のみ振り向くことができ，他方は体重移動が少ない
　2：側方までしか振り向けないが安定している
　1：振り向く時に監視が必要
　0：転倒を防ぐための介助が必要
11) 360°回転
　指示：完全に1周回転し，止まって，反対側に回転して下さい．
　4：それぞれの方向に4秒以内で安全に360°回転が可能
　3：一側のみ4秒以内で安全に360°回転が可能
　2：360°回転が可能だが，両側とも4秒以上かかる
　1：近位監視，または言語指示が必要
　0：回転中介助が必要
12) 段差踏み換え
　指示：台上に交互に足を乗せ，各足を4回ずつ台に乗せて下さい．
　4：支持なしで安全かつ20秒以内に8回踏み換えが可能
　3：支持なしで8回踏み換えが可能だが，20秒以上かかる
　2：監視下で補助具を使用せず4回の踏み換えが可能
　1：最小限の介助で2回以上の踏み換えが可能
　0：転倒を防ぐための介助が必要，または施行困難
13) 片足を前に出して立位保持
　指示：片足を他方の足のすぐ前にまっすぐ出して下さい．困難であれば前の足を後ろの足から十分離して下さい．
　4：自分で継ぎ足位をとり，30秒間保持可能
　3：自分で足を他方の足の前に置くことができ，30秒間保持可能
　2：自分で足をわずかにずらし，30秒間保持可能
　1：足を出すのに介助を要するが，15秒間保持可能
　0：足を出す時，または立位時にバランスを崩す
14) 片脚立ち保持
　指示：つかまらずにできる限り長く片足で立って下さい．
　4：自分で片足を挙げ，10秒間以上保持可能
　3：自分で片足を挙げ，5〜10秒間保持可能
　2：自分で片足を挙げ，3秒間以上保持可能
　1：片足を挙げ3秒間保持不能であるが，自分で立位を保てる
　0：検査施行困難，または転倒を防ぐための介助が必要

得点_____/56

（文献11より引用）

表3 Performance-Oriented Mobility Assessment (POMA)

バランス	歩行
教示：被検者は肘掛けのないいすに腰掛ける．以下に示す検査を施行し，それぞれの検査で被検者のパフォーマンスと最も適合する点数を選び，最後に合計する．	教示：被検者は検者とともに廊下，または室内を歩く．最初は普通の速さで歩き，帰りは安全な範囲で急いで歩く．普段，杖や歩行器を使用している者は使用して行う．
1) 座位バランス 　いすにもたれ掛かっているか，ずり落ちる　　=0 　安定しており，安全　　　　　　　　　　　　=1 2) 起立 　介助なしでは不安定　　　　　　　　　　　　=0 　可能だが手を使う　　　　　　　　　　　　　=1 　手の使用なしで可能　　　　　　　　　　　　=2 3) 起立の試み 　介助なしでは困難　　　　　　　　　　　　　=0 　可能だが，一度では起立できない　　　　　　=1 　一度で起立できる　　　　　　　　　　　　　=2 4) 起立直後のバランス（最初の5秒間） 　不安定（よろめく，足が動く，著しい体幹の動揺）=0 　安定しているが，歩行器や杖を使うか，その他の物をつかんで支えとする　　　　　　　　　　　　=1 　歩行器，杖，その他の物なしで安定している　=2 5) 立位バランス 　不安定　　　　　　　　　　　　　　　　　　=0 　安定しているが歩隔が広い（約10cm），または歩行器や杖，その他の物を使用する　　　　　　　=1 　狭い歩隔で支えなしにて可能　　　　　　　　=2 6) 軽く押す（できるだけ閉脚にて立位をとらせ，胸骨部を手掌で3回軽く押す） 　転倒しそうになる　　　　　　　　　　　　　=0 　よろめき何かにつかまるが，自分で安定を取り戻す=1 　安定している　　　　　　　　　　　　　　　=2 7) 閉眼立位（できる限り閉脚立位にて行う） 　不安定である　　　　　　　　　　　　　　　=0 　安定している　　　　　　　　　　　　　　　=1 8) 360°回転 　不安定（よろめきつかまる）　　　　　　　　=0 　不連続なステップで行う　　　　　　　　　　=1 　安定して連続したステップで行う　　　　　　=2 9) 着座 　安定でない（いすへの距離を見誤る，倒れ込むようにして座る）　　　　　　　　　　　　　　　　=0 　手を使う，または円滑さに欠ける　　　　　　=1 　安全であり，円滑に行える　　　　　　　　　=2	10) 歩行の開始（歩行の指示を与えた直後） 　開始をためらったり何度か開始を試みる　　　=0 　ためらわずに開始する　　　　　　　　　　　=1 11) ステップの長さと高さ 　右下肢の振り出し 　　左足を完全に越えて踏み出せない　　　　　=0 　　左足を越えて踏み出すことができる　　　　=1 　　右足を完全に床から離してステップできない=0 　　右足を完全に床から離してステップする　　=1 　左下肢の振り出し 　　右足を完全に越えて踏み出せない　　　　　=0 　　右足を越えて踏み出すことができる　　　　=1 　　左足を完全に床から離してステップできない=0 　　左足を完全に床から離してステップする　　=1 12) ステップの対称性 　左右の歩幅が等しくない　　　　　　　　　　=0 　左右の歩幅が等しい　　　　　　　　　　　　=1 13) ステップの連続性 　立ち止まる，またはステップが連続的でない　=0 　連続的なステップ　　　　　　　　　　　　　=1 14) 歩行経路の偏倚（左右どちらかの足の偏倚を約3m観察する） 　著明な偏倚　　　　　　　　　　　　　　　　=0 　軽度から中等度の偏倚，または歩行補助具を用いる=1 　歩行補助具を用いずにまっすぐ歩く　　　　　=2 15) 体幹 　著しい動揺，または歩行補助具を用いる　　　=0 　動揺しないが膝か背中を屈曲させる，または歩行中に手を広げる　　　　　　　　　　　　　　　　=1 　動揺がなく，膝や背中の屈曲や手の使用もない．歩行補助具も用いない　　　　　　　　　　　　=2 16) 歩行時の歩隔 　歩行時の歩隔は踵が離れている　　　　　　　=0 　歩行時の歩隔は踵が触れるほど狭い　　　　　=1 バランス得点＿＿＿＿/16　　歩行得点＿＿＿＿/12 合計点　　　　＿＿＿＿/28

（文献12より引用）

1.10 m/秒以下の歩行速度の者のうち，35％が4年後の生活機能が低下していた[14]など，カットオフ値も報告されている．一方で高齢者のサルコペニアと歩行能力低下との関連は有意な関連が認められなかった[7]という報告や，健常高齢者において筋力と通常歩行速度に有意な関連が認められなかった[15]という報告もある．これは，虚弱高齢者においてはわずかな変化でもパフォーマンスに影響があるものの，健常高齢者においては大きな影響はなく，対象者によって有用性が異なることを示唆している．また高齢者の総合的な歩行能力を確認するためには，短距離の直線歩行だけでなく応用的な歩行能力を確認することが好ましい．立ち上がりや歩行，方向転換を含め

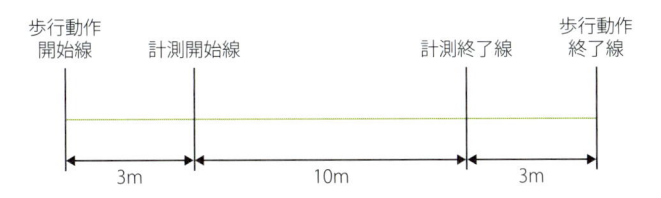

図2 歩行路

た一連の移動能力を評価するテストであるTimed Up & Go testはサルコペニアとの関連も確認されている[16]．サルコペニアの進行とともに低下するとされる全身持久力[17]については，フィールドテストとしても可能である6分間歩行距離の測定が推奨される．

1）歩行速度[18]

通常の速さの歩行（通常歩行）とできるだけ速い歩行（最大歩行）がある．被検者は，平坦な床面上0m地点より16m地点まで直線歩行を行い，途中の10m（3m地点から13m地点）に要した時間を測定する（図2）．測定の間，検者は被検者と一緒に歩行路を歩くが，その間隔は転倒しそうになったり異常があったときに支えられる程度の距離とする．測定を2回行った場合は，より小さい値（早い時間）のほうを採用する．

2) Timed Up & Go test[19]

椅子から立ち上がり，3mの歩行を行い，方向転換し，椅子に戻り座るまでの一連の動作の時間を測定する．Posiadloらによる原法では快適速度と規定されているが[19]，最大速度を用い，他の変数との関連を報告する研究も多数存在する．快適速度は，被検者への教示がうまく伝わらない場合があったり，対象者によって快適速度の捉え方にばらつきがあるということもあるので注意が必要である[18]．測定の間，検者は被検者と一緒に歩行路を歩くが，その間隔は転倒しそうになったり異常があったときに支えられる程度の距離とする．特に方向転換をする際に，進行の邪魔にならないようにしなければならない．

3）6分間歩行距離[20]

6分間できるだけ距離を長く歩く検査であり，被検者は折り返し地点のコーンで方向転換をしながら往復歩行を行う．歩行前，歩行開始，歩行中，歩行終了，歩行後の被検者への声かけは，標準化された励まし（声かけ）[18]が必要である．特に，歩行中の励ましは測定結果の正確性を損ねる可能性が大きいため，1分で「うまく歩けていますよ．残り時間はあと5分です」，2分で「その調子を維持してください．残り時間はあと4分です」，3分で「うまく歩けていますよ．半分が終了しました」，4分で「そ

の調子を維持してください．残り時間はもうあと2分です」，5分で「うまく歩けていますよ．残り時間はもうあと1分です」，残りあと15秒で「もうすぐ止まってくださいと言います．私がそう言ったらすぐに止まってください」のみの声かけとする．歩行後にはBorgスケールの呼吸困難と疲労レベルを記録し，もうこれ以上歩けない理由について尋ねる．

文献

1) Cruz-jentoft AJ, Baeyens JP, et al：Sarcopenia：European consensus on definition and diagnosis：Report of the European Working Group on Sarcopenia in Older People. Age aging, 39 (4)：412-423, 2010.
2) 衣笠 隆, 長崎 浩・他：男性（18～83歳）を対象にした運動能力の加齢変化の研究．体力科学, 43：343-351, 1994.
3) H nagasaki, H Ito, et al：The structure underlying physical performance measures for older adults in The community, Aging Clin Exp Res, 7 (6)：451-458, 1995.
4) Ling CH, Taekema D, et al：Handgrip strength and mortality in the oldest old population：the Leiden 85-plus study. CMAJ, 182 (5)：429-435, 2010.
5) Moreland J, Richardson J, et al：Evidence-based guidelines for the secondary prevention of fall in older adults. Gerontology, 49 (2)：93-116, 2003.
6) 木村みさか：高齢者への運動負荷と体力の加齢変化および運動習慣．J sports Science, 10：722-728, 1991.
7) Baumgartner RN, Koehler KM, et al：Epidemiology of sarcopenia among the elderly in New Mexico. Am J Epidemiol, 147：755-763, 1998.
8) 島田裕之, 内山 靖・他：姿勢バランス機能の因子構造：臨床的バランス機能検査による検討．理学療法学, 33 (5)：283-288, 2006.
9) 島田裕之, 大渕修一・他：施設利用高齢者のバランス機能と転倒との関係．総合リハ, 28 (10)：961-966, 2000.
10) Duncan PW, Weiner DK, et al：Functional reach：A new clinical mesure of balance. J Gerontol, 45：M192-M197, 1990.
11) Berg KO, Wood-Dauphinee SL, et al：Measure balance in the elderly：Preliminary development of an instrument. Physiotherapy Canada, 41：304-311, 1989.
12) Tinetti ME：Performance-oriented assessment of mobility problems in elderly patients. J Am Geriatr Soc, 34 (2)：119-126, 1986.
13) Lauretani F, Russo CR, et al：Age-associated changes in skeletal muscles and their effect on mobility：an operational diagnosis of sarcopenia. J Apple Physiol, 95 (5)：1851-1860, 2003.
14) Furuna T, et al：Longitudinal changes in physical performance of older adults in the community. J Jpn phy Ther Assoc, 1：1-5, 1998.
15) Buchner DM, Larson EB, et al：Evidence for a non-linear relationship between leg strength and gait speed. Age Ageing, 25：386-391, 1996.
16) Falsarella GR, Coimbra IB, et al：Influence of muscle mass and bone mass on the mobility of elderly women：an observational study. BMC Geriatr, 14：13, 2014.
17) Fried LP, Tangen CM, et al：Frailty in older adults：evidence for a phenotype. J Gerontol Biol Med Sci, 56 (3)：M146-156, 2001.
18) 内山 靖・他：臨床評価指標入門 適用と解釈のポイント．協同医書出版社, 2006.
19) Posiadlo D, Richardson S：The timed 'Up & Go'：A test of basic functional mobility for frail elderly persons. J Am Geriatr Soc, 39：142-148, 1991.
20) ATS statement：guidelines for the six-minute walk test. Am J Respin Crit Cave Med, 166：111-117, 2002.

4 関連評価：栄養

大塚 礼

Key Point

- サルコペニアを特異的にスクリーニングすることが可能な栄養調査法は現在のところ見受けられないが，サルコペニアの誘発要因，あるいはサルコペニアの人に多く認められる低栄養や栄養不良を評価する目的で作られた簡易な栄養調査法はいくつかある．
- 人口の高齢化が進み，今後低栄養をきたす高齢者数は確実に増加するであろう．低栄養は早期に発見するほど容易に改善しやすく，早期介入によりサルコペニア予防につなげることが重要である．

1 はじめに

　個人の栄養状態を評価するには，食事や食習慣調査，体組成の評価，生化学検査など多種の方法がある．食事調査は簡単に実施できそうだが，実際は個人の習慣的な栄養素摂取量を簡易に推定することは極めて難しい．サルコペニアは通常，体組成と筋力，身体能力から診断され，栄養状態のみでは診断できないため，サルコペニアを特異的にスクリーニングする目的で作られた栄養調査法はない．しかし，サルコペニアの誘発要因，あるいはサルコペニアの人に多く認められる低栄養や栄養不良を評価する目的で作られた簡易な栄養調査法はいくつかある．これらの調査法を用いることで，サルコペニアを有する可能性が高い人，あるいは今後サルコペニアと診断される確率が高い人をスクリーニングすることが可能である．

　低栄養，栄養不良は医療機関を訪れる高齢者には少なからず発生している．このため，医師や栄養サポートチームだけでなく，日常的に高齢者と接する機会が多い医療従事者すべてが，通常業務のなかで簡易に低栄養，栄養不良者を見出すことができれば早期介入が可能となり，サルコペニア予防に果たす役割は極めて大きい．いったんサルコペニアと診断されればその回復は容易ではなく，サルコペニア予防の観点からはサルコペニアになる危険性が高い人をより早期の段階でスクリーニングし，適切な栄養改善を促すことが重要である．

国立長寿医療研究センター老年学・社会科学研究センターNILS-LSA活用研究室

表1 病院，施設，地域における高齢者の低栄養とサルコペニアの頻度[3,4]

	低栄養	サルコペニア
病院・急性期の患者	23〜56%	
高齢者施設	2〜21%	25〜33%
地域	1〜10%	5〜61%

　本稿では，高齢期の低栄養とサルコペニアに着目し，理学療法士，健康運動指導士など，臨床や老人保健施設において高齢者と接する機会が多い，栄養学以外の専門領域をもつ医療従事者が用いやすい簡易な栄養調査法を中心に紹介する．

2 高齢期の低栄養とサルコペニア

　低栄養とは，摂取する栄養素が生体内で使用する量より少なく，生体維持に支障をきたすことである[1]．一般に加齢に伴い口腔機能が落ち，唾液分泌の減少や，消化管蠕動運動ならびに基礎代謝量，身体活動量が低下し，摂食量が低下する．摂食量の低下は，エネルギー摂取量の不足だけでなく，タンパク質やビタミンなど微量栄養素の摂取不足をもきたす．これらの栄養素不足はサルコペニアのリスク要因になるばかりでなく[2]，体力の低下，感染症リスクの上昇などを介し，生命予後を悪化させる原因にもなる．

　表1に，病院，施設，地域における高齢者の低栄養とサルコペニアの頻度を示した[3,4]．診断方法および対象施設の違いにより頻度はさまざまではあるが，低栄養による栄養障害を有する日本人高齢者の割合は，自立した在宅高齢者で1〜5%，在宅の要介護認定者では20〜30%，老人施設などの入所者では30〜50%と推定されている．一方，地域在住高齢者におけるサルコペニアは5%と報告されており[4]，おそらく低栄養による栄養障害よりもサルコペニアを有する人の割合が高いと考えられる．しかし低栄養，サルコペニア，虚弱は，高齢者個人において単独で存在するのではなく共存していることが少なくない[5]．特に低栄養はサルコペニアや虚弱の要因ともなり，これらは互いに関連しあっている[6]．

3 リハビリテーション病棟は低栄養の好発地帯

　低栄養の割合については，上述した通りであるが，日本を含む12か国の病院，リハビリテーション（以下リハ）施設，高齢者施設，地域での低栄養の頻度を比較した論文では，病院よりリハ病棟で栄養障害を合併している患者が多いことが報告されている[7,8]．栄養障害，特にタンパク質摂取量の低下がサルコペニアのリスク要因となることはよく知られており[2]，免疫力の低下を招き病気の回復を遅らせるため，病院内では栄養サポートチームにより，栄養障害のスクリーニングが行われている．しかしながら，リハ病棟において栄養サポートチームが機能している施設はまだまだ少ないと考えられる．

表2 栄養スクリーニング法とアセスメント

代表的栄養スクリーニング法	
Mini Nutritional Assessment-Short Form (MNA®-SF) Nutrition Screening Initiative (DETERMINE) Malnutrition Universal Screening Tool (MUST) Nutrition Risk Screening (NRS)	
栄養アセスメント	
主観的な方法	Subjective Global Assessment：SGA
客観的方法	身体計測法 生化学的検査 免疫能検査
主観＋客観的評価法	Mini Nutritional Assessment (MNA®)

(文献9) より一部改変)

　サルコペニアと同様，低栄養によりいったん栄養障害をきたすと，その回復には患者の努力と家族の長期的なサポートが必要となる．人口の高齢化が進み，今後低栄養をきたす高齢者数も確実に増加すると見込まれるが，すべての外来患者・通所者に対して医師や栄養サポートチームが栄養障害スクリーニングを行うことは現実には難しいであろう．低栄養は早期に発見するほど容易に改善しやすい．このため医師や栄養サポートチームだけでなく，理学療法士や作業療法士，健康運動指導士など，栄養学以外の専門領域をもつ多職種が連携し，低栄養の早期発見を支援する協力体制を整えることが，低栄養予防，ひいては健康寿命延伸に確実に寄与するであろう．

4 栄養評価法

　現在，わが国の臨床栄養において用いられる代表的な栄養評価法を**表2**に示す[9]．SGA (Subjective Global Assessment：主観的包括的栄養評価) は，米国のオリジナルをもとに日本語版が作られており，検査者の主観で栄養状態を評価するものである[10, 11]．臨床では，このSGAでスクリーニングを行い，客観的方法によって低栄養を評価する形式が一般的に用いられているようである．またヨーロッパを中心に広く活用されている栄養アセスメントツールとして，18項目からなるMNA® (Mini Nutritional Assessment) がある[12]．これは主観的ならびに客観的評価を合わせた指標で低栄養の評価に優れており[11, 13]，日本人高齢者にも適応可能であることが報告されている[14, 15]．またMNA®のスクリーニングAからFの6項目からなるMNA®-SF (Short Form) (**図1**) は，MNA®得点との相関が高く[12, 16]，およそ4分で施行可能な簡易質問票であり[16]，スクリーニング用の調査票としては優れていると考える．低栄養スクリーニングの重要性と，調査票の趣旨を理解している医療従事者であれば，これらはいずれも日常業務のなかで取り入れやすい簡易な質問票である．

簡易栄養状態評価表
Mini Nutritional Assessment-Short Form
MNA®

Nestlé NutritionInstitute

氏名:

性別:　　年齢:　　体重:　　kg　身長:　　cm　調査日:

下の□欄に適切な数値を記入し、それらを加算してスクリーニング値を算出する。

スクリーニング

A 過去3ヶ月間で食欲不振、消化器系の問題、そしゃく・嚥下困難などで食事量が減少しましたか？
0 = 著しい食事量の減少
1 = 中等度の食事量の減少
2 = 食事量の減少なし

B 過去3ヶ月間で体重の減少がありましたか？
0 = 3 kg 以上の減少
1 = わからない
2 = 1〜3 kg の減少
3 = 体重減少なし

C 自力で歩けますか？
0 = 寝たきりまたは車椅子を常時使用
1 = ベッドや車椅子を離れられるが、歩いて外出はできない
2 = 自由に歩いて外出できる

D 過去3ヶ月間で精神的ストレスや急性疾患を経験しましたか？
0 = はい　　2 = いいえ

E 神経・精神的問題の有無
0 = 強度認知症またはうつ状態
1 = 中程度の認知症
2 = 精神的問題なし

F1 BMI (kg/m^2)：体重(kg)÷身長(m)^2
0 = BMI が19 未満
1 = BMI が19 以上、21 未満
2 = BMI が21 以上、23 未満
3 = BMI が 23 以上

BMI が測定できない方は、F1 の代わりに F2 に回答してください。
BMI が測定できる方は、F1 のみに回答し、F2 には記入しないでください。

F2 ふくらはぎの周囲長(cm)：CC
0 = 31cm未満
3 = 31cm以上

スクリーニング値
(最大：14ポイント)

12-14 ポイント：　栄養状態良好
8-11 ポイント：　低栄養のおそれあり (At risk)
0-7 ポイント：　低栄養

Ref.　Vellas B, Villars H, Abellan G, et al. *Overview of the MNA® - Its History and Challenges*. J Nutr Health Aging 2006;10:456-465.
Rubenstein LZ, Harker JO, Salva A, Guigoz Y, Vellas B. *Screening for Undernutrition in Geriatric Practice: Developing the Short-Form Mini Nutritional Assessment (MNA-SF)*. J. Geront 2001;56A: M366-377.
Guigoz Y. *The Mini-Nutritional Assessment (MNA®) Review of the Literature - What does it tell us?* J Nutr Health Aging 2006; 10:466-487.
Kaiser MJ, Bauer JM, Ramsch C, et al. *Validation of the Mini Nutritional Assessment Short-Form (MNA®-SF): A practical tool for identification of nutritional status.* J Nutr Health Aging 2009; 13:782-788.
® Société des Produits Nestlé, S.A., Vevey, Switzerland, Trademark Owners
© Nestlé, 1994, Revision 2009. N67200 12/99 10M
さらに詳しい情報をお知りになりたい方は、www.mna-elderly.com にアクセスしてください。

図1　簡易栄養状態評価表 MNA® (Mini Nutritional Assessment-Short Form)[12]
(Nestle Health Science, Switzerland の許可を得て掲載)

5 まとめ

いったんサルコペニアと診断されれば，その回復は容易ではない．また低栄養から生じた栄養障害もその改善には患者自身と家族の負担が大きく，サルコペニア予防の観点からは，サルコペニアになる危険性が高い低栄養のリスクをもつ人を早期の段階でスクリーニングし，適切な栄養改善を促すことが極めて重要である．適切な栄養改善は医師や栄養サポートチームとの連携により行われることが好ましい．日常業務のなかで，高齢者と接する機会が多い理学療法士や健康運動指導士が簡易な栄養スクリーニング法により，低栄養のリスクをもつ高齢者を見出すことができれば，サルコペニア予防に限らず，高齢者保健における意義は極めて高く，今後これら多職種の連携および支援が期待される．

文献

1) 葛谷雅文：栄養．日老医誌，50：46-48, 2013.
2) 下方浩史, 安藤富士子：サルコペニアの疫学．*Modern Physician*, 31 (11)：1283-1287, 2011.
3) Vandewoude MF, Alish CJ, et al：Malnutrition-sarcopenia syndrome：is this the future of nutrition screening and assessment for older adults? *J Aging Res*：651570, 2012.
4) 幸 篤武, 安藤富士子・他：わが国におけるサルコペニアの診断と実態．日本人における診断．栄養・運動で予防するサルコペニア（葛谷雅文・雨海照祥編），医歯薬出版，2013, pp35-40.
5) 吉田貞夫：高齢者施設・療養病床．栄養・運動で予防するサルコペニア（葛谷雅文・雨海照祥編），医歯薬出版，2013, pp56-59.
6) Xue QL, Bandeen-Roche K, et al：Initial manifestations of frailty criteria and the development of frailty phenotype in the Women's Health and Aging Study II. *J Gerontol A Biol Sci Med Sci*, 63 (9)：984-990, 2008.
7) Kaiser MJ, Bauer JM, et al：Mini Nutritional Assessment International Group. Frequency of malnutrition in older adults：a multinational perspective using the mini nutritional assessment. *J Am Geriatr Soc*, 58 (9)：1734-1738, 2010.
8) 吉村芳弘：病院～回復期リハビリテーション病棟．栄養・運動で予防するサルコペニア（葛谷雅文・雨海照祥編），医歯薬出版，2013, pp48-55.
9) 葛谷雅文：高齢者低栄養の評価とその対策．日老医誌，47 (5)：430-432, 2010.
10) Detsky AS, Baker JP, et al：Evaluating the accuracy of nutritional assessment techniques applied to hospitalized patients：methodology and comparisons. *JPEN*, 8 (2)：153-159, 1984.
11) Young AM, Kidston S, et al：Malnutrition screening tools：comparison against two validated nutrition assessment methods in older medical inpatients. *Nutrition*, 29 (1)：101-106, 2013.
12) 簡易栄養状態評価表 MNA® (Mini Nutritional Assessment-Short Form) http://www.nestlehealthscience.jp/mna/top.asp (2014年1月17日)
13) Diekmann R, Winning K, et al：Screening for malnutrition among nursing home residents-a comparative analysis of the mini nutritional assessment, the nutritional risk screening, and the malnutrition universal screening tool. *J Nutr Health Aging*, 17 (4)：326-331, 2013.
14) Kuzuya M, Kanda S, et al：Evaluation of Mini-Nutritional Assessment for Japanese frail elderly. *Nutrition*, 21 (4)：498-503, 2005.
15) Izawa S, Kuzuya M, et al：The nutritional status of frail elderly with care needs according to the mini-nutritional assessment. *Clin Nutr*, 25 (6)：962-967, 2006.
16) MNA® フルバージョンスコアとMNA®-SFスコアの相関．ネスレ ヘルスサイエンスカンパニー http://www.nestlehealthscience.jp/mna/about.asp (2014年1月17日)

5 関連評価：活動

上村一貴

Key Point

- 日常の身体活動量を確保することは，加齢による身体機能の低下を抑制するために重要であり，活動量評価のためにさまざまな指標が用いられている．
- 質問紙法による身体活動量評価は安価で簡便であるという利点があり，疫学調査やポピュレーションアプローチでの使用に適している．
- 質問紙によって評価する活動の種類や項目数，活動量算出の方法などが異なっており，妥当性や信頼性を含め，個々の指標の適性を理解して使用する必要がある．

1 身体活動の評価

　習慣的な身体活動は，生活習慣病[1]，認知症[2]，骨粗鬆症[3]の予防に寄与することが報告されており，高齢者の心身機能の維持に貢献することは周知の事実といえる．近年，身体活動がサルコペニアの防御因子となることも報告され[4-6]，サルコペニアのリスクを評価する指標として，さらに予防に向けた介入手段として身体活動は重要な役割を果たすものと考えられる．

　身体活動は表1に示すように，さまざまな手法で評価することが可能であり，それぞれの利点，欠点を理解して用いる必要がある．身体活動評価のゴールドスタンダードは，閉鎖型実験室内にて被験者が産生した熱量を直接測定する方法（ヒューマンカロリーメータ）である[7]．しかし，この方法は高価な設備を必要とするうえに，広さが制限された環境でのみ測定可能であり，多人数を対象に普段の日常生活活動を評価することはできない．比較的正確に日常生活における身体活動を評価する方法として，活動前に二重標識水を投与し，活動後の体内水分を分析することでエネルギー消費量を評価する二重標識水法[8,9]が開発されたが，高度な技術を必要とすることや，安定同位体が効果であることから，多人数の測定に適しているとは言い難い．心拍を連続記録することにより活動強度を推定する心拍数法は，特に運動中のエネルギー消費量を正確に推定することができるが，キャリブレーションテストが不可欠であり，

富山県立大学
工学部教養教育

表1　身体活動量の測定方法とその特徴

	正確性	簡易性	費用
ヒューマンカロリーメータ（エネルギー代謝実験室）	◎	×	×
二重標識水法	◎	△	×
加速度計法	○	○	○
歩数計法	△	○	◎
心拍数法	○	△	○
質問紙法	△	◎	◎
生活活動記録法	○	○	○

（文献 7, 9, 15 等を参考に作成）

数日以上にわたる測定の場合には，対象者の負担となりやすいという弱点がある[10]．加速度計法を用いて身体活動をモニターする方法は，技術開発に伴い活動量計の軽量化，記憶領域の大容量化がなされており，日常生活中のエネルギー消費量に関する客観的な情報を得るために有用と考えられている[11,12]．加速度計法による活動量計は良好な測定精度を有することに加え，行動変容を促すセルフモニタリングツールとしても普及している．これに対して，質問紙法は主観的な指標であるため，精度に限界があるものの，郵送や電話など多様な経路で使用可能であり，測定・入力・分析の簡便性から広く用いられる身体活動評価法である．また，対象者の負担が少なく，高齢者を対象とした大規模疫学研究やポピュレーション・アプローチに最適な手法といえる．水中でのウォーキングや立位での軽作業など加速度計で検出できない低強度な身体活動について聴取できることも質問紙法の利点である．生活活動記録法は，時系列に記述法によって生活行動を記録していくものであり，対象者にとって回答が煩雑である反面，質問紙法よりも良好なエネルギー消費量の推定が期待できる[13]．記録が難しいため，その精度は対象とする集団で大きく違うと考えられており，より簡易に測定可能な評価表の開発や，妥当性の検証が進められている[14]．

以降は，高齢者を対象とした研究において，最も簡便に用いることが可能な質問紙法に焦点を当て，代表的な質問紙による身体活動評価を紹介し，それぞれの特徴について比較しながら概説したい．

2　質問紙法による身体活動量評価

身体活動を評価する質問紙は，高齢者を対象としたものだけでも10種類以上のものが報告されている．それらの評価指標の目的として，①日常生活におけるさまざまな活動の程度を定量化あるいは分類すること，②高齢者の身体活動量の変化をモニタリングすること，③介入による身体活動への効果を検証すること，④身体活動量とその他の健康関連指標との関連性を検討することなどが考えられる．身体活動量の正確

な評価のために，評価指標には十分な信頼性，妥当性，反応性（変化の検出力）が求められる．表2に，高齢者を対象に用いられている各質問紙の構成内容や信頼性・妥当性についての概略を示す．

　国内外において広く使用され，適切な手順を経て日本語版にも翻訳されている質問紙として，国際標準化身体活動質問表 International Physical Activity Questionnaire (IPAQ) がある．身体活動評価のための質問紙は従来，それぞれの調査目的に応じて開発されてきたため，言語や生活習慣の異なる国・地域において，身体活動量を国際比較するには適当ではないとされる．そこで，世界統一基準で身体活動量を評価するため，WHOワーキンググループ（参加12か国，14研究センター）はIPAQを作成した[15, 16]．IPAQは，平均的な1週間における高強度および中等度の身体活動を行う日数および時間を質問する．Long VersionとShort Versionがあり，Long Versionは仕事中，移動中，家庭内，余暇など生活場面について質問し，Short Versionは強度別のみで質問する．ここでは，スペースの関係上，表3にShort Versionのみを示す．表4のように各身体活動の強度（代謝当量；METS）が設定されており，問診により得られた時間 (min) を乗じて合計することにより，1週間当たりの身体活動量をエネルギー消費量 (METS.mins) として算出することができる．

　成人の身体活動量評価として開発されたIPAQに対して，Physical Activity Scale for the Elderly (PASE)[17]，Physical Activity Questionnaire for Elderly Japanese (PAQ-EJ)[18]，Community Healthy Activities Model Program for Seniors (CHAMPS)[19, 20]，Older Adult Exercise Status Inventory (OA-ESI)[21] などの質問紙は，もともと高齢者を対象とすることを想定して開発されている．IPAQが歩行と中等度または強い身体活動を聴取するのに対して，これらの質問紙は，自宅内での軽作業など，高齢者の生活の大半を占める低強度の身体活動についても聞き取りができるように作成されている．また，質問紙により違いはあるものの，移動，スポーツ，レクリエーション，家庭内というように身体活動を分類して測定する．

　高齢者を対象とした質問紙表のなかでも，その性格や開発目的は異なっている．たとえばPASEが疫学調査で有用となる，短時間で簡便な質問紙として作成されているのに対して，CHAMPSは身体活動量の継時的変化を検出することを目的としており，縦断的検討や介入の効果判定として用いられることを想定している．CHAMPSは，比較的高い信頼性と妥当性，反応性を有するという利点がある反面，質問数が41とその他の質問紙に比較して多く，測定の所要時間が長いという弱点がある．質問紙のスコアリングの方法については，IPAQと同様に各活動の実施時間と強度から，一定期間中の総活動量をエネルギー消費量 (METS) で算出するものが多い．これに対して，PASEとPAQ-EJは消費エネルギーの算出ではなく，身体活動量を得点化する．具体的には，PASEの設問は，過去7日間に実践した余暇活動（5項目），家庭内活動（6項目），仕事関連活動（1項目）の12要素で構成され，各身体活動要素の実践時間（または実践の有無）に，項目ごとに設定された重みづけを乗じ，合算して得点

表2 各種質問紙評価の特徴

質問紙名	目的	構成 活動の内容	想起期間	質問数	スコアリング	信頼性	妥当性 比較対象	妥当性 結果
International Physical Activity Questionnaire (IPAQ)[23, 16]	国際標準化された活動量評価	10分以上の歩行、中等度または強い身体活動（軽度の活動は含まない）	平均的な1週間、または過去1週間	9	1週間当たりの活動量(METS.mins)	r=0.5～0.65	加速度計	rho=0.42-0.53 (men), 0.49 (women)
Physical Activity Scale for the Elderly (PASE)[17]	高齢者対象の疫学研究における簡便な活動量評価	余暇、家庭内、仕事関連のそれぞれの活動（余暇・家庭内活動には軽度の活動を含む）	過去1週間	12 (5分の所要時間)	各身体活動要素の実践時間（有無）に項目の重みを乗じ、合算して得点化	r=0.65	加速度計	rho=0.16
Physical Activity Questionnaire for Elderly Japanese (PAQ-EJ)[18]	日本の高齢者対象の活動量評価	移動、スポーツ、レクリエーション、自宅内のそれぞれの活動（レクリエーション・家庭内活動には軽度の活動を含む）	過去1カ月間の典型的な1週間	14	日数、時間に項目の重みを乗じて得点化	r=0.7	加速度計	rho=0.41
European Prospective Investigation into Cancer and Nutrition (EPIC)[25]	生活様式と癌の関連性を検討するために開発された評価指標	移動、スポーツ、レクリエーション、家庭内のそれぞれの活動	過去1年間の典型的な1週間（夏および冬）	17	1週間当たりの活動量(METS.hours)	rho=0.65	加速度計	rho=0.21
Community Healthy Activities Model Program for Seniors (CHAMPS)[19, 20]	身体活動量の変化を検出するための評価指標	移動、スポーツ、レクリエーション、家庭内のそれぞれの活動（軽度の活動を含む）	過去4週間の典型的な1週間	41 (15-30分の所要時間)	1週間当たりの活動時間、頻度、活動量(METS.hours)	ICC=0.75	足部装着データロガー	r=0.42
Older Adult Exercise Status Inventory (OA-ESI)[21]	高齢者が過去7日間を想起しやすいように作成された評価指標	家庭内、レクリエーション、スポーツ、エクササイズのそれぞれの活動（レクリエーション・家庭内活動には軽度の活動を含む）	過去1週間	38	1週間当たりの活動量(METS)	r=0.77	その他の身体活動量質問紙	r=0.45

※ r：Pearsonの相関係数、rho：Spearmanの順位相関係数、ICC：級内相関係数
（文献24等を参考に作成）

表3 IPAQ 日本語版（Short version）

以下の質問は，みなさまが日常生活の中でどのように身体活動を行っているか（どのように体を動かしているか）を調べるものです．平均的な1週間を考えた場合，あなたが1日にどのくらいの時間，体を動かしているのかをお尋ねしていきます．身体活動（体を動かすこと）とは，仕事での活動，通勤や買い物などいろいろな場所への移動，家事や庭仕事，余暇時間の運動やレジャーなどのすべての身体的な活動を含んでいることに留意して下さい．
回答にあたっては，以下の点にご注意ください．
◆強い身体活動とは，身体的にきついと感じるような，かなり呼吸が乱れるような活動を意味します．
◆中等度の身体活動とは，身体的にやや負荷がかかり，少し息がはずむような活動を意味します．
以下の質問では，1回につき少なくとも10分間以上続けて行う身体活動についてのみ考えて，お答え下さい．

質問1a　平均的な1週間では，強い身体活動（重い荷物の運搬，自転車で坂道を上ること，ジョギング，テニスのシングルスなど）を行う日は何日ありますか？

☐ 週　　　　日　☐　ない（→質問2aへ）

質問1b　強い身体活動を行う日は，通常，1日合計してどのくらいの時間そのような活動を行いますか？

☐ 1日　　　　時間　　　　分

質問2a　平均的な1週間では，中等度の身体活動（軽い荷物の運搬，子供との鬼ごっこ，ゆっくり泳ぐこと，テニスのダブルス，カートを使わないゴルフなど）を行う日は何日ありますか？歩行やウォーキングは含めないでお答え下さい．

☐ 週　　　　日　☐　ない（→質問3aへ）

質問2b　中等度の身体活動を行う日には，通常，1日合計してどのくらいの時間そのような活動を行いますか？

☐ 1日　　　　時間　　　　分

質問3a　平均的な1週間では，10分間以上続けて歩くことは何日ありますか？ここで，歩くとは仕事や日常生活で歩くこと，ある場所からある場所へ移動すること，あるいは趣味や運動としてのウォーキング，散歩など，全てを含みます．

☐ 週　　　　日　☐　ない（→質問4へ）

質問3b　そのような日には，通常，1日合計してどのくらいの時間歩きますか？

☐ 1日　　　　時間　　　　分

質問4　最後の質問は，毎日座ったり寝転んだりして過ごしている時間（仕事中，自宅で，勉強中，余暇時間など）についてです．すなわち，机に向かったり，友人とおしゃべりをしたり，読書をしたり，座ったり，寝転んでテレビを見たり，といった全ての時間を含みます．なお，睡眠時間は含めないで下さい．平日には，通常，1日合計してどのくらいの時間座ったり寝転んだりして過ごしますか？

☐ 1日　　　　時間　　　　分

以上です．ご協力ありがとうございました．

（文献15より転載）

表4 IPAQ Short versionにおける活動強度

活動強度	推定METS
高強度	8
中等度	4
歩行	3.3

（文献16より作図）

化することができる．このため，各年代，性別ごとの基準値が算出しやすい．

　国外における検討では，IPAQの信頼性はICC = 0.84[22]，PASEは相関係数で0.84[17]と十分な値となっているのに対して，日本語版ではほかの質問紙に比べ低い値を示している．Tomiokaら[23]は，65歳以上の高齢者を対象に，IPAQ日本語版Short Versionの信頼性を検討し，級内相関係数は65〜74歳の男性で0.65，女性で0.57，75〜89歳では男性0.50，女性で0.56であったと報告している．測定の間隔を2週間と長めに設けたことが影響していると考察されているが，特に後期高齢者を対象とした場合には，十分な信頼性を有しているとはいえない結果となった．この結果より，IPAQ日本語版を高齢者に用いる際には，認知機能，特に記憶機能が十分保持されているかなど，対象者の包含基準に注意を要するものと考えられる．また，妥当性の検討に関して，加速度計法による活動量計との比較による報告が多いが，Forsenら[24]は，今後，質問紙による身体活動量評価のエビデンスレベルをより高めていくために，二重標識水法との比較や既知グループ技法による妥当性の検討を行う必要があるとしている．

3 まとめ

　質問紙による身体活動量評価は安価で簡便という利点があるものの，特に高齢者を対象とした測定において万能ではなく，それぞれの指標の適性や精度の限界を十分に理解して用いる必要がある．今後は，サルコペニアに代表される老年症候群の予防に向けた，年代・性別ごとの基準値や目標値の設定により，調査や介入手段としての有用性を向上していくことが望まれる．

文献

1) Leon AS, Connett J, et al : Leisure-time physical activity levels and risk of coronary heart disease and death. The Multiple Risk Factor Intervention Trial. *JAMA*, 258 (17) : 2388-2395, 1987.
2) Larson EB, Wang L, et al : Exercise is associated with reduced risk for incident dementia among persons 65 years of age and older. *Ann Intern Med*, 144 (2) : 73-81, 2006.
3) Cummings SR, Kelsey JL, et al : Epidemiology of osteoporosis and osteoporotic fractures. *Epidemiol Rev*, 7 : 178-208, 1985.
4) Murphy RA, Ip EH, et al : Transition to Sarcopenia and Determinants of Transitions in Older Adults : A Population-Based Study. *J Gerontol A Biol Sci Med Sci*, Epub ahead of print, 2013.
5) Figueiredo CP, Domiciano DS, et al : Prevalence of sarcopenia and associated risk factors by two diagnostic criteria in community-dwelling older men : the Sao Paulo Ageing & Health Study (SPAH). *Osteoporos Int*, 25 (2) : 589-596, 2014.
6) Landi F, Liperoti R, et al : Prevalence and risk factors of sarcopenia among nursing home older residents. *J Gerontol A Biol Sci Med Sci*, 67 (1) : 48-55, 2012.
7) 山田陽介：身体組成とエネルギー消費量のより精緻な簡便法とその応用―二重標識水（DLW）法を用いた検証―．ランニング学研究，21：85-93, 2009.
8) Schoeller DA, Ravussin E, et al : Energy expenditure by doubly labeled water : validation in humans and proposed calculation. *Am J Physiol*, 250 (5 Pt 2) : R823-830, 1986.
9) 海老根直之，島田美恵子・他：二重標識水法を用いた簡易エネルギー消費量推定法の評価―生活時間法，心拍数法，加速度計法について―．体力科学，51：151-164, 2002.
10) Schulz S, Westerterp KR, et al : Comparison of energy expenditure by the doubly labeled water technique with energy intake, heart rate, and activity recording in man. *Am J Clin Nutr*, 49 (6) : 1146-1154, 1989.
11) Davis MG, Fox KR : Physical activity patterns assessed by accelerometry in older people. *Eur J Appl Physiol*, 100 (5) : 581-589, 2007.
12) Fox KR, Stathi A, et al : Physical activity and mental well-being in older people participating in the Better Ageing Project. *Eur J Appl Physiol*, 100 (5) : 591-602, 2007.
13) Rush EC, Valencia ME, et al : Validation of a 7-day physical activity diary against doubly-labelled water. *Ann Hum Biol*, 35 (4) : 416-421, 2008.
14) Yamada Y, Noriyasu R, et al : Association between lifestyle and physical activity level in the elderly : a study using doubly labeled water and simplified physical activity record. *Eur J Appl Physiol*, 113 (10) : 2461-2471, 2013.
15) 村瀬訓生, 勝村俊仁・他：身体活動量の国際標準化―IPAQ日本語版の信頼性, 妥当性の評価―．厚生の指標, 49 (11) : 1-9, 2002.
16) Craig CL, Marshall AL, et al : International physical activity questionnaire : 12-country reliability and validity. *Med Sci Sports Exerc*, 35 (8) : 1381-1395, 2003.
17) Washburn RA, Smith KW, et al : The Physical Activity Scale for the Elderly (PASE) : development and evaluation. *J Clin Epidemiol*, 46 (2) : 153-162, 1993.
18) Yasunaga A, Park H, et al : Development and evaluation of the physical activity questionnaire for elderly Japanese : the Nakanojo study. *J Aging Phys Act*, 15 (4) : 398-411, 2007.
19) Harada ND, Chiu V, et al : An evaluation of three self-report physical activity instruments for older adults. *Med Sci Sports Exerc*, 33 (6) : 962-970, 2001.
20) Cyarto EV, Marshall AL, et al : Measurement properties of the CHAMPS physical activity questionnaire in a sample of older Australians. *J Sci Med Sport*, 9 (4) : 319-326, 2006.
21) O'Brien-Cousins. An older adult exercise status inventory : reliability and validity. *J Sport Behav*, 19 (4) : 288-306, 1996.
22) Deng HB, Macfarlane DJ, et al : Reliability and validity of the IPAQ-Chinese : the Guangzhou Biobank Cohort study. *Med Sci Sports Exerc*, 40 (2) : 303-307, 2008.
23) Tomioka K, Iwamoto J, et al : Reliability and validity of the International Physical Activity Questionnaire (IPAQ) in elderly adults : the Fujiwara-kyo Study. *J Epidemiol*, 21 (6) : 459-465, 2011.
24) Forsen L, Loland NW, et al : Self-administered physical activity questionnaires for the elderly : a systematic review of measurement properties. *Sports Med*, 40 (7) : 601-623, 2010.
25) Cust AE, Smith BJ, et al : Validity and repeatability of the EPIC physical activity questionnaire : a validation study using accelerometers as an objective measure. *Int J Behav Nutr Phys Act*, 5 : 33, 2008.

第3章
サルコペニアに対する運動の実践

1 地域在住高齢者における サルコペニアの運動療法： ポピュレーション・アプローチ

牧迫飛雄馬

Key Point

- わが国における高齢者人口は増加の一途であり，高齢期における幅広い層に対する健康増進および身体機能の低下予防の観点から，ポピュレーション・アプローチによるサルコペニア予防は重要な取り組みである．
- ポピュレーション・アプローチとして実践が可能な運動として，太極拳やウォーキング，集団での運動教室，CDやテキスト併用での自宅運動の促進による筋力向上，筋量増大に対する効果が報告されている．
- ポピュレーション・アプローチの具体的な実践方法として，講演による意識改革，パンフレットやテキスト等の配布による運動行動の促進，自主的な活動集団の形成などが考えられ，これらを効果的に促進するためには運動実践の専門職，行政，当事者となる高齢者を含めた相互による協力支援体制の構築が望まれる．

1 ハイリスク・アプローチとポピュレーション・アプローチ

　本来，心身機能の改善を図ったり，心身機能の低下を予防するためには，改善や予防が必要な心身機能に着目して，それらの機能が低下している，もしくは低下するリスクを有する対象者を抽出して，集中的な取り組みによってその機能の改善や低下の予防を図ることが望ましい．

　たとえば，転倒予防プログラムの実施に際しては，元気で活発な高齢者の招集ではなく，転倒経験者やバランス能力または下肢筋力の低下など転倒を発生するリスクを有する高齢者を積極的に招集して，転倒の発生を予防するための集中的な身体機能の改善を図ることが有用であろう．このようなリスクの軽減や改善が早急に求められる「対象者に焦点をしぼったハイリスク・アプローチ」に対して，ポピュレーション・アプローチでは，「対象となり得る集団全体に働きかける」ことで，集団全体における事象発生のリスクを軽減させる方向にシフトさせようとすることが目的となる（図1）．

鹿児島大学
医学部保健学科
理学療法学専攻

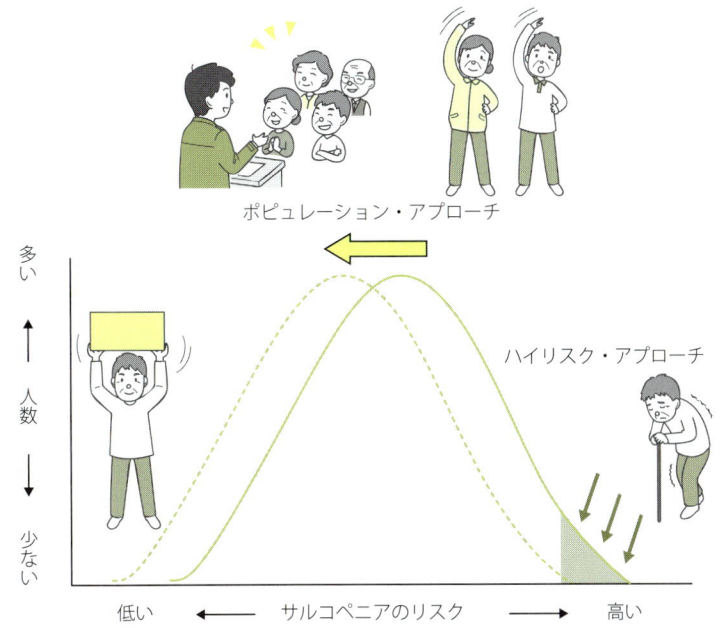

図1　ポピュレーション・アプローチとハイリスク・アプローチ

2 サルコペニア予防のためのポピュレーション・アプローチの必要性

　　サルコペニアは「加齢に伴う筋量減少」とされており，その背景にはα運動神経数や筋線維数の減少，栄養摂取量の低下，炎症性サイトカインの増加などが複雑に影響しているものと考えられるが，最も影響力の強い因子は，加齢（年齢）といえよう．加齢による下肢筋力の低下は60歳を過ぎると加速的に進行し，65歳以降では年間1〜2％ずつ低下するとされている[1]．そのため，中高齢期では，サルコペニアのリスクが顕著化されていない時期（50〜60代）から筋量減少や筋力低下の予防に積極的に取り組むことが，サルコペニアによる弊害の発生を遅延させることにつながる．65歳以上の人口割合が全体の約25％となるわが国においては，効果的なハイリスク・アプローチに加えて，より幅広い層へのポピュレーション・アプローチによる高齢者層全体に対するサルコペニアの予防が必要であると考えられる．

3 ポピュレーション・アプローチによる運動療法の効果

　　ここではポピュレーション・アプローチの手段のひとつになりうる運動として，地域在住の高齢者を対象とした個別の運動処方や特別な環境の設定を必要とせずに，集団または個人で実施可能な運動という定義のもとで紹介したい．特有の疾患を有する対象者における運動療法の効果，個別の運動処方による効果については，他項を参照されたい．高齢者のサルコペニア予防や筋力強化を目的としたポピュレーション・ア

表1 筋力または筋量をアウトカムとした地域在住高齢者を対象に含むポピュレーション・アプローチが可能な運動介入の効果（ランダム化比較試験）

著者	対象者	性別（対象特性）	介入手段（運動の内容）	期間（週）	効果
Song R, et al. (2010)[2]	65名（介入群：平均63歳）	女性のみ（関節炎）	太極拳	24	膝伸展筋力↑
Chen YS, et al. (2012)[3]	20名（介入群：平均72歳）	男女（ボランティア）	太極拳	12	足底屈筋力↑
Van Puymbroeck M, et al. (2007)[4]	13名（平均59歳）	男女（介護者）	ヨガ	8	下肢筋力↑
Talbot LA, et al. (2003)[5]	34名（介入群：平均70歳）	女性のみ（膝関節症）	ウォーキング（教育＋歩数計）	24	膝伸展筋力↑
Rubenstein LZ, et al. (2000)[6]	59名（平均74歳）	男性のみ（転倒リスク保有）	グループ運動（チューブ・重錘での筋力効果，歩行，バランス運動など）	12	膝伸展筋力↑
Lord SR, et al. (2003)[7]	551名（平均80歳）	男女（地域在住高齢者）	グループ運動（有酸素，ストレッチ，筋力効果，筋協調性，バランスなど）	48	下肢（股，膝，足関節）筋力↑
Eyigor S, et al. (2007)[8]	20名（平均73歳）	女性のみ（ボランティア）	グループ運動（ストレッチ・重錘バンドによる筋力強化，歩行，バランス運動など）	8	膝屈曲，膝伸展，足底屈ピークトルク↑
Shahar S, et al. (2013)[9]	65名（平均67歳）	男女（サルコペニアに該当）	グループ運動（有酸素運動，バランス運動等を含むウォームアップ，チューブでの筋力強化，クールダウン）自宅での自主運動（ガイドブック，CDの配布）	12	脂肪量↓除脂肪量（筋量）↑上下肢筋力↑

　プローチが可能な運動介入の手段として，太極拳，ヨガ，ウォーキング，さまざまな運動要素（有酸素運動やダンベル・チューブによる筋力強化，バランス運動など）を取り入れた集団での運動教室などの効果がランダム化比較試験によって報告されている．その一部を**表1**に示す．

　しかし，これらの報告の多くはサルコペニアそのものの改善，つまりはサルコペニアを有する地域高齢者を対象とした筋量増大の効果については，十分には明らかとされておらず，また，ポピュレーション・アプローチとして，大規模な集団全体に働きかけた効果は十分な検証がなされていない．介入の効果を検証するためのサンプルサイズが十分とは判断できない報告も多い．その要因のひとつには，これまではサルコペニアの臨床的な判定基準が十分に確立されているとは言い難い状況であり，地域においてサルコペニアを有する対象者を抽出することが困難であったことが考えられ

表2 転倒での受傷発生軽減のためのポピュレーション・アプローチ実施例とサルコペニア予防への応用

転倒による受傷発生の抑制に関する先行研究[10]		サルコペニア予防への応用	
アプローチの目的	具体的な方法	アプローチの目的	具体的な方法
・知識の取得 ・態度や行動の変容 ・転倒リスクを高める薬物の使用（抑制） ・靴の選択 ・自宅内の危険物・障害物の除去	・教育教材の作成，配布 ・パンフレット配布，ポスター貼付 ・訪問指導（看護師などの専門家） ・テレビ，ラジオでの周知 ・地域プログラムの充実（ウォーキングプログラムなど） ・公共環境の整備（照明の改善，障害物の除去など）	・知識の取得 ・自己認識（気づき） ・運動行動の変容 ・運動以外の予防策の情報収集 ・運動実施ツールの活用	・自己認識（気づき）の機会の提供 ・定期的な評価機会（筋量，筋力，歩行）の提供 ・自己の振り返り（質問紙調査や体力評価） ・パンフレット配布，ポスター貼付 ・新聞，テレビなどのマスメディアでの周知 ・定期的な講演会の開催 ・環境の整備（自主的な活動場所の提供等） ・教材（運動手帳等）の配布・活用 ・地域プログラムの充実（専門家の配置，協力体制）

る．近年，サルコペニアの評価方法や判断基準のコンセンサスが得られてきているため，今後これらの対象者に対するハイリスク・アプローチによる改善効果やポピュレーション・アプローチによる予防効果などが蓄積されていくことに期待したい．とはいえ，これまでの報告において，地域在住の高齢者を対象とした太極拳やウォーキング，集団運動教室による筋量増大や筋力向上を含めた健康増進効果が示されていることから，これらの運動をより多くの高齢者層に対して積極的な実施を促すことは，高齢者層全体のサルコペニアの予防やリスク軽減のために重要であると考えられる．

4 ポピュレーション・アプローチによるサルコペニア予防の可能性

表1に示したように，高齢者の筋量増大や筋力向上が期待でき，ポピュレーション・アプローチとしての実践が可能な運動がいくつか考えられるが，これらの運動を用いて対象集団全体にサルコペニアの予防を働きかけるためには，当事者個人レベルでの運動習慣の定着に加えて，地域全体に拡散させていくための手法も考慮する必要がある．

ポピュレーション・アプローチによるサルコペニア予防の効果は十分には明らかとされていないが，これまでに転倒による受傷発生の抑制を目的としたポピュレーション・アプローチの効果が報告されており[10]，その一部はサルコペニアの予防を目的としたアプローチにおいても参考となるかもしれない（表2）．これらの報告では，ポピュレーション・アプローチの具体的な手法は研究によって多少異なるが，60歳

以上の人口が6〜8万人を超える地域を対象として，教育教材やパンフレットの配布，訪問での指導，マスメディアによる注意喚起，公共環境の整備（照明の改善，地域プログラムの充実）などのアプローチを施し，これらのアプローチを施さなかった地域と比較して，転倒による受傷発生率が低下したことが示されている．これらの手法は，サルコペニア予防のためのポピュレーション・アプローチとしても効果的な活用が期待できるかもしれない．しかし，サルコペニアは転倒による受傷と異なり，事象発生の起点が明確ではないので，当事者本人にとっても集団全体にとっても，その予防効果を実感するためには，長期的なポピュレーション・アプローチの継続が必要となるであろう．

また，サルコペニアの予防として実際の運動を介する場合には，太極拳やヨガなどの運動方法による筋力強化の効果が報告されているが，これらの運動は高齢期に新たに開始するよりは，もう少し若年層での運動として適しているかもしれない．より多くの高齢者層，とりわけ今後の人口比率の増大が懸念される75歳以上の後期高齢者にとっては，これらの運動をポピュレーション・アプローチの第一選択に掲げるには必ずしも実現性が高いとは言い難いように思われる．その理由としては，運動方法の特殊性（難易度）や実施環境（実施場所，指導者など）の制約などがあげられる．そのため，わが国における高齢者を対象とした運動療法によるポピュレーション・アプローチとしては，各地域で介護予防事業や地域保健事業として提供されている集団での運動教室などの地域プログラムを最大限に活用して，これらのプログラムへ参加できない高齢者に対しては，高齢者個人の自助や高齢者同士の共助を高めるためのアプローチ手法が望ましいと考えられる．Shaharら[9]の報告にあるように，集団運動教室にテキストブックやCDなどを活用して当事者個人レベルでの運動行動の促進を併用することも，サルコペニアの改善や予防に有効であろう．本書付録「リフレッシュ運動手帳」(218頁)などの媒体を使用して，運動の習慣を促すこともサルコペニア予防の手段のひとつとして効果が期待できる．これらの自主的な運動促進のための媒体をどのように活用して，運動行動を効果的に促進していくかについては，3章-⑨で紹介される「運動療法からの脱落を防ぎ運動の習慣化を促す認知行動療法」を参照されたい．

このように，集団全体のサルコペニアのリスク軽減を目指そうとするポピュレーション・アプローチにおいては，実際の運動実践方法に加えて，それらの促進方法，サルコペニアリスクの注意喚起を集団全体にどのように拡散させていくかが成功の鍵となるかもしれない．

5 ポピュレーション・アプローチによる介入方法の提案

対象の集団全体におけるサルコペニアのリスクの軽減を目的とした運動を介するポピュレーション・アプローチを効果的に促進するためには，運動実践の専門職，関連領域の行政，当事者本人の自助および当事者同士の共助など，集団とその周辺を取り巻く諸々における協力支援体制が必須であろう．ポピュレーション・アプローチで

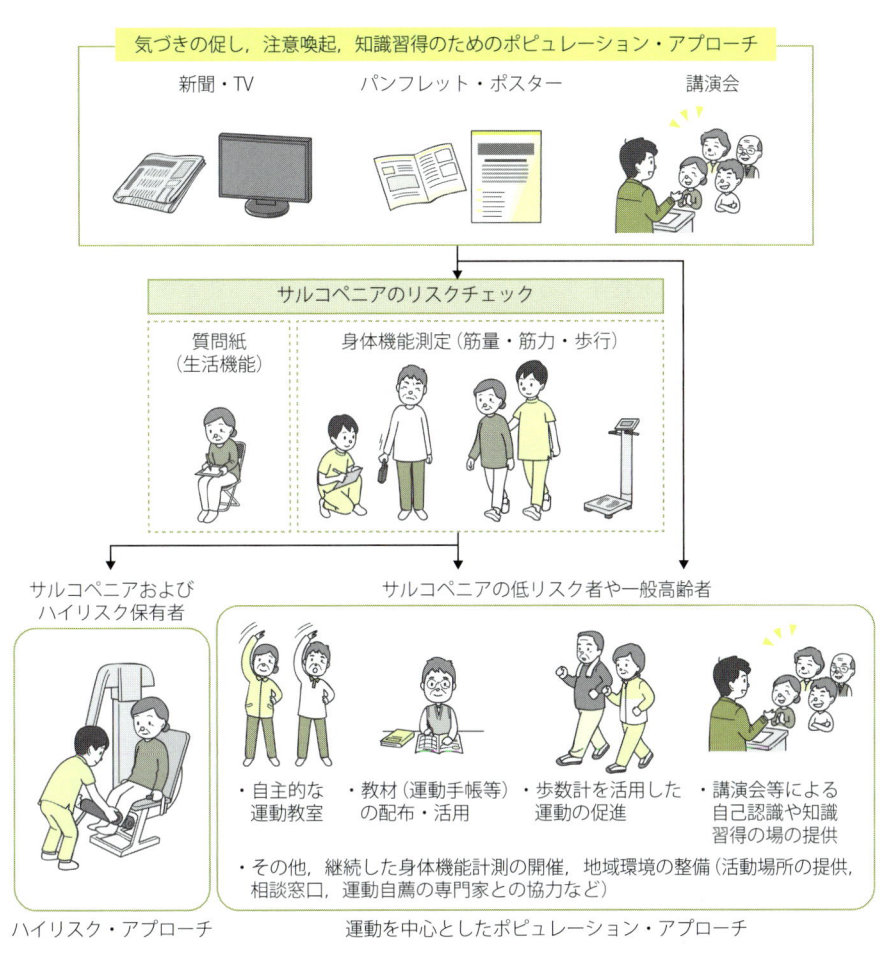

図2 サルコペニア予防のためのポピュレーション・アプローチの実践例

は，サルコペニア予防の対象となる当事者個人レベルでの意識や行動の変容が必要であり，それらを引き起こすための戦略も不可欠となる．そのためには，社会全体に対する働きかけに加えて，より必要な地域住民に必要な情報が届くような体系化の構築も有効となるかもしれない．

　たとえば，図2に示したような体系化がひとつの案として考えられる．現行で実施されているような生活機能評価（生活機能チェックリスト）や各自治体独自で開催している機能健診や体力測定等のイベントは，自己認識（気づき）の機会として有効となる．ポピュレーション・アプローチを図ろうとする集団の規模によっても異なるが，質問紙での日常の生活機能チェックによるサルコペニアのリスク抽出に加えて，可能であれば，筋量や筋力，歩行速度などの実計測を実施して，当事者に具体的な気づきや追跡可能な自己のデータを保有してもらうことは重要なアプローチ方法のひとつである．そのためには，必要性の高いなるべく多くの住民にこのような気づきの場に参加してもらう必要がある．一般住民を対象とした講演会やポスターによるサルコ

ペニアに対する注意喚起は，サルコペニアの予防のためのポピュレーション・アプローチの一端でもあり，気づきの場への招集を促すことにも役立つと考える．

　機能健診や体力測定等のイベントでの簡易的な体力評価や質問紙調査を経て，サルコペニアのハイリスク保有者にはハイリスク・アプローチの情報提供および参加を促し，サルコペニアのリスクが低いものの遠くない将来にサルコペニアを有するリスクのある人，予防意識の高い人に対しては，自主的な運動グループや参加可能な地域プログラムを提案することも有益であろう．また，測定参加者には，検査の結果をわかりやすくフィードバックしたり，「リフレッシュ運動手帳」を配布し，それらの活用を促進するフォローも有効となると思われる．

　運動の実践においては，サルコペニアのハイリスク者に対する運動介入に加えて，サルコペニアの予備軍やリスクの低い時期からの習慣的な運動実施は将来のリスク軽減につながるであろう．しかしながら，現状ではサルコペニアのリスクが低く，日常生活に問題を有さない高齢者における集団運動の実践のために，専門職や行政が密接に介在することは困難な環境であると言わざるを得ない．ポピュレーション・アプローチとしての運動実践に着目すると，多数の自主的な運動グループの形成を短期間で企画することは，現実的には困難であろう．これらは，運動実践を介したサルコペニア予防のためのポピュレーション・アプローチにおける課題のひとつである．このような自主的な運動グループの形成においては，サルコペニア予防の当事者となる地域高齢者による自助および共助の精神が必要となる．運動実践の専門家や行政担当部署による支援のもとで少数の運動グループを形成し，それらの運動グループ参加者が中心となって他のグループを形成したり，参加者を徐々に増やしたりと，少しずつ対象集団全体への拡大を図ることがポピュレーション・アプローチとして成功に導く一因かもしれない．実際には，行政や運動実践の専門家がそれほど密接に関与せずとも，地域の高齢者による多数の自主的な運動グループの形成が成功している例も散見される．

　このような地域社会全体を巻き込んだポピュレーション・アプローチでは，アプローチを施そうと試みる側における個人レベルのアプローチでは限界を感じることは容易に想像できよう．しかしながら，集団全体に働きかけてサルコペニア予防のために集団全体のリスクを軽減させる方向にシフトさせようとするポピュレーション・アプローチにおいては，本書を手にとり，サルコペニアの運動療法の必要性やその意義に対する高い意識を有する読者の一人ひとりが，地域社会全体におけるサルコペニアのリスクを軽減させるべく導くための一員としてそれぞれの役割を担い，サルコペニア予防が成功する日をむかえることを切に願いたい．

文献

1) Lauretani F, Russo CR, et al：Age-associated changes in skeletal muscles and their effect on mobility：an operational diagnosis of sarcopenia. *J Appl Physiol*, 95 (5)：1851-1860, 2003.
2) Song R, Roberts BL, et al：A randomized study of the effects of t'ai chi on muscle strength, bone mineral density, and fear of falling in women with osteoarthritis. *J Altern Complement Med*, 16 (3)：227-233, 2010.
3) Chen YS, Crowley Z, et al：Effects of 12-week Tai Chi training on soleus H-reflex and muscle strength in older adults：a pilot study. *Eur J Appl Physiol*, 112 (6)：2363-2368, 2012.
4) Van Puymbroeck M, Payne LL, et al：A phase I feasibility study of yoga on the physical health and coping of informal caregivers. *Evid Based Complement Alternat Med*, 4 (4)：519-529, 2007.
5) Talbot LA, Gaines JM, et al：A home-based pedometer-driven walking program to increase physical activity in older adults with osteoarthritis of the knee：a preliminary study. *J Am Geriatr Soc*, 51 (3)：387-392, 2003.
6) Rubenstein LZ, Josephson KR, et al：Effects of a group exercise program on strength, mobility, and falls among fall-prone elderly men. *J Gerontol A Biol Sci Med Sci*, 55 (6)：M317-321, 2000.
7) Lord SR, Castell S, et al：The effect of group exercise on physical functioning and falls in frail older people living in retirement villages：a randomized, controlled trial. *J Am Geriatr Soc*, 51 (12)：1685-1692, 2003.
8) Eyigor S, Karapolat H, et al：Effects of a group-based exercise program on the physical performance, muscle strength and quality of life in older women. *Arch Gerontol Geriatr*, 45 (3)：259-271, 2007.
9) Shahar S, Kamaruddin NS, et al：Effectiveness of exercise and protein supplementation intervention on body composition, functional fitness, and oxidative stress among elderly Malays with sarcopenia. *Clin Interv Aging*, 8：1365-1375, 2013.
10) McClure R, Turner C, et al：Population-based interventions for the prevention of fall-related injuries in older people. *Cochrane Database Syst Rev*, (1)：CD004441, 2005.

2 地域在住高齢者における サルコペニアの運動療法： ハイリスク・アプローチ

大渕修一

Key Point

- サルコペニアの発症を防ぐには，Peak Muscle Mass を高くすること，成長期以降の Muscle Mass（筋量）の減少をできるだけ低く抑えることに加えて，プレサルコペニアあるいはサルコペニア状態にあっても Muscle Mass の増加を促すことが必要である．この退行期での Muscle Mass の増加方法がサルコペニアのハイリスク・アプローチになる．
- Fiatarone MA らの研究では，平均年齢 90 歳のナーシングホーム居住者であっても，高負荷の筋力増強トレーニングによって，大腿部の周径が増加することを報告している．すなわち筋肉への適切な刺激を与えれば，高齢でであっても Musle Mass の増加が期待できると考えられ，多くの追試がこれを示している．
- 同時に，低栄養にも配慮が必要である．高齢者では口腔機能の低下と相まって総エネルギー量に変化はなくても動物性タンパク質の摂取割合が減少することもあり，食品多様性チェック表などを活用し食物摂取の多様性を確保する．

1 サルコペニアに対する高負荷筋力増強トレーニングの効果

　筋力は，20歳から30歳代でピークを迎え，その後60歳ぐらいまでは年間2〜3％程度の低下をみせる[1]．一方，60歳を超えると年間15％，70歳を超えると年間30％というように等比級数的に筋力低下がみられる．これにはサルコペニアが大きく関わっていると予想される[2-5]．

　一方，Fiatarone MA（1990）ら[6] は，平均年齢90歳のナーシングホーム居住者に対し，1回最大挙上筋力の80％の高負荷筋力増強トレーニングを8週間実施したところ，筋力が1.7倍に増加するだけでなく，大腿の周径が9％増加したと報告しており，こうした超高齢虚弱高齢者であってもサルコペニアの改善効果が期待できる．このことから Fiatarone MA らは，加齢に伴う筋力低下を廃用性による筋力低下としている．もちろん，人体の細胞は分裂回数が決まっており，さらに終細胞である筋肉は加齢に伴う細胞数の減少，機能の低下を免れることはできないが，刺激に対する適応反応（筋線維の横断面積の増加）は先の研究が示すように90歳であっても

東京都健康長寿
医療センター研
究所

期待することができる．このようなことから，筋力増強トレーニングの筋力効果は限界年齢や限界の運動機能があるわけではなく，適度な刺激によって筋力の増加が期待できることから，サルコペニア改善に筋力増強トレーニングが有効であると考えられる[7]．

また，これまでアイソメトリックの握力測定で血圧の急上昇が認められることから，筋力増強トレーニングの心血管系の副作用が心配されてきたが，現在，主に用いられるウエイトトレーニングマシンを用いたトレーニングなど，収縮と弛緩を繰り返すリズミカルな筋力増強トレーニングでは血圧の急上昇は認められず[8]，一方で生活機能の改善効果が高いことから，複数の慢性心不全のガイドライン[9-11]でも筋力増強トレーニングを推奨するなど，サルコペニアを罹患するものであっても安全に筋力増強トレーニングが行うことができると考えられる．

このように比較的安全性が高いと考えられる筋力増強トレーニングであるが，ACSMのガイドライン[12]では，高齢者に行う場合，整形外科疾患など特別な注意が必要な疾患を罹患していることがあることなどから，医師の診断と適切な指導者による監視下でのトレーニングが望ましいとしている．このとき負荷量は1RMの65～75％（85％までの耐用能はある）でも有効な改善効果を認めることから，65～75％を推奨負荷とし，負荷量によって反復回数を，たとえば60％であれば16～20反復，75％であれば10～11反復というように負荷量が多い場合は回数を減らす，負荷量が少ない場合は回数を多くするようにして筋収縮の総和を保つようにするとよいとしている．

2 栄養状態の評価

筋力増強トレーニングによって，筋線維の肥大を促す刺激を行うが，一方で筋線維に同化するタンパク質量が不足するとサルコペニアの改善につながらない．悪性新生物や炎症性疾患などの罹患によってタンパク質の需要が相対的に増すと，これを補うために筋肉に蓄えられているタンパク質を移転し筋萎縮が加速することはよく経験される．このようにサルコペニアのハイリスク・アプローチを考えるうえでは，栄養状態の評価は不可欠である．

栄養摂取状況は，FFQ (Food Frequency Questionnaire)などの質問紙[13,14]や食事記録法などがあるが，いずれも評価に手間がかかる方法であり，サルコペニアを罹患している，あるいは恐れのある対象では認知機能低下などを併存しているものも多く，このような対象にとっては評価への負担が大きい．一方，熊谷らは[15]，食事摂取パターンが高齢者の栄養摂取に密接に関連していることに着目し，10種類の食品群の一日の摂取状況を聞き取ることによって，高齢期の生活機能低下を及ぼす栄養摂取状況を簡便に評価できるとしている．特徴的なのは，一般的な栄養調査に含まれる主食（炭水化物）の摂取は項目に含まれておらず，油脂類の使用が含まれており，量ではなく食品摂取パターン，すなわち多様性に注目していることである．食品多様性チェックなどを参考に筋力増強トレーニングと同時に栄養状態の改善を図る．

3 筋力増強トレーニングの実践方法

1) 除外基準（表1）

筋力増強トレーニングの実施に先立って**表1**の除外基準に該当しないかどうかを確認する．該当する場合には治療が必要な対象であるので当該疾患の治療を優先するか，医学的管理が十分に可能な施設で実施する．

表1　除外基準

1. 心筋梗塞・脳卒中を最近6カ月以内に起こしたもの
2. 狭心症・心不全・重症不整脈のあるもの
3. 収縮期血圧が180 mmHg，拡張期血圧が110 mmHg以上であるもの
4. 慢性閉塞性肺疾患で息切れ・呼吸困難があるもの
5. 糖尿病で重篤な合併症（網膜症，腎症）があるもの
6. 急性期の関節痛・関節炎・腰痛・神経症状があるもの
7. 急性期の肺炎・肝炎などの炎症性疾患があるもの

2) アセスメント（表2）

アセスメントでは，個人の体力レベルの把握とともに体力の諸要素の低下度合いの解離を調べる．また，除外基準に該当しない，関節痛や関節可動域制限，病的な筋力低下，姿勢の異常などを評価し，筋力増強トレーニングに際して個別の配慮が必要な状態を把握する．

表2　評価項目

- 問診：既往歴，高次生活機能（老研式活動能力指標），健康関連QOL，生活歴
- バイタルサイン：心拍数，血圧，可能であれば心肺負荷試験
- 理学検査：痛み，関節可動域，感覚検査，徒手筋力テスト，姿勢評価など
- 運動能力テスト：長坐位体前屈，膝関節伸展筋力，片足立ち時間，Functional Reach，Timed Up & Go，歩行速度（通常・最大）など

3) 期分け（図1）

サルコペニアを発症している人，あるいはプレサルコペニア状態にある人では，関節構成体のすべてにわたって脆弱化がおこっている．すなわち実施にあたっては十分なコンディショニング期間が必要である．このコンディショニング期間は，低負荷高反復のトレーニングによって，組織の律動的な伸張・圧縮を行い，組織の粘弾性を高め，栄養状態を改善する．また，高負荷低反復トレーニングの必須条件となる，トレーニング動作の習得を目指す．このコンディショニングトレーニングでは，筋肥大が期待できないことから，1カ月をめどに高負荷低反復トレーニングへ移行する．ただし，このとき認知機能低下などによりトレーニング動作が習得できていない場合は，コンディショニングトレーニングに留まる．筋力増強が十分に図られたならば，階段昇降など生活に密接した動作を取り入れた機能的トレーニングを徐々に追加していく．

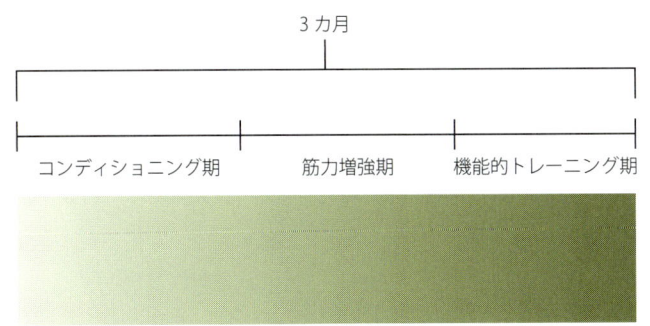

図1　3カ月における期分け

（コンディショニング期／筋力増強期／機能的トレーニング期）

4) 負荷の見極め

　高負荷低反復トレーニングに移行する際には，1回最大挙上力テスト（1RMテスト）を実施する（表3）．普段と同じフォーム，スピードで実施させ，徐々に負荷量を増加させ，以下の基準に基づき最大負荷量を決定する．最大挙上力は，持ち上げられる最大をさすのではなく，代償動作なしにスムーズに持ち上げられる最大量であることに特に注意が必要である．これによりサルコペニアを罹患するような不活発な生活歴をもつ人であっても，心血管系の過反応や受傷を防ぐことができる．

表3　1RMテスト判定基準

1. 力を入れてから動き出すまでの時間が明らかに遅くなる
2. 挙げるとき，降ろすときの速さが違う
3. 息む
4. 正しいフォームで行うことができない

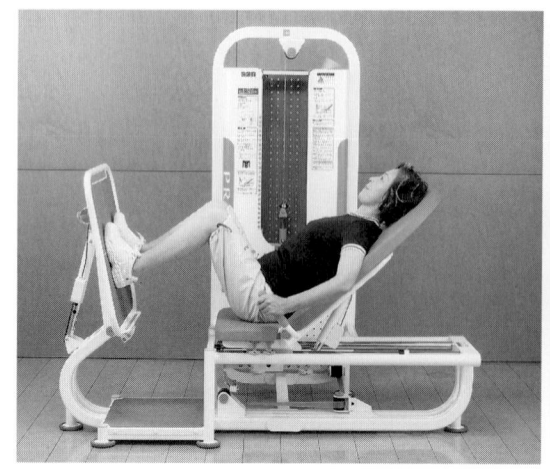

図2　レッグプレス　　　　　　　　　　図3　レッグプレスの足の位置

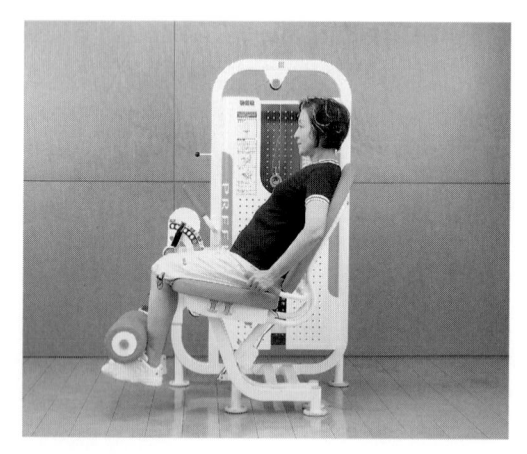

図4　レッグエクステンション

5）運動種目

サルコペニア改善の目標は，特に生活機能低下につながる運動機能の低下の予防であり，この意味では移動能力の向上に資する，特に抗重力筋の筋力増強を図る種目を選択する．

（1）レッグプレス（図2）

下肢伸筋（下腿三頭筋，大腿四頭筋，大殿筋）全般の筋力増強を目指す．足の位置を非対称にすることによって各肢にかかる負荷量を調整することができる（図3）．

（2）レッグエクステンション（図4）

大腿四頭筋の選択的なトレーニングとなる．最大可動域まで伸展することによって大腿四頭筋のなかでも内側広筋，外側広筋の筋力増強効果を高めることができる．近位が固定されていて遠位が移動する Open Kinetic Chain Exercise になるので，関節の安定性が得られにくく，膝関節痛がある場合などでは負荷量や可動範囲に特別の

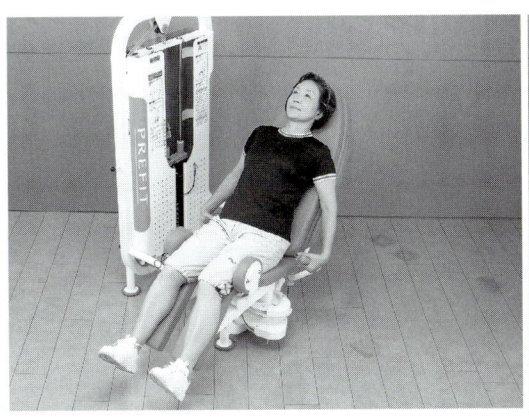

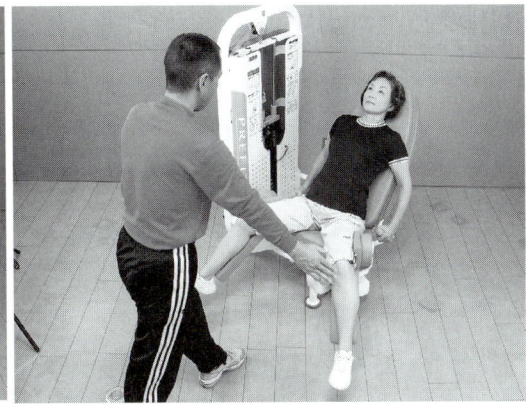

図5 ヒップアブダクション

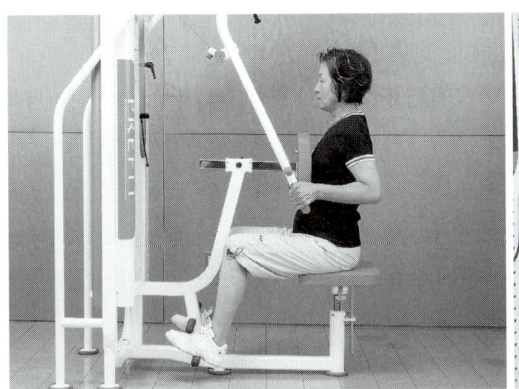

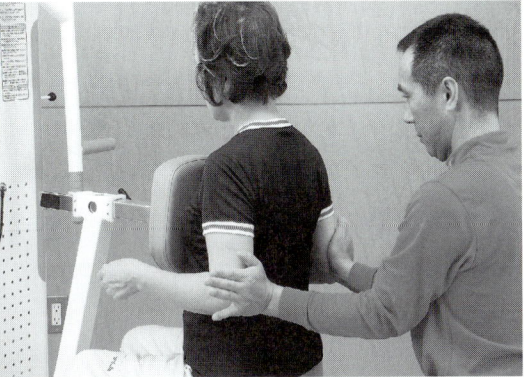

図6 ローイング

配慮が必要になる．
(3) ヒップアブダクション (図5)
　中殿筋の選択的なトレーニングとなる．特に，股関節を伸展させた位置での効果が高い．サルコペニアを発症している対象では，股関節外転の可動域制限がみられるものが多いため，外転角度が広くなるに従って代償動作が現れやすい．代償動作なく実施できる可動範囲を支援者が明示するとよい．

(4) ローイング (図6)
　脊柱起立筋と菱形筋など肩甲骨内転筋の選択的なトレーニングになる．体幹の屈曲伸展を利用してこの動作を行うと腰痛が発生しやすい．体幹を固定し脊柱起立筋にとっては等尺性収縮を行うトレーニングとイメージして実施するとよい．肩甲骨の動きをうまく引き出せない場合は，負荷をかけない状態で支援者が運動方向に抵抗を加え正しい軌跡を示す．

引用文献

1) Bassey EJ, Harries UJ : Normal values for handgrip strength in 920 men and women aged over 65 years, and longitudinal changes over 4 years in 620 survivors. *Clin Sci (Lond)*, **84** (3) : 331-337, 1993.
2) Danneskiold-Samsøe B, Kofod V, et al : Muscle strength and functional capacity in 78-81-year-old men and women. *Eur J Appl Physiol Occup Physiol*, **52** (3) : 310-314, 1984.
3) Harries UJ, Bassey EJ : Torque-velocity relationships for the knee extensors in women in their 3rd and 7th decades. *Eur J Appl Physiol Occup Physiol*, **60** (3) : 187-190, 1990.
4) Larsson L : Morphological and functional characteristics of the ageing skeletal muscle in man. A cross-sectional study. *Acta Physiol Scand Suppl*, **457** : 1-36, 1978.
5) Murray MP, Duthie EH Jr, et al : Age-related differences in knee muscle strength in normal women. *J Gerontol*, **40** (3) : 275-280, 1985.
6) Fiatarone MA, Marks EC, et al : High-intensity strength training in nonagenarians. Effects on skeletal muscle. *JAMA*, **263** (22) : 3029-3034, 1990.
7) 新井武志, 大渕　修・他：地域在宅高齢者の身体機能と高負荷筋力向上トレーニングによる身体機能改善効果との関係. 日老医誌, **43** (6)：781-788, 2000.
8) McKelvie RS, McCartney N, et al : Comparison of hemodynamic responses to cycling and resistance exercise in congestive heart failure secondary to ischemic cardiomyopathy. *Am J Cardiol*, **76** (12) : 977-979, 1995.
9) Working Group on Cardiac Rehabilitation & Exercice Physiology and Working Group on Heart Failure of the European Society of Cardiology : Recommendations for exercise training in chronic heart failure patients. *Eur Heart J*, **22** (2) : 125-135, 2001.
10) Selig SE, Levinger I, et al : Exercise & Sports Science Australia Position Statement on exercise training and chronic heart failure. *J Sci Med Sport*, **13** (3) : 288-294, 2010.
11) Adsett J, Mullins R : Evidence based guidelines for exercise and chronic heart failure. Pathways home project 2007/2008 Queensland government, uk, 2008.
12) Anonymous : Resistance training and the older adult. ACSM Current comment and fact sheets. http://www.acsm.org/access-public-information/brochures-fact-sheets/fact-sheets accessed on 02/24/2014
13) Tsugane S, Kobayashi M, et al : Validity of a self-administered food frequency questionnaire used in the 5-year follow-up survey of the JPHC Study Cohort I : comparison with dietary records for main nutrients. *J Epidemiol*, **13** (suppl) : S51-56, 2003.
14) Sasaki S, Tsugane S, et al : Validity of a self-administered food frequency questionnaire used in the 5-year follow-up survey of the JPHC Study Cohort I : comparison with dietary records for food groups. *J Epidemiol*, **13** : S57-63, 2003.
15) 熊谷　修, 渡辺修一郎・他：地域在宅高齢者における食品摂取の多様性と高次生活機能低下の関連. 日公衛誌, **50** (12)：1117-1124, 2003.

参考文献

1) 大渕修一, 佐竹恵治：介護予防包括的高齢者運動トレーニング (改訂版). 健康とよい友だち社, 2006.

3 膝痛・腰痛患者における サルコペニアの運動療法

金子文成

Key Point

- 変形性膝関節症（膝 OA）に起因する症状が出現する確率は加齢とともに増加し，高齢になるとかなりの割合で膝 OA に罹患している．
- 膝 OA による疼痛は，変形そのものではなく，滑膜の炎症などに起因する．
- 疼痛に対する非侵襲的かつ非薬物的なマネジメント方法として，運動療法が有効であることは，世界的コンセンサスが得られている．
- 医学的に原因が明確ではなく症状が慢性的に起こるいわゆる腰痛症は，非特異的腰痛症と呼ばれ，生涯有病率は 84％と，年齢とは無関係に罹患する可能性がある．
- 疼痛に対するマネジメント方法としては，保存療法，外科的療法，薬物療法があり，保存療法には運動療法，患者教育，集学的アプローチが含まれ，運動療法は，薬物療法とならんで有効であるとされる．

1 膝痛と腰痛に関する社会的状況

要介護度別にみた介護が必要となった主な原因の構成割合は，関節疾患が 10.9％であり，脳血管疾患，認知症，高齢による衰弱に次いで，4 位である[1]．要支援者（要支援）1 に限れば 1 位の原因であり，機能低下の入り口になっていると解釈することもできる．病気やけがなどの自覚症状のある有訴者率では，男性では腰痛が 1 位で，手足の関節が痛むが 5 位，女性では腰痛が 2 位で，手足の関節が痛むが 3 位である[2]．腰痛に関するヨーロッパのガイドラインによる報告では，腰痛の生涯有病率は 84％であり，一生のうちで 84％の人が最低 1 度は腰痛を経験するということである[3]．さらに，わが国では男女ともに非常に多くの人々が変形性膝関節症と診断される事実から考えると[4,5]，膝痛と腰痛は，社会的にも大きな問題ととらえることができる．

2 変形性膝関節症の病態

欧州リウマチ学会議（European League Against Rheumatism：EULAR）は，エ

慶應義塾大学医学部リハビリテーション医学教室

キスパートの合意とシステマティック文献レビューから，変形性膝関節症（膝OA）を診断するうえで鍵となる推奨点10項目を示した．それによれば，レントゲン写真などのイメージングは必ずしも必要ではなく，3つの症状（持続的な疼痛，朝のこわばり，機能低下）と3つの徴候（捻髪音，関節運動制限，骨肥大）が最も信頼性と妥当性のある特徴であるとされた[6]．特にこれは，一次医療において有効であろうと記述されており，膝OAの疼痛を予防・低減させるためのポピュレーション・アプローチを実施する際に確認するべき徴候ということができる．

一般に軟骨の摩耗が疼痛の原因であるかのように考えられがちであるが，実は，軟骨の摩耗や形態の変化は，疼痛と相関しない[7,8]．また，疼痛を誘発するような刺激を加えても正常な半月板や軟骨では疼痛が誘発されないことから[9]，従来から広くいわれているような軟骨の摩耗そのもので膝OAによる疼痛が誘起されているものではないと考えることができる．それに対して，滑膜の炎症の程度と疼痛との間には相関があることが複数示されており[10-12]，疼痛に関しては滑膜の炎症など，軟部組織の影響が大きい．さらに，マウスの疼痛を伴う関節炎症モデルでは，感覚神経線維と交感神経線維の分枝がみられるようになり，神経腫が形成されることから[13]，炎症が持続することで神経学的な原因により疼痛がさらに増強されている機序があることも推察される．さらに，滑膜炎は，軟骨の摩耗リスクを高めることを示す結果が複数報告されている[14-16]．以上のことから，滑膜の炎症症状が疼痛に強く関連すること，そして滑膜の炎症症状がその後の膝OAにおける関節のアライメント変化に影響することが推察できる．

3 膝OAの発生に関連するリスクファクター

膝OAの発生リスクを高める要素として，年齢が50歳以上，女性，body mass index（BMI）が高い，過去の膝外傷経験もしくはアライメント不良，関節弛緩性，職業もしくはレクリエーションでの活動状況，家族の罹患状況，ヘバーデン結節があげられる[6]．

1）加齢

変形性関節症は加齢と関連し，疼痛や関節の機能低下をもたらす．わが国における調査で示されている有病率は，60歳代の男性では20〜35%，女性では30〜57%，80歳以上では男性が51〜70%，女性が80%程度の割合となっている[4,5]．調査によって違いはあるが，同年代であれば男性よりも女性で割合が高く，年齢とともに増加することは共通している．また，複数の調査において，80歳以上の女性における有病率が80%を超えている点も共通している（図1）[17]．

2）筋力低下

膝OAにおける筋力低下は，発症と悪化を示す徴候となることが示され，大腿四頭筋筋力の低下は膝OAの発症に先んじて起こることが報告されている[18]．しかし，

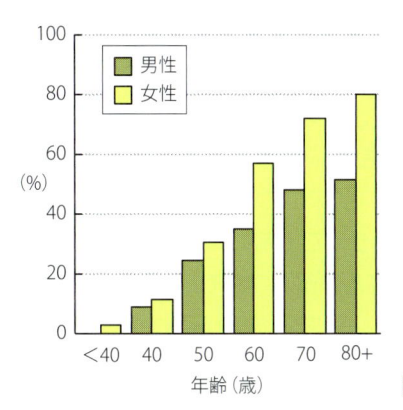

図1　変形性膝関節症の加齢に伴う有病率

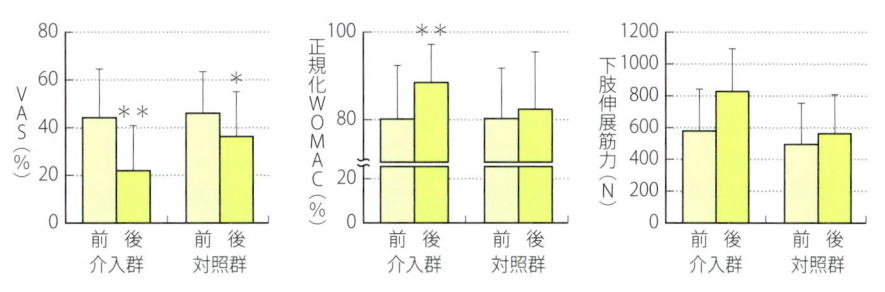

図2　筋力に関する無作為化比較対照試験の結果

筋力低下を膝OA発症の因果に言及することは難しく，筋力低下の予防や改善が根本的な治療のように考えることはできない．筆者らが過去に行った無作為化比較対照試験で検査した筋力に関する結果を示す（図2）．3カ月間の教室型運動療法プログラムを実施した膝OA群では，運動療法に引き続く症状の改善に伴って，筋力も増大した[19,20]．

3) 力学的ストレス

膝前十字靱帯（ACL）不全，およびanterior and posteriorのHumphryとWrisbergのmeniscofemoral ligamentのようなmeniscal insertion ligamentが膝OAのリスクを高めることが示されてきた．動作中に関節運動学的な変化を生じることでリスクが高まるということであり，力学的ストレスが関連することを示唆する．分子生物学的検討からも，力学的負荷が軟骨変性と骨棘の形成に関係しているといえる[21]．

また，長期に関節腫脹が継続すると，関節包が持続的に伸長され，強度が低下し，関節不安定性を招く．このため，関節の腫脹が継続すると関節軟骨の変性が促進される[18]．膝OAが進行してくると，プテオグリカンとタイプIコラーゲンの合成が促進を伴う滑膜の増殖が起こり，関節包は線維化され肥厚する．このことにより，関節可動域が減少する．

4 膝OAに対するポピュレーション・アプローチによる効果

　膝OAに対して用いられると想定される非外科的な治療手段は，運動療法の他に，非ステロイド性抗炎症薬などの薬物投与，各種モダリティによる物理療法，杖や補装具などの使用によるバイオメカニクス的アプローチなど，多岐にわたる．そのなかで運動療法は，費用対効果が高い方法として（特に，水中ではなく陸上で行われる教室型の運動療法），高いエビデンスレベルが確認されている[22]．

　1990年前後から多くの無作為化比較対象試験が行われ[23]，運動療法が膝OAに対してポジティブな効果を及ぼすことがわかってきた．2005年には運動療法に特化して，その運動様式と効果を示したレビューのなかでコンセンサスが示され[24]，現在では，さまざまな学協会からのガイドラインにおいて，膝OAに対して行う治療的介入手段として運動療法は強く推奨されている[22,25-29]．例えば，2008年にCochran Collaborationから提示された膝OAに対するエクササイズに関するレビューでは，陸上で行われるエクササイズに関して，膝関節の疼痛低減と運動機能障害の改善に対してplatinum level（platinum, gold, silver, bronzeの4段階中）のエビデンスがあるとされ[26]，Osteoarthritis Research Society International（OARSI）の推奨レベルでもAppropriateであり，3段階（Appropriate, Uncertain, Not appropriate）のうちで最も高いレベルである[29]．

　OARSIが更新した最新のエビデンスに基づくエキスパートコンセンサスガイドラインでは，非外科的な膝OAのマネジメントとして行う治療方法について，
①エクササイズ
②体重のマネジメント
③筋力トレーニング
④自己管理と教育
を推奨し，複数関節にOAがある場合には，水中でのエクササイズを薦めている．

　研究内の直接比較から，在宅型のホームエクササイズよりも教室型のクラスエクササイズのほうが経済的見地から効率的であるとされる[29]．水中で行われるエクササイズの効果を検証した研究は多いが，研究間でその効果を比較してみると，費用対効果の面から，必ずしも有意性が高いとはいえない[22]．

5 膝OAに対するポピュレーション・アプローチで行われるエクササイズの実際

　2014年のOARSIガイドライン[29]とコクラン共同計画からのレビュー（2008年）[26]で採用されている．RCTで行われた運動療法の内容を抜粋して**表1**[39-41]に示した．その他にも，さまざまなRCTにおいて治療的介入方法として実施されたエクササイズは，大きく以下のように分類することができる．

表1　RCTで紹介された運動療法の内容

著者	年	運動療法のパッケージ内容
Foley A et al[30]	2003	・水中運動：歩行（前方，側方，後方），股関節屈曲・伸展・外転・内転，膝関節屈曲・伸展，自転車こぎ運動 ・ジム運動：シーテドベンチプレス，股関節外内転・外転，膝伸展，レッグプレス
Huang MH et al[31]	2003	・等速運動：膝屈曲伸展運動を30°/sec, 120°/secで5往復6セット
Quilty B et al[32]	2003	・理学療法[#] VMO収縮（タオルはさみ），VMOと殿筋の同時収縮，タオルはさみ立ち上がり動作，膝軽度屈曲位でタオルはさみ，VMO収縮を意識したステップ昇降，膝70°で大腿四頭筋の最大等尺性収縮，片脚立位
Song R et al[33]	2003	・太極拳
Talbot LA et al[34]	2003	・有酸素運動：歩行，開始時の1日の歩数をベースラインとして4週毎に10%ずつ増やす ・関節炎自己管理プログラム（ASMP）：詳細は文献参照（Lorig et al. 1995）
Keefe FJ et al[35]	2004	・有酸素運動：プール（歩行，走る，泳ぐ），歩行，自転車 ・筋力トレーニング：レッグプレス，トゥプレス，膝屈曲，膝伸展，ベンチプレス，ラットプルダウン，アームカール，トライセプスエクステンション
Huang MH et al[36]	2005	・等速性運動：膝屈曲伸展運動を30°/sec, 120°/secで5往復6セット
Thorstensson CA et al[37]	2005	・有酸素運動：自転車エルゴメーター，50〜60回転/分で10分間 ・トランポリン上での運動：歩行，膝あげ歩行，ジョギング，ジャンプを5分間 ・ステップボード：昇降動作，片脚立ちを15回ずつ ・床上運動：腰上げ，体起こし，股関節外転，片脚での立ち上がり ・滑車運動：膝伸展で股関節屈曲，外転，伸展，内転運動と前方突き出し運動を15回ずつ ・ストレッチング：下腿三頭筋，大腿四頭筋，ハムストリングス，腸腰筋のストレッチングを10〜15分
Bennell KL et al[38]	2005	・理学療法[#]：殿筋群の等尺性同時収縮，腰方形筋の求心性収縮，ハーフスクワット，段差昇降，片脚立位
Hughes SL et al[39]	2006	・有酸素運動：歩行，最大心拍の40〜60%の強度 ・立ち上がり運動：いすからの立ち上がり，床からの立ち上がり
Mikesky AE et al[40]	2006	・有酸素運動：歩行，ウォーミングアップとして5分間 ・筋力強化運動：レッグプレス，レッグカール，シーテドチェストプレス，シーテドローを8〜10回3セット ・ホームプログラム：スクワット，立位でのレッグカール，壁腕立て，シーテドロー
Fransen M et al[41]	2007	(1) 水中運動：股関節屈曲・伸展・外転運動，座位脚あげ，ウォーターヌードルはさみ，段差昇降動作，ランニング，片脚立位，階段昇降
		(2) 太極拳

[#] 単に"運動"と表現する場合と区別が明確でないが，論文での記述をそのまま用いた．

【陸上でのエクササイズ】
・筋力強化運動
・有酸素運動
　・自転車
　・歩行
・バランスエクササイズ
・ヨガ
・ストレッチング（他のエクササイズとの組み合わせ）

【水中でのエクササイズ】
・筋力強化運動
・有酸素運動
・ストレッチング（他のエクササイズとの組み合わせ）

これらの治療的介入の効果は，各種の運動機能（筋力，歩行速度，平衡機能，6分間歩行テストなど），疼痛の程度，包括的QOL尺度やWOMACなどの評価尺度により解析されている．

筋力強化運動は，遠心性収縮による遅発性筋痛や過負荷などのリスクから，求心性収縮と遠心性収縮との組み合わせによる影響を調べた研究や，等尺性収縮運動の影響，閉鎖性運動連鎖によるものや開放性運動連鎖によるものなど，多岐にわたる．いずれのエクササイズ様式においても，疼痛や運動機能に対する効果が認められている[42]．

ここでは，エクササイズの実際として，筆者らが過去に行ったポピュレーション・アプローチで効果が確認された一連のエクササイズプログラムから[20,43-47]，初期の段階で実施することを推奨する内容を抜粋して解説する．運動療法はウォーミングアップとしてのストレッチング，固定自転車による有酸素運動，筋力強化運動，そしてクーリングダウンとして行うストレッチングで構成されていたが，ここではストレッチングと筋力強化運動について解説する．

1）ストレッチング（図3）

膝OA症例では，薄筋に選択的に，あるいは内側のハムストリングとともに疼痛を訴える症例が多いので，大腿内側と背側はそれぞれ個別にストレッチすることを意識させることが重要である．また，腸脛靱帯をはじめとした前額面外側方向への安定化に関わる筋や，足底から下腿にかけての筋のストレッチングなど，包括的に自主的に行えるように教育する．

2）筋力強化運動

膝OAの症例では，前額面外側方向に不安定な歩行を行う例が多いため，下肢の筋力強化と同時に，骨盤の安定化を意識させて行う方法として図4および図5に示

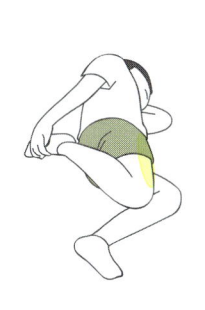

a. 大腿四頭筋
太ももの前面に気持ちのよい伸びを感じたら，bへ

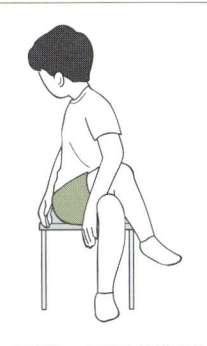

b. 中殿筋・大殿外側構成体
ゆっくりと体をねじる

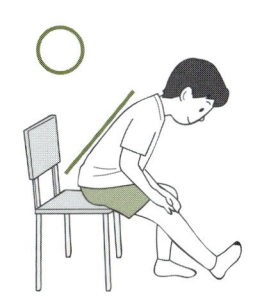

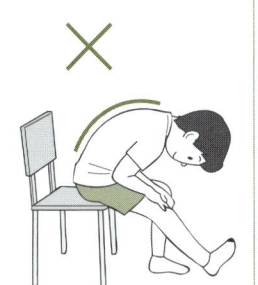

c. ハムストリング
背中が丸まっているとストレッチの効果は半減してしまう

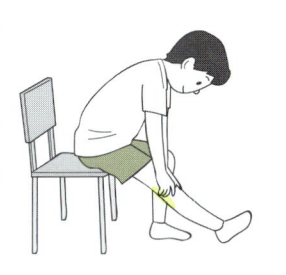

d. ひざうら
ひざの裏に気持ちのよい伸びを感じたら，eへ

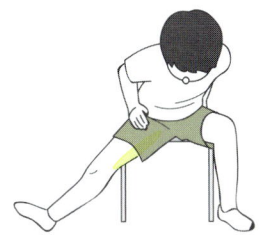

e. 股関節内転筋群
骨盤を立てたまま，上体を前に倒す

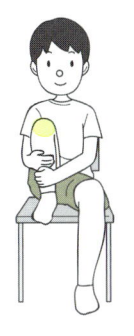

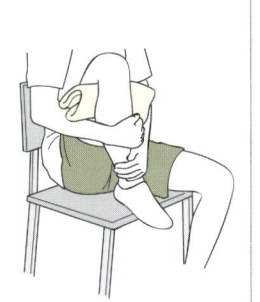

f. ひざ前面
ひざの周りや太ももの前面に軽く伸張を感じるように行う．ひざの裏に痛みがある場合にはタオルを挟んで行うと痛みを回避できることが多い．

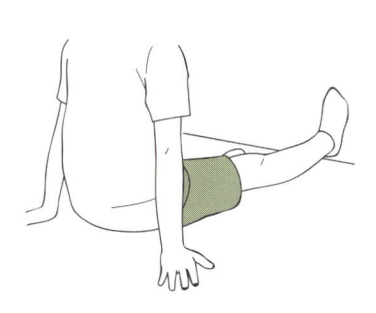

g. 壁押しストレッチ
ふくらはぎから太もものうらに軽く伸張を感じた状態から，さらにつま先で蹴るように壁を押す

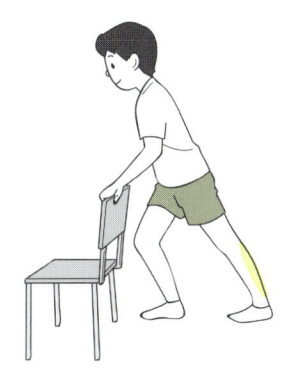

h. 腓腹筋
ゆっくりと体重を前方に移動させる

図3　膝OAに対するストレッチング

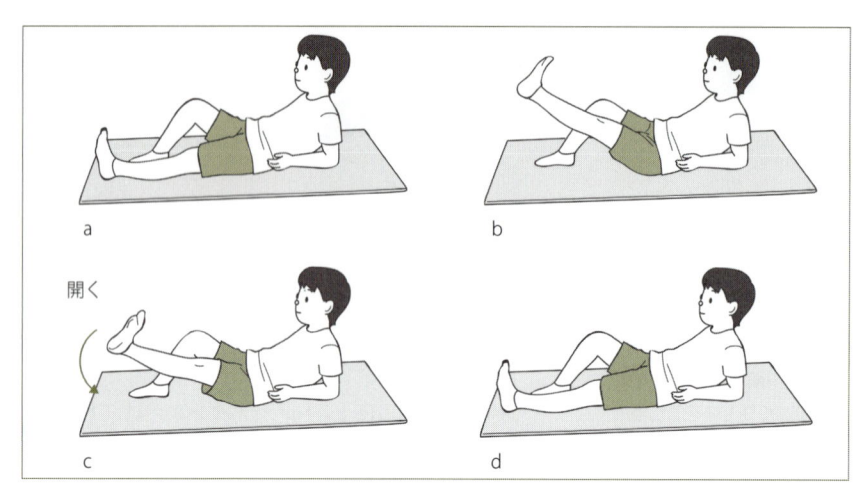

図4 下肢筋と体幹筋収縮を同時に意識させる筋力強化運動1

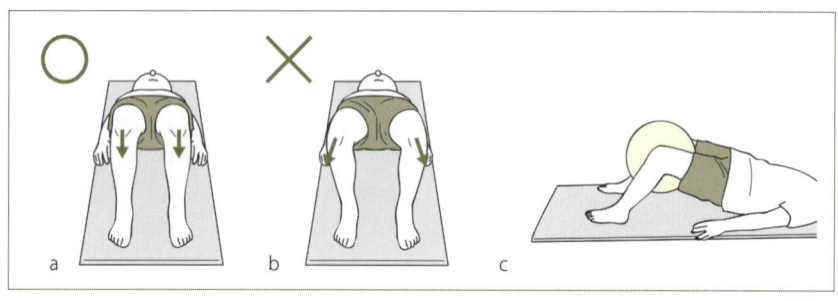

図5 下肢筋と体幹筋収縮を同時に意識させる筋力強化運動2

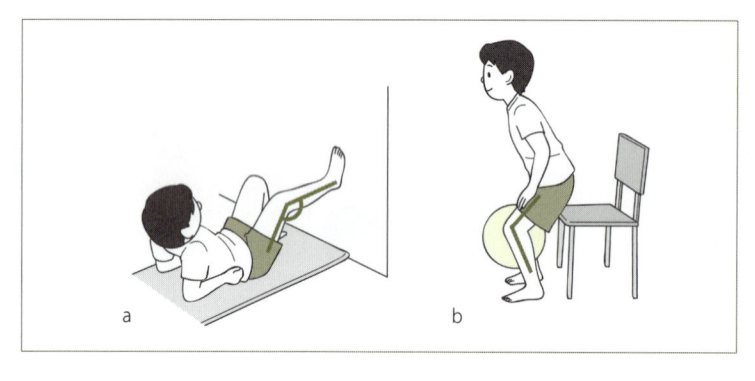

図6 大腿四頭筋を中心とする下肢伸展筋群の強化

す運動を行わせる．下肢の運動に際して，腹部の筋に対しても収縮を促すことを目的とする．後に述べる体幹深層筋の運動療法と組み合わせると効果的である．図5の運動は，実施者によっては股関節内旋を伴う運動が困難な場合があり，ボールなどを挟んで行わせる方法もある．

自宅でも可能で，かつ閉鎖性運動連鎖でありながら体重負荷のリスクを回避する方法として，図6にあるような壁押しが有効である．荷重をかけた状態でも疼痛などがなければ，可能な範囲で（1/4から1/2程度）膝関節を屈曲させるスクワットを行う．等尺性に実施しても，筋力強化には有効である．股関節の内転や回旋を意識させるために，ボールを用いた方法をとることもある．

6 非特異的腰痛とは

わが国において従来から"いわゆる腰痛症"とされてきた病態は，"非特異的腰痛"という概念で考えられるようになってきた．非特異的腰痛 (nonspecific low back pain) とは，"痛みは腰部に起因するが，下肢に神経障害がなく，重篤な基礎疾患も有しない病態"であり[48]，"痛みは腰部に起因するが，下肢に神経障害がなく，重篤な基礎疾患も有しない病態"を指す[48,49]．慢性的な腰痛に罹患した85％の人は，感染，腫瘍，骨粗鬆症，骨折，構築学的破綻，炎症性疾患などの明確な病態には起因しない非特異的腰痛であるといわれる[50,51]．したがって，社会的なポピュレーション・アプローチでは，非特異的腰痛の予防と改善を目的とした方策が望まれる．

7 非特異的腰痛に対するポピュレーション・アプローチ

腰痛のマネジメントでは，いくつものアプローチとオプションが存在する．多くの考え方があるなかで，現状ではコンセンサスに乏しいのが実情である[52]．米国内科学会・米国疼痛学会 (American College of Physicians and American Pain Society) のガイドラインでは[52]，ある程度以上の効果が見込まれる薬物療法以外の治療法として，鍼灸，運動療法，マッサージ，ヨガ，認知行動療法，リラクゼーション，徒手療法，物理療法，集学的リハビリテーションなどがあげられている．そのなかで，運動療法のエビデンスレベルは，非ステロイド性抗消炎薬や徒手療法と並んでgoodとされた．マッサージやヨガなどがfair，電気刺激や超音波療法などの物理療法，そしてリラクゼーションがpoorであることに比べると，運動療法による治療的介入効果は，他の非侵襲・非薬物的介入方法に比較して，より期待がもてる結果が示されている．

腰痛のマネジメントに関するヨーロッパのガイドラインで示された治療方法のコンセプトは，保存療法，薬物療法，そして手術療法に分けられている[3]．保存療法には運動療法，患者教育，集学的アプローチが含まれる．物理療法は推奨できないとされており，米国内科学会・米国疼痛学会のガイドラインと矛盾しない．運動療法として行われるのは，スタビライゼーションエクササイズ，マッケンジー法，その他一般的なエクササイズ方法である[3]．エクササイズそれぞれの効果，頻度，そして期間などについてはさらに検証が必要であるが，費用対効果の面でも有効であるとされる[53]．最近の慢性的な腰痛に対する運動療法の効果に関するメタ分析で示された運動療法の内容を表2に示す[54]．エクササイズの内容として，主にスタビライゼーションエクササイズで構成される運動制御エクササイズ (Motor Control Exercise：MCE)，一般的なエクササイズとして分類されるスリングエクササイズ (文献により，MCEに分類される)，シットアップなどの筋力強化運動，ストレッチング，歩行などによる有酸素運動，マッケンジー法などが用いられる．MCEとは，脊柱のスタビライゼーションエクササイズのことで，腹部引き込み運動 (Abdominal Draw-in, Hollowing) を含むものとされている．有酸素運動などの一般的エクササイズやマニュアル

表2 メタ分析で示された慢性的な腰痛に対する運動療法

著者	年	運動療法の内容
Miller et al.[55]	2005	(1) MCE (2) マッケンジー体操（徒手療法実施者も含む）．ホームエクササイズを処方．
Critchley et al.[53]	2007	(1) MCE：集団運動による腹部引き込み運動，腹横筋と多裂筋の同時収縮．最大8セッション，90分/セッション． (2) 腰痛の教育，全身の筋力トレーニング，ストレッチング，有酸素運動，認知行動療法．最大8セッション，90分/セッション．
Ferreira et al.[56]	2007	(1) MCE：超音波エコーによるフィードバックを使用し腹横筋の単独収縮． (2) 主要筋群の筋力トレーニング，ストレッチング，有酸素運動，8週間で12セッションに到達するまで．毎日のホームエクササイズを薦める．
Akbari et al.[57]	2008	(1) MCE (2) 全身運動：体幹筋力トレーニング．8週間の間に16セッションを行う．
Rusmussen-Barr et al.[58]	2009	(1) MCE：関節安定運動に関する教育，腹部引き込み運動，滑車を使用した抵抗運動．1セッション/週を8週，ホームエクササイズを毎日． (2) 毎日15分の歩行を2回，全身運動のホームエクササイズ．8週間行い，1週目と8週目にPTと面会
Unsgaard-Tøndel et al.[59]	2010	(1) MCE：超音波エコーによるフィードバックを使用し腹部引き込み運動． (2) 全身運動：スリングエクササイズ．1セッション/週を8週間．
Unsgaard-Tøndel et al.[59]	2010	(1) MCE：超音波エコーによるフィードバックを使用し腹部引き込み運動． (2) 全身運動：体幹伸展・屈曲・回旋の抵抗運動，レッグカール，アームエクステンションと体幹筋・四肢筋のストレッチング．1セッション/週を8週間．
França et al.[60]	2010	(1) MCE：四つ這い，背臥位での腹横筋収縮，腹臥位での多裂筋収縮，直立位での腹横筋と多裂筋の同時収縮． (2) 身体起こし，身体起こしと体幹回旋運動，背臥位での股関節屈曲運動，腹臥位での体幹伸展．6週間中に12セッション．自宅での運動はしない．

セラピーなどのマネジメント方法と比べて，MCEは疼痛の低減において効果が高いとともに，費用対効果の面でも有効であるとされる[53,54]．

8 非特異的腰痛に対する運動療法の実際

ここでは，オーストラリアのグループが提唱する脊椎の分節的スタビライゼーションを目的とした運動療法を中心に，最近の筋電図学的検討で推奨される運動方法を含めて解説する[53,55-60]．

1）腹横筋を中心とした体幹屈筋群に対するエクササイズ

まずは背臥位で行い，深層筋の筋収縮を意識させ，方法を覚えさせる．息を吐きながら臍部を引き込ませるように指導する．初期の段階では，セラピストが腹横筋を触診しやすい部分を触診しながらフィードバックすると行いやすい（図7）．十分に引

き込みできるようになったら,しばらく臍部の引き込みを継続させたままで呼吸を反復して継続する.徐々にフィードバックなしで行わせる.背臥位で筋収縮の仕方を覚えたら,四つ這い位や立位で行い,動作に近い状態で再学習させる(図8,9).

さらに,臍部引き込みをした状態で下肢の運動ができるように,下肢の挙上運動を背臥位や立位で組み合わせる(図10,11).

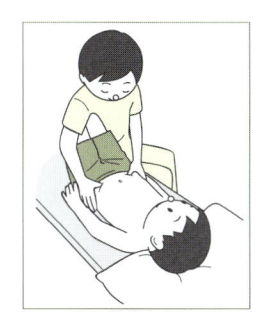

図7 腹横筋の触診

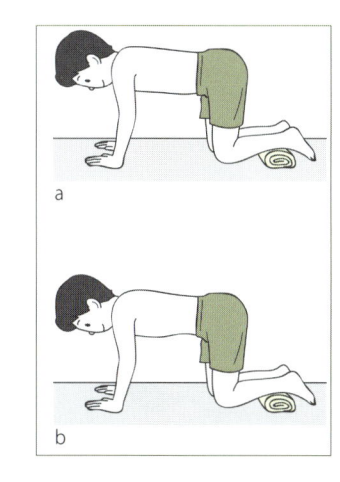

図8 四つ這い位での筋収縮

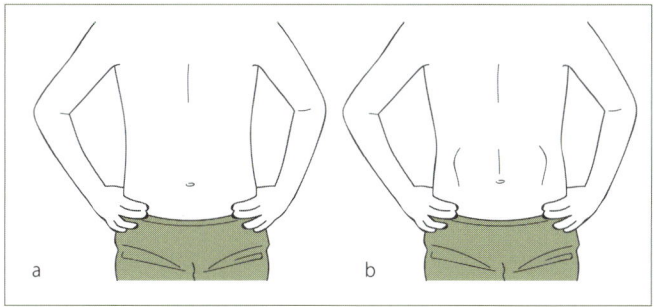

図9 立位での筋収縮

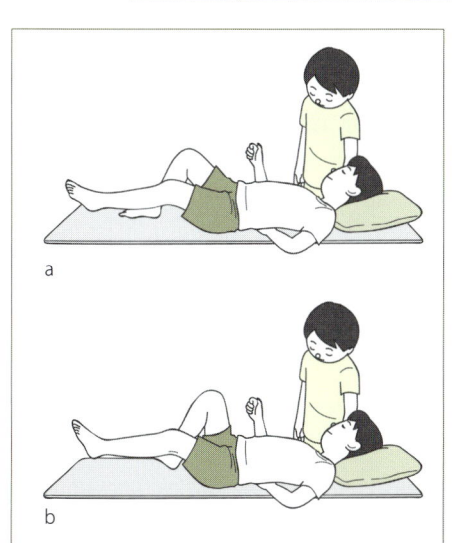

図10 背臥位による下肢の挙上運動

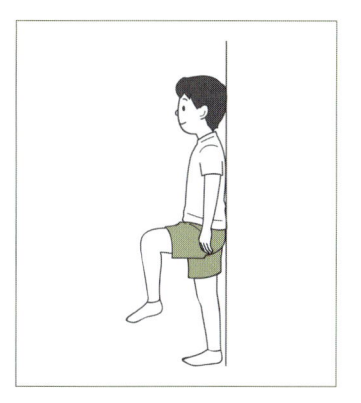

図11 立位での下肢の挙上運動

図12　四つ這い位での対側上下肢挙上

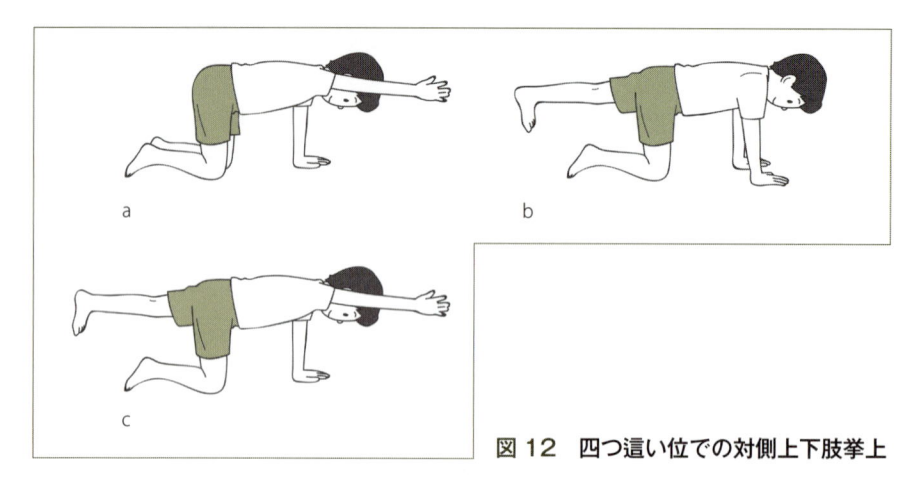

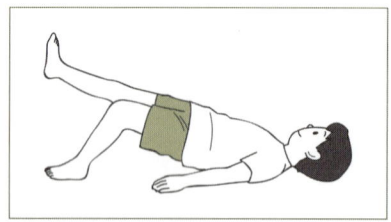

図13　ブリッジ体操[61]

2) 四つ這い位での対側上下肢挙上 (Hand-knee with right (left) arm and left (right) leg lift：HKALL)[61]

　金岡らの研究グループは，深層筋が有意に活動するという筋電図学的検討に基づいて，1) で述べた背臥位で行う臍部引き込み運動に加えて，図12で示す四つ這い位での運動をパッケージとして3カ月間，毎日10回在宅で行わせた結果，慢性腰痛患者の疼痛低減に有効であったことを報告している[62]．これらの方法は，教室型で実施する運動療法介入においても行いやすく推奨できる．

3) ブリッジ体操

　図13に示したブリッジ動作中の片足あげは，腹横筋に加えて，多裂筋の活動が高まることが示されている．中高齢者でもできうる範囲の負荷での運動形態であり，両足でのブリッジ動作実施から段階的に行うことを推奨する[61]．

文献

1) 政府統計の総合窓口ホームページ：http://www.E-stat.Go.Jp/sg1/estat/gl08020103.Do?_togl08020103_&listid=000001083953&disp=other&requestsender=dsearch, (2014年3月3日引用).
2) 政府統計の総合窓口ホームページ：http://www.E-stat.Go.Jp/sg1/estat/gl08020103.Do?_togl08020103_&listid=000001083964&disp=other&requestsender=dsearch, (2014年3月3日引用).
3) Airaksinen O, Brox JI, et al：Chapter 4. European guidelines for the management of chronic nonspecific low back pain. *Eur Spine J*, 15 (2)：192-300, 2006.
4) 吉村典子：コホート研究からみたロコモティブシンドローム：大規模住民調査 ROAD より. 臨牀と研究, 89：1478-1481, 2012.
5) 大森 豪：変形性膝関節症の疫学と危険因子. 運動器リハ, 24：252-258, 2013.
6) Zhang W, Doherty M, et al：Eular evidence-based recommendations for the diagnosis of knee osteoarthritis. *Ann Rheum Dis*, 69：483-489, 2010.
7) Kornaat PR, Bloem JL, et al：Osteoarthritis of the knee：Association between clinical features and mr imaging findings. *Radiology*, 239：811-817, 2006.
8) Walsh DA, Yousef A, et al：Evaluation of a photographic chondropathy score (pcs) for pathological samples in a study of inflammation in tibiofemoral osteoarthritis. *Osteoarthritis Cartilage*, 17：304-312, 2009.
9) Dye SF, Vaupel GL, et al：Conscious neurosensory mapping of the internal structures of the human knee without intraarticular anesthesia. *Am J Sports Med*, 26：773-777, 1998.
10) Hill CL, Hunter DJ, et al：Synovitis detected on magnetic resonance imaging and its relation to pain and cartilage loss in knee osteoarthritis. *Ann Rheum Dis*, 66：1599-1603, 2007.
11) Baker K, Grainger A, et al：Relation of synovitis to knee pain using contrast-enhanced mris. *Ann Rheum Dis*, 69：1779-1783, 2010.
12) Wu PT, Shao CJ, et al：Pain in patients with equal radiographic grades of osteoarthritis in both knees：The value of gray scale ultrasound. *Osteoarthritis Cartilage*, 20：1507-1513, 2012.
13) Jimenez-Andrade JM, Mantyh PW：Sensory and sympathetic nerve fibers undergo sprouting and neuroma formation in the painful arthritic joint of geriatric mice. *Arthritis Res Ther*, 14：R101, 2012.
14) Ayral X, Ravaud P, et al：Arthroscopic evaluation of post-traumatic patellofemoral chondropathy. *J Rheumatol*, 26：1140-1147, 1999.
15) Ayral X, Pickering EH, et al：Synovitis：A potential predictive factor of structural progression of medial tibiofemoral knee osteoarthritis -- results of a 1 year longitudinal arthroscopic study in 422 patients. *Osteoarthritis Cartilage*, 13：361-367, 2005.
16) Roemer FW, Guermazi A, et al：Presence of mri-detected joint effusion and synovitis increases the risk of cartilage loss in knees without osteoarthritis at 30-month follow-up：The most study. *Ann Rheum Dis*, 70：1804-1809, 2011.
17) Yoshimura, N., et al：Cohort profile：research on Osteoarthritis/Osteoporosis Against Diability study. *Int J Epidemiol*, 39 (4)：988-995, 2010.
18) Madry H, Luyten FP, et al：Biological aspects of early osteoarthritis. *Knee Surg Sports Traumatol Arthrosc*, 20：407-422, 2012.
19) 金子文成・片寄正樹・他：中高齢者における運動器疾患の二次予防として実施する膝痛への運動療法介入スキームの提案 無作為化比較対照試験を実施した結果から. 理学療法学, 34：20, 2007.
20) Kudo M, Watanabe K, et al：Analysis of effectiveness of therapeutic exercise for knee osteoarthritis and possible factors affecting outcome. *J Orthop Sci*, 18：932-939, 2013.
21) 川口 浩：変形性関節症の治療標的分子へのアプローチ. 日薬理誌, 138：22-25, 2011.
22) Zhang W, Nuki G, et al：Oarsi recommendations for the management of hip and knee osteoarthritis：Part iii：Changes in evidence following systematic cumulative update of research published through january 2009. *Osteoarthritis Cartilage*, 18：476-499, 2010.
23) Osteoarthritis AGSPoEa：Exercise prescription for older adults with osteoarthritis pain：Consensus practice recommendations. A supplement to the ags clinical practice guidelines on the management of chronic pain in older adults. *J Am Geriatr Soc*, 49：808-823, 2001.
24) Roddy E, Zhang W, et al：Evidence-based recommendations for the role of exercise in the management of osteoarthritis of the hip or knee--the move consensus. *Rheumatology* (Oxford), 44：67-73, 2005.
25) Zhang W, Doherty M：Eular recommendations for knee and hip osteoarthritis：A critique of the methodology. *Br J Sports Med*, 40：664-669, 2006.
26) Fransen M, McConnell S：Exercise for osteoarthritis of the knee. *Cochrane Database Syst Rev*, CD004376, 2008.
27) Walsh NE, Hurley MV：Evidence based guidelines and current practice for physiotherapy management of knee osteoarthritis. *Musculoskeletal Care*, 7：45-56, 2009.
28) Zhang W, Moskowitz RW, et al：Oarsi recommendations for the management of hip and knee osteoarthritis, part ii：Oarsi evidence-based, expert consensus guidelines. *Osteoarthritis Cartilage*, 16：137-162, 2008.
29) McAlindon TE, Bannuru RR, et al：Oarsi guidelines for the non-surgical management of knee osteoarthritis. *Osteoarthritis Cartilage*, 22：363-388, 2014.
30) Foley A, Halbert J, et al：Does hydrotherapy improve strength and physical function in patients with osteoarthritis--a randomised controlled trial comparing a gym based and a hydrotherapy based strengthening programme. *Ann Rheum Dis*, 62：1162-1167, 2003.
31) Huang MH, Lin YS, et al：A comparison of various therapeutic exercises on the functional status of patients with knee osteoarthritis. *Semin Arthritis Rheum*, 32：398-406, 2003.
32) Quilty B, Tucker M, et al：Physiotherapy, including quadriceps exercises and patellar taping, for knee osteoarthritis with predominant patello-femoral joint involvement：Randomized controlled trial. *J Rheumatol*, 30：1311-1317, 2003.
33) Song R, Lee EO, et al：Effects of tai chi exercise on pain, balance, muscle strength, and perceived difficulties in physical functioning in older women with osteoarthritis：A randomized clinical trial. *J Rheumatol*, 30：2039-2044, 2003.
34) Talbot LA, Gaines JM, et al：A home-based pedometer-driven walking program to increase physical activity in older adults with osteoarthritis of the knee：A preliminary study. *J Am Geriatr Soc*, 51：387-392, 2003.
35) Keefe FJ, Blumenthal J, et al：Effects of spouse-assisted coping skills training and exercise training in patients with osteoarthritic knee pain：A randomized controlled study. *Pain*, 110：539-549, 2004.
36) Huang MH, Yang RC, et al：Preliminary results of integrated therapy for patients with knee osteoarthritis. *Arthritis Rheum*, 53：812-820, 2005.

37) Thorstensson CA, Roos EM, et al : Six-week high-intensity exercise program for middle-aged patients with knee osteoarthritis : A randomized controlled trial [isrctn20244858]. *BMC Musculoskelet Disord*, 6 : 27, 2005.
38) Bennell KL, Hinman RS, et al : Efficacy of physiotherapy management of knee joint osteoarthritis : A randomised, double blind, placebo controlled trial. *Ann Rheum Dis*, 64 : 906-912, 2005.
39) Hughes SL, Seymour RB, et al : Long-term impact of fit and strong！on older adults with osteoarthritis. *Gerontologist*, 46 : 801-814, 2006.
40) Mikesky AE, Mazzuca SA, et al : Effects of strength training on the incidence and progression of knee osteoarthritis. *Arthritis Rheum*, 55 : 690-699, 2006.
41) Fransen M, Nairn L, et al : Physical activity for osteoarthritis management : A randomized controlled clinical trial evaluating hydrotherapy or tai chi classes. *Arthritis Rheum*, 57 : 407-414, 2007.
42) Ottawa panel evidence-based clinical practice guidelines for therapeutic exercises and manual therapy in the management of osteoarthritis. *Phys Ther*, 85 : 907-971, 2005.
43) 金子文成, 片寄正樹・他：中高齢者における運動器疾患の二次予防として実施する膝痛への運動療法介入スキームの提案：無作為化比較対照試験を実施した結果から. 理学療法学, 34 : 20, 2007.
44) 金子文成, 片寄正樹・他：中高齢者における膝関節痛に対する包括的運動療法プログラムの効果 運動器疾患に対するヘルスケアモデル事業として. 日臨床スポーツ医誌, 15 : 199, 2007.
45) 金子文成, 片寄正樹：アフィオのひざイタ予防教室 dvd 初級編 変形性膝関節症による運動時の痛みをやわらげるために. 札幌, 2009.
46) 金子文成, 片寄正樹：アフィオのひざイタ予防教室 dvd 中級編 変形性膝関節症による運動時の痛みをやわらげるために. 札幌, 2009.
47) 金子文成, 片寄正樹：アフィオのひざイタ予防教室 dvd 上級編 変形性膝関節症による運動時の痛みをやわらげるために. 札幌, 2009.
48) 岩本幸英：神中整形外科学. 南山堂, 2013, pp 209-212.
49) 山下敏彦：非特異的腰痛. 脊椎脊髄, 25 : 244-250, 2012.
50) Burton AK, Balagué F, et al : Chapter 2. European guidelines for prevention in low back pain : *Eur J*, 15 (2) : 136-168, 2006.
51) van Tulder M, Becker A, et al, Care CBWGoGftMoALBPiP : Chapter 3. European guidelines for the management of acute nonspecific low back pain in primary care. *Eur Spine J*, 15 (2) : 169-191, 2006.
52) Chou R, Qaseem A, et al : Physicians CEASotACo, Physicians ACo, Panel APSLBPG : Diagnosis and treatment of low back pain : A joint clinical practice guideline from the american college of physicians and the american pain society. *Ann Intern Med*, 147 : 478-491, 2007.
53) Critchley DJ, Ratcliffe J, et al : Effectiveness and cost-effectiveness of three types of physiotherapy used to reduce chronic low back pain disability : A pragmatic randomized trial with economic evaluation. *Spine* (Phila Pa 1976), 32 : 1474-1481, 2007.
54) Byström MG, Rasmussen-Barr E, et al : Motor control exercises reduces pain and disability in chronic and recurrent low back pain : A meta-analysis. *Spine* (Phila Pa 1976), 38 : E350-358, 2013.
55) Miller E, Schenk R, et al : A comparison of the mckenzie approach to a specific spine stabilization program for chronic low back pain. *J Man Manip Ther*, 13 : 103-112, 2005.
56) Ferreira ML, Ferreira PH, et al : Comparison of general exercise, motor control exercise and spinal manipulative therapy for chronic low back pain : A randomized trial. *Pain*, 131 : 31-37, 2007.
57) Akbari A, Khorashadizadeh S, et al : The effect of motor control exercise versus general exercise on lumbar local stabilizing muscles thicness : Randomized controlled trial of ratients with chronic low back pain. *J Back Musc Rehab*, 21 : 105-112, 2008.
58) Rasmussen-Barr E, Ang B, et al : Graded exercise for recurrent low-back pain : A randomized, controlled trial with 6-, 12-, and 36-month follow-ups. *Spine* (Phila Pa 1976), 34 : 221-228, 2009.
59) Unsgaard-Tøndel M, Fladmark AM, et al : Motor control exercises, sling exercises, and general exercises for patients with chronic low back pain : A randomized controlled trial with 1-year follow-up. *Phys Ther*, 90 : 1426-1440, 2010.
60) França FR, Burke TN, et al : Segmental stabilization and muscular strengthening in chronic low back pain : A comparative study. *Clinics* (Sao Paulo), 65 : 1013-1017, 2010.
61) Okubo Y, Kaneoka K, et al : Electromyographic analysis of transversus abdominis and lumbar multifidus using wire electrodes during lumbar stabilization exercises. *J Orthop Sports Phys Ther*, 40 : 743-750, 2010.
62) 太田 恵, 金岡恒治・他：慢性腰痛者に対する体幹深層筋に注目した運動療法の効果 腹筋群の筋厚と非対称性の変化. 日臨スポーツ医誌, 20 : 72-78, 2012.
63) Jan MH, Lin JJ, et al : Investigation of clinical effects of high- and low-resistance training for patients with knee osteoarthritis : A randomized controlled trial. *Phys Ther*, 88 : 427-436, 2008.

4 脳血管疾患患者における サルコペニアの運動療法

原田和宏

Key Point

- 脳血管疾患では運動麻痺という脳損傷由来の一次性の神経筋系機能障害と併せて，筋量減少や関節拘縮といった二次性の筋骨格系機能障害が生じる．二次性に筋の構造的・代謝的変化が生じる過程には筋の過活動を引き起こす痙性，筋の短縮位での不動化，および麻痺肢の不使用が介在する．
- 損傷脳（病巣）と反対側の麻痺肢では，中枢性の神経筋系障害だから筋力増強運動は不適切であるという伝統的な考え方がある一方で，随意運動が可能であれば積極的な漸増負荷筋力強化運動や等速度運動が進められている．戦略は神経筋系の動員を促す従来の治療に，二次性サルコペニア対策となる具体的な筋力トレーニングや有酸素トレッドミルを加えることである．
- 病巣と同側の非麻痺肢も筋量減少は避けられない状況のため，身体活動量を能動的に維持する工夫とともに，補完戦略として積極的な筋力トレーニングの追加が求められる．

1 はじめに

　脳血管疾患後の中枢神経系の損傷は，①運動単位の随意的な動員ができにくくなることによる運動麻痺と，②運動麻痺を基礎とする身体部位の不動によって短縮位におかれた筋の適応的な伸張制限ないしは拘縮をもたらし，加えて，③麻痺した身体部位の慢性的な不使用により当該関節運動を支配する大脳エリアの機能的後退も生じてしまい，運動単位の随意的な動員がますます減弱する[1]．①の運動麻痺は②と③により，さらには④中枢神経系の破綻による伸張刺激への筋の過剰な収縮反応とも連鎖して一段と悪化していく．図1は中枢神経疾患後でみられる運動機能障害のメカニズムである[1,2]．

　したがって，脳血管疾患では中枢神経系活動の破綻と二次性の筋骨格系の構造的・代謝的変性が加わって関節運動機能が障害されていることになる．これは加齢性の筋量減少症とは異なる脳血管疾患固有の様態と理解できる．

　本稿では脳血管疾患患者におけるサルコペニアについて，病態生理学的な特徴とと

吉備国際大学保健医療福祉学部理学療法学科

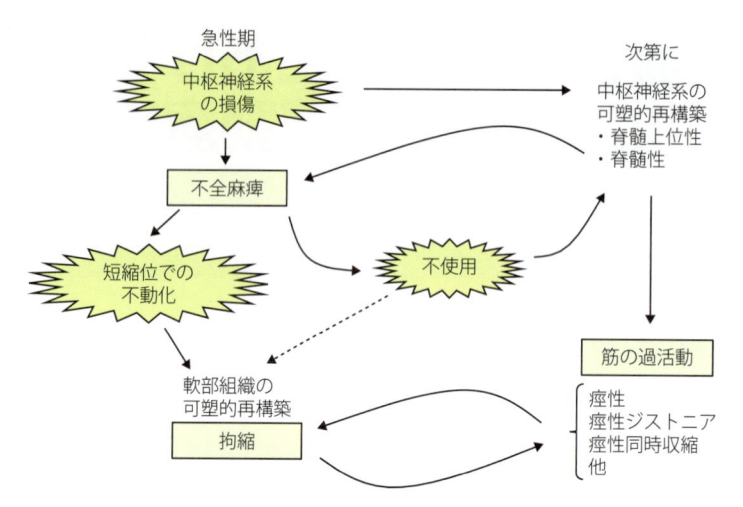

図1 痙性麻痺の病態生理-運動機能障害のメカニズム（運動不全麻痺，軟部組織の拘縮，筋の過活動）
(Gracies JM，文献1，図2より作図．図内の日本語表記については，原，文献2より引用改変)

もに，中枢神経系の運動麻痺がベースにある場合の運動実践の戦略とその具体的な方法について説明する．

2 脳血管疾患におけるサルコペニアの特徴

脳血管疾患における関節運動制限は脳損傷自体の影響で生じていることには違いないが，後に生じる筋組織の構造的・代謝的・機能的変質に対しては注意がはらわれていないと指摘されている[3]．脳血管疾患患者では中枢神経系の運動麻痺，痙性による筋の過活動の発生，不動による筋の短縮・関節の拘縮，次いで不使用化による機能障害の増悪が生じている．骨格筋の変性過程はまだ十分には明らかになっていないが[4]，筋量減少はどのくらいで骨格筋の特徴は何かを理解することが重要である．

1）脳血管疾患後の筋量減少と器質的変化

Ryanら[5]は脳梗塞発症6カ月以降の患者60例の麻痺側大腿で筋断面積が非麻痺側よりも20％少なく，筋内脂肪は25％増えている傾向を指摘した．その後，新たに70例の患者で精査を行い，麻痺側大腿では非麻痺側よりも筋容量は24％少なく皮下脂肪量は5％多く，かつ筋内脂肪量が有意に多いことを確認した[6]．筋内脂肪はインスリン抵抗性の増加と強く関連する．図2は脳血管疾患で典型的とされる大腿の断面図である[6]．

Grayら[7]のレビューによれば発症6カ月以降の大腿部の筋サイズは非麻痺側に比べ減少している知見は多く，筋長については腓腹筋では短縮していた．Englishら[8]はメタ分析で麻痺側大腿部の筋断面積の減少と，麻痺側上下肢の除脂肪筋量の減少の有意性を明らかにした．下肢筋サイズの発症後からの経過については6カ月[9]およ

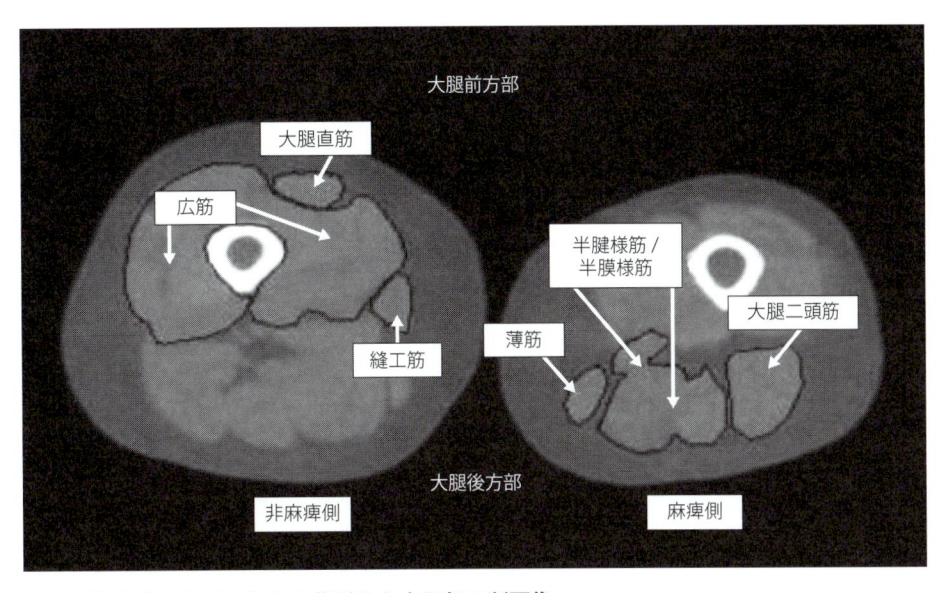

図2 片麻痺患者でみられる典型的な大腿部の断面像
(Ryan AS, Buscemi A, et al，文献6，図2より著者が訳，追記)

び1年間[10]で麻痺側が減少していくことが報告されていたが，まだ十分には明確になっていない[8]．

　ミオスタチンは骨格筋合成の抑制因子であるが，麻痺側大腿外側広筋では非麻痺側より40％有意に高まっていて[11]，筋萎縮への関与が想定されている[4]．TNF-αは筋タンパク分解刺激となり筋萎縮に関わるが[4,12]，麻痺側大腿外側広筋では健常群より2.8倍高く，非麻痺側でもまた健常群より1.6倍高かった[13]．これは全身性もしくは局所性の炎症反応の状況で，筋萎縮の悪化とインスリン抵抗性の増大を意味している[14]．インスリン抵抗性の増大はまだ明確にはされていないが，現在，大規模な臨床データで確認が進められている[15]．

　筋タンパク合成に関与するとされるIGF-1には麻痺側と非麻痺側との間で有意差はなかった[11]．速筋と遅筋が本来は同量程度の大腿外側広筋の収縮タンパク質を分析した報告によれば，発症6カ月以降についてミオシン重鎖は速筋型のタイプⅡの占める割合が麻痺側で増えていた（非麻痺側の50％に対し，麻痺側は68％）[16]．あわせて遅筋型のタイプⅠの消失も示されている[14]．この筋線維型のパターンは脊髄損傷でもみられ，加齢に伴う遅筋線維へのシフトとは異なるため中枢神経系の関与と考えられている[14]．また，機能的にはより筋疲労しやすくなりインスリン抵抗性にもつながる．片麻痺患者の歩行スピードは麻痺側の大腿外側広筋における速筋型ミオシン重鎖の割合と相関があることが明らかにされている（速筋型ミオシン重鎖の割合が高い者ほど普通歩行スピードが遅い）[16]．なお，麻痺側筋萎縮ないしは筋線維型シフトと歩行障害との関連について因果の方向性はまだ明確ではない．

2) 中枢神経系の傷害により麻痺肢に生じる特徴

　中枢神経系の傷害では皮質脊髄路の変化によって筋収縮に困難をきたす．一般的に皮質脊髄路による運動麻痺は「質的麻痺」「協働収縮の異常」「協調性異常」などと理解され，運動器系疾患における「筋力低下」という概念とは区別される．さらに，大脳半球間抑制や損傷皮質脊髄路において急性期から始まるワーラー変性といったファクターが回復を阻害し[2]，冒頭に述べた不動や痙縮による筋の短縮や関節拘縮が加わるため，脳血管疾患後の関節運動は運動単位発動が複雑な様相から困難になっているとみなせる．

3) 痙性，および不動化や短縮位での放置がもたらす特徴

　皮質脊髄路の障害では皮質網様体脊髄路のような傍の下行性運動路の影響も重なり，α運動ニューロンが興奮しやすくなり筋緊張は亢進するとされる[17]．また，筋が短縮位に置かれた場合，筋への伸張負荷はなくなり拘縮を起こし，その無負荷は筋容量や筋線維の横断面積の減少，筋原線維の喪失，結合織の蓄積と脂肪組織の沈着という構造的な変化をもたらす[1,17,18]．伸展性が減った筋はわずかな伸張刺激であってもより容易に筋紡錘に伝わることになり痙性に悪影響を及ぼす．不動化は関節腔内の結合織の増殖，軟骨表面への結合織の固着，軟骨の萎縮，靱帯の崩壊をもたらすとされる[17]．筋萎縮，短縮，関節拘縮は筋自体の反応性が制限される状態であり，たとえ運動単位の随意的な動員がうまく回復したとしても筋出力はもはや効果的には生じない．

4) 非麻痺肢に生じる特徴

　AndrewsとBohannon[19]は発症後平均10日および28日で四肢の筋力障害の測定を行い，麻痺側の筋出力制限を確認しただけでなく，非麻痺側の筋力は健常者の60〜90％にすぎないことを指摘した．非麻痺側の大腿四頭筋の筋張力は発症1週間ですでに有意に低下していた[20]．慢性期では非麻痺側にも筋内脂肪の蓄積が認められインスリン抵抗性の増加が示唆されている[6]．また，非麻痺側の運動頻度は麻痺側の運動麻痺によって減少する．病前に実施していた全身運動や生活動作が制約されるため，二次性サルコペニアのリスク（不動状態）[21]にさらされやすいといえる．

5) 患者の活動量の特徴

　脳血管疾患の慢性期患者を対象としたアメリカの研究では，1日あたりの歩数が平均2,837歩[22]，3,035歩[23]とされ，65〜70歳の歩行活動量の半分以下[22]という実態が明らかにされた．これは歩行が自立している状況であっても身体活動量の低下が存在することを意味し，二次性サルコペニアに対する別のリスク（身体不活発性，不活発なスタイル[21]）を麻痺肢と非麻痺肢ともに有する状況とみなせよう．

3 脳血管疾患患者の骨格筋に好影響をもたらす具体的戦略

　脳血管疾患を有することでとりわけ麻痺肢は筋の萎縮が進み，関節運動機能にとって不利益な軟部組織の組成変化を起こしている．筋力（関節運動や姿勢保持を行うために筋が十分に張力を生み出す能力[17]）の回復には，中枢神経系機能の破綻と筋骨格系機能の二次的破綻の双方へのアプローチを図らなければならない．神経筋系の障害（運動単位の随意的な動員制限，多関節の協働収縮異常，協調性障害など）については，伝統的な神経筋促通法，課題指向型動作練習，機能的電気刺激，反復経頭蓋磁気刺激，脳の皮質機能系の再組織化に基づく constraint-induced movement therapy などが知られる．他方，二次性に生じる筋骨格系機能障害には，①筋力トレーニング，②歩行支援ロボットによる運動，③トレッドミルが回復に好影響を与えるとされる[14]．表1は脳血管疾患患者を対象とした運動実践効果の具体的エビデンスについて身体組成をアウトカムとした研究にしぼって作成した．

1) 筋力トレーニング

　脳血管疾患患者に対する筋力トレーニングは，過去では不適切と理解されてきた．関節運動や姿勢調整の遂行能力の減弱の原因が中枢神経系損傷による一次性のものと仮定するなら，筋力の強度のみに着目する評価や介入は理論的にミスマッチとなるからである．しかし，2000年頃を境に筋力トレーニング[24]に関して，漸増負荷筋力強化運動[25-27]や等速度性運動[26,28]に関する論文が多く公表されるようになった．麻痺肢の随意運動性が必要であるため不全片麻痺が対象となり，痙縮を増強することなく個々の筋力を改善させることは可能とされるが[17,27]，日常生活上の運動パフォーマンスを保証するものではないので注意が必要である[25]．なお，身体組成をアウトカムとして効果を検証した研究は限られるとされ[14]，Ryanら[11]の報告をみるにすぎない．

　慢性期の脳梗塞患者に対する下肢の抵抗運動の影響を研究したその成果[11]では，週3回×12週間にわたる下肢の抵抗運動で大腿外側広筋の容量増加，筋内脂肪の減少，筋タンパク合成を抑制する因子の減少が明らかにされた（プロトコルは表1の介入手段を参照）．

　不全麻痺の患者に対する筋力トレーニングは，正確な関節運動の反復が麻痺肢のコントロールや協働収縮に一役買う方法としても期待できよう．

2) 負荷誘発に基づいた歩行運動

　ロボット型歩行トレーニングマシーン［Lokomat］によるトレッドミル上受動歩行30分追加の効果が，歩行に人的な介助が必要な対象者で検証された[29]．体重30％の部分免荷から開始され，脂肪量の有意な減少と徐脂肪量の有意な増加が認められた．

表 1 脳血管疾患患者の骨格筋に好影響をもたらす運動療法：身体組成に言及した知見から

研究	研究の種類	対象病期	対象	介入手段（運動の内容）	期間（週）	アウトカム	効果
11) Ryan AS ら, 2011	単群前後比較	発症6カ月以降	脳梗塞. 15名. 軽度ないし中等度片麻痺歩行障害. 伝統的リハビリテーション終了者.	片足ずつのレッグプレス, レッグエクステンション, レッグカールを各20回×2セット抵抗は10～15回の間に筋収縮不能になるレベルで設定され, その後で20回の遂行が可能となるよう次第に減らす. 各肢の抵抗負荷の設定おおよびその増加量は要なる. 2ないし3週毎に増量する.	3日/週 12週	身体組成（体重, 二重エネルギー吸収法による脂肪量, 除脂肪量, 体脂肪率, CTによる両側大腿の骨格筋面積, 皮下脂肪面積, 筋内脂肪, 筋量減少率）, 大腿外側広筋生検（ミオスタチン, IGF-1のmRNA発現量）, レッグエクステンション, レッグプレス筋力	麻痺側大腿の筋断面積と筋容積はそれぞれ13%と14%の, 非麻痺側はそれぞれ9%と16%の有意な増加. 筋内脂肪は麻痺側で15%, 非麻痺側で8%の有意な減少. ミオスタチンmRNAの水準は, トレーニング前には麻痺側が非麻痺側より40%有意に高く, トレーニング後に49%の有意な減少. 麻痺側では, トレーニング後にレッグエクステンションとレッグプレスの1回最大挙上重量は麻痺肢も非麻痺肢も有意に増加した.
29) Husemann B ら, 2007	無作為化比較試験	発症後29～200日	歩行に人的介助が必要な初発患者30名	実験群：ロボット型歩行トレーニングマシーン[Lokomat]によるトレッドミル上受動歩行30分追加, 体重30%の部分免荷から開始.	5日/週 4週	歩行パラメータ, 身体組成（体重, 生体電気インピーダンス法による除脂肪量, 脂肪量）	実験群では, 平地での麻痺側脚時間の有意な延長, 脂肪量の有意な減少(2.9kg減), 除脂肪量の増加(3.4kg増).
14) Hafer-Macko CE ら, 2008	2群比較	慢性期	少数	有酸素トレッドミル歩行	― 6カ月	大腿外側広筋のミオシン重鎖	麻痺側では運動開始時はタイプIIxとタイプIが非麻痺側よりも減っていて, タイプIIaがみられない状況であったが, 有酸素トレッドミル実施6カ月後はタイプIIaとタイプIが有意に増え, タイプIIxが相対的に減少した. 一方のストレッチを内容とした対照群ではミオシン重鎖の発現量は変化しなかった.

```
┌─────────────────────────────────────────────────┐
│ 導入期：                                         │
│ ・バイタルサイン収集（脈拍計）                      │
│ ・懸垂ハーネスの適合                              │
│ ・トレッドミル開始：ゆっくりから耐性試験時の 70％まで  │
│ ・12〜15 分                                      │
└─────────────────────────────────────────────────┘
                        ↓
┌─────────────────────────────────────────────────┐
│ トレーニング時間：                                 │
│ ・必要なら休息を交えての断続的なトレーニング          │
│ ・通常，12〜15 分のセッションで開始                 │
│ ・耐性が備われば，2 週間ごとに 5 分間延長           │
└─────────────────────────────────────────────────┘
                        ↓
┌─────────────────────────────────────────────────┐
│ トレーニング強度：                                 │
│ ・保守的に 40〜50％の予備心拍数でスタート：隔週に引き上げる │
│ ・トレッドミル速度を 0.1mph（＝0.16km/h）ずつ「速くて快適」まで │
│   引き上げる                                      │
│ ・目標とする有酸素強度に引き上げる必要があれば，傾斜を 1％上げる │
│ ・3 か月で耐性試験を再び行い，トレーニング内容を見直す   │
└─────────────────────────────────────────────────┘
                        ↓
┌─────────────────────────────────────────────────┐
│ トレーニングの目標：                               │
│ ・ウオームアップとクールダウンをそれぞれ 5 分間ずつ加える │
│ ・全体で 45 分の時間に引き上げる                    │
│ ・2, 3 か月内に心拍予備能の 60〜70％をめざして引き上げる │
└─────────────────────────────────────────────────┘
```

図 3　脳血管疾患慢性期におけるトレッドミルトレーニングの標準的な進め方
（Macko RF, et al, 文献 30, 図 3 より著者訳）

3）トレッドミルトレーニング

Macko ら[30]は慢性期患者に対する有酸素を伴う漸増的トレッドミルトレーニングについて生理学的な効能を記述している．それによると，トレッドミルトレーニングで骨格筋の適応のみならず，課題志向アプローチとして中枢神経系の適応および心血管系の適応との相互作用が得られると言及している．片麻痺者に対するトレッドミルのプロトコル例[30]を図 3 に示す．慢性期片麻痺を対象とした実験では，6 カ月間のトレッドミル実施で麻痺肢の大腿外側広筋はタイプⅡaとタイプⅠが有意に増え，タイプⅡxが相対的に減少した[14]．

有酸素トレッドミルは運動麻痺が軽度な者では骨格筋の異常を部分修正したり性質を変えたりする可能性があるとともに，歩行を実際課題とする課題志向トレーニングであるがゆえに運動麻痺が重度な者では麻痺改善の促通として用いられる．

4）身体活動量の維持に関するプロトコルの再考

中高年の筋量，骨強度，糖代謝，動脈の伸縮性の維持のためには 1 日あたりの総運動量の維持が必要とされる[31]．片麻痺があると運動実践の継続が難しく，地域生

活で不可能な活動が生じるため，廃用症候群の予防や心血管系疾患の再発予防などの目的で活動的なライフスタイルに通じるような指導介入が日常診療で行われている．Boysenら[32]は国際的な多施設無作為化比較試験で，歩行可能な脳梗塞患者に退院後2年にわたり身体活動の維持・向上に関する個別指導を繰り返した．しかし，活動量の増加を強く奨励（定期的なフォローアップでの詳細な口頭指示）したり活動プログラムを具体的に指導（個別的に活動計画の変更調整）したりしても身体活動量の有意な向上にはつながらなかった．従来指導では脳血管疾患患者の行動変容は起こっていないことを意味する．サルコペニアをよりしっかりと予防するには身体活動量が能動的に維持されることを期待するのではなく，上記のような積極的なトレーニングの導入が必要[14]といえよう．

4 おわりに

脳血管疾患等による上位運動ニューロン障害では筋萎縮はないか，あっても廃用性筋萎縮が起きると理解されてきた．しかし，それは診療における運動麻痺の種類の鑑別ポイントであり，運動療法に必要な病態理解をうながすものではない．脳血管疾患では脱神経，廃用，炎症，組織修復および痙性などの組み合わせが麻痺側の筋の遺伝子発現量の変化や萎縮に複雑なパターンをもたらしている[3]．そして炎症に伴う酵素触媒反応の活性化および酸化ストレスによる骨格筋の筋消耗，インスリン作用の障害が起きていることを示す証拠が出そろいつつある[14]．

脳血管疾患ではベースに神経筋系機能障害があるため，加齢性サルコペニアに効果的とされる漸増負荷筋力強化運動の方法がすべて適用できるわけでないであろう．系統的な研究はまだ少ないが，不全麻痺の患者では筋力トレーニング，歩行が可能な慢性期患者では有酸素トレッドミルで筋組成が改善する．なお，脳血管疾患後は身体活動量の減少が著しく，その点への配慮が重要である．関節運動機能のみならず身体組成および骨格筋の代謝と構造の改善（図4）[14]という三つどもえのアウトカムを考慮した運動療法（リハビリテーション戦略）の開発が必要とされている．

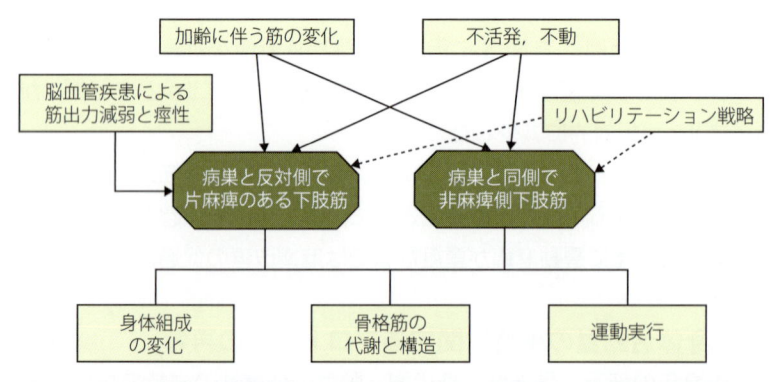

図4 脳血管疾患の慢性期患者の骨格筋に対して見込まれる影響の枠組み
（Hafer-Macko CE, Ryan AS, et al，文献14，図1より著者訳）

今後は運動麻痺が重度な者に対するサルコペニア予防の方策，四肢除脂肪重量や筋内脂肪量の変化をアウトカムとする研究の本格化，運動療法やリハビリテーションのガイドライン化に向けた取り組み[3]などが課題となるのではないかと考える．

文献

1) Gracies JM : Pathophysiology of spastic paresis. II : Emergence of muscle overactivity. *Muscle Nerve*, 31 (5) : 552-571, 2005.
2) 原 寛美：急性期から開始する脳卒中リハビリテーションの理論とリスク管理，脳卒中理学療法の理論と技術，原寛美，吉尾雅春編，メジカルビュー，2013, pp.164-190.
3) Scherbakov N, Doehner W : Sarcopenia in stroke-facts and numbers on muscle loss accounting for disability after stroke. *J Cachexia Sarcopenia Muscle*, 2 (1) : 5-8, 2011.
4) Carda S, Cisari C, et al : Sarcopenia or muscle modifications in neurologic diseases : a lexical or patophysiological difference? . *Eur J Phys Rehabil Med*, 49 (1) : 119-130, 2013.
5) Ryan AS, Dobrovolny CL, et al : Hemiparetic muscle atrophy and increased intramuscular fat in stroke patients. *Arch Phys Med Rehabil*, 83 (12) : 1703-1707, 2002.
6) Ryan AS, Buscemi A, et al : Atrophy and intramuscular fat in specific muscles of the thigh : associated weakness and hyperinsulinemia in stroke survivors. *Neurorehabil Neural Repair*, 25 (9) : 865-872, 2011.
7) Gray V, Rice CL, et al : Factors that influence muscle weakness following stroke and their clinical implications : a critical review. *Physiother Can*, 64 (4) : 415-426, 2012.
8) English C, McLennan H, et al. Loss of skeletal muscle mass after stroke : a systematic review. *Int J Stroke*, 5 (5) : 395-402, 2010.
9) Carin-Levy G, Greig C, et al : Longitudinal changes in muscle strength and mass after acute stroke. *Cerebrovasc Dis*, 21 (3) : 201-207, 2006.
10) Jørgensen L, Jacobsen BK : Changes in muscle mass, fat mass, and bone mineral content in the legs after stroke : a 1 year prospective study. *Bone*, 28 (6) : 655-659, 2001.
11) Ryan AS, Ivey FM, et al : Skeletal muscle hypertrophy and muscle myostatin reduction after resistive training in stroke survivors. *Stroke*, 42 (2) : 416-420, 2011.
12) Scherbakov N, Dirnagl U, et al : Body weight after stroke : lessons from the obesity paradox. *Stroke*, 42 (12) : 3646-3650, 2011.
13) Hafer-Macko CE, Yu S, et al : Elevated tumor necrosis factor-alpha in skeletal muscle after stroke. *Stroke*, 36 (9) : 2021-2023, 2005.
14) Hafer-Macko CE, Ryan AS, et al : Skeletal muscle changes after hemiparetic stroke and potential beneficial effects of exercise intervention strategies. *J Rehabil Res Dev*, 45 (2) : 261-72, 2008.
15) Knops M, Werner CG, et al : Investigation of changes in body composition, metabolic profile and skeletal muscle functional capacity in ischemic stroke patients : the rationale and design of the Body Size in Stroke Study (BoSSS). *J Cachexia Sarcopenia Muscle*, 4 (3) : 199-207, 2013.
16) De Deyne PG, Hafer-Macko CE, et al : Muscle molecular phenotype after stroke is associated with gait speed. *Muscle Nerve*, 30 (2) : 209-215, 2004.
17) Shumway-Cook A：運動制御における制約：神経学的機能障害の概要．モーターコントロール 研究室から臨床実践へ（田中繁，高橋明監訳），第4版，医歯薬出版，2013, pp107-131.
18) Gracies JM : Pathophysiology of spastic paresis. I : Paresis and soft tissue changes. *Muscle Nerve*, 31 (5) : 535-551, 2005.
19) Andrews AW, Bohannon RW : Distribution of muscle strength impairments following stroke. *Clin Rehabil*, 14 (1) : 79-87, 2000.
20) Harris ML, Polkey MI, e al : J. Quadriceps muscle weakness following acute hemiplegic stroke. *Clin Rehabil*, 15 (3) : 274-281, 2001.
21) 厚生労働科学研究補助金（長寿科学総合研究事業）高齢者における加齢性筋肉減弱現象（サルコペニア）に関する予防対策確立のための包括的研究研究班．サルコペニア：定義と診断に関する欧州関連学会のコンセンサス―高齢者のサルコペニアに関する欧州ワーキンググループの報告―の監訳．日老医誌，49：788-805, 2012.
22) Michael KM, Allen JK, et al : Reduced ambulatory activity after stroke : the role of balance, gait, and cardiovascular fitness. *Arch Phys Med Rehabil*, 86 (8) : 1552-1556, 2005.
23) Haeuber E, Shaughnessy M, et al : Accelerometer monitoring of home- and community-based ambulatory activity after stroke. *Arch Phys Med Rehabil*, 85 (12) : 1997-2001, 2004.
24) Riolo L, Fisher K : Is there evidence that strength training could help improve muscle function and other outcomes without reinforcing abnormal movement patterns or increasing reflex activity in a man who has had a stroke? *Phys Ther*, 83 (9) : 844-851, 2003.
25) Morris SL, Dodd KJ, et al : Outcomes of progressive resistance strength training following stroke : a systematic review. *Clin Rehabil*, 18 (1) : 27-39, 2004.
26) Eng JJ. Strength training in individuals with stroke. *Physiotherapy Canada*, 56 (4) : 189-200, 2004.
27) Borges CAS, Castao KC, et al : Effect of resisted exercise on muscular strength, spasticity and functionality in chronic hemiparetic subjects : a systematic review. *J of Applied Research*, 9 (4) : 147-158, 2009.
28) Hammami N, Coroian FO, et al : Isokinetic muscle strengthening after acquired cerebral damage : a literature review. *Ann of Phys Rehabil Med*, 55 (4) : 279-291, 2012.
29) Husemann B, Müller F, et al : Effects of locomotion training with assistance of a robot-driven gait orthosis in hemiparetic patients after stroke : a randomized controlled pilot study. *Stroke*, 38 (2) : 349-354, 2007.
30) Macko RF, Ivey FM, et al : Task-oriented aerobic exercise in chronic hemiparetic stroke : training protocols and treatment effects. *Top Stroke Rehabil*, 12 (1) : 45-57, 2005.
31) Mazzeo RS, Tanaka H, Exercise prescription for the elderly : current recommendations. *Sports Med*, 31 (11) : 809-818, 2001.
32) Boysen G1, Krarup LH, et al : ExStroke Pilot Trial of the effect of repeated instructions to improve physical activity after ischaemic stroke : a multinational randomised controlled clinical trial. *BMJ*, 339 : b2810. doi : 10.1136/bmj.b2810., 2009.

5 急性期患者におけるサルコペニアの運動療法

井平　光

Key Point

- 疾病や増悪による急性の不活動状態は，高齢者のサルコペニアを加速的に進行させ，その後の筋力回復過程にも悪影響を及ぼす．
- 高齢者における急性期からのベッドサイドアプローチには筋力維持の効果が報告されている．
- 具体的な実践方法としては，客観的な指標によって負荷量を確認しながら徒手抵抗による筋力増強運動などが考えられ，疾患特異的な注意点を遵守しながらも筋力維持に努めることが重要である．

1 急性期患者のサルコペニア

　医療者にとって「急性期」とは，病気のステージ（発症初期であること）や発症様式（急性に発症すること），救急医療という概念で捉えられることが多い．急性期患者を明確に定義することは難しいが，本稿では急性期患者を「何らかの病気が急性発症，あるいは急性増悪した患者」と位置付けることとする．

　急性期患者は疾病に対する治療や処置が優先されるため，しばしば安静を強いられることがある．わが国におけるリハビリテーションでは，早期リハビリテーションとして入院初期からベッドサイドでの運動介入がなされているものの，入院前の日常生活と比較すると多くの患者は運動量や活動量が低下した状態になる．特に，高齢者にとって身体活動を制限されることは，さまざまな機能低下を招くことが報告されており[1]，加齢に伴う筋量減少や筋力低下であるサルコペニアをよりいっそう進行させる要因となる．高齢者における急性の安静や不動状態が筋に与える影響を表1にまとめた[2-7]．安静のなかでも特に早期の廃用性筋力低下について検討され始めたのが近年であるため，この現象に対する筋生理学的なメカニズムはまだ十分に明らかにされていない．そのなかでも，短期間（2週間以内）のベッド上安静やギプス固定によって高齢者の筋量[2, 4, 5, 7]と筋力[2-6]は減少し，筋タンパク質代謝も減少する[2, 7]ことが

国立がん研究センター
社会と健康研究センター
疫学研究部

表1 急性期高齢者の筋量，筋力，および筋タンパク質代謝の変化

著者	発表年	対象者数(名)	平均年齢(歳)	廃用期間(日)	筋量減少(%/日)	筋力減少(%/日)	筋タンパク質代謝の変化
Kortebein et al.[2]	2007	12	67	10	0.6	1.5	30%減少
Kortebein et al.[3]	2008	11	67	10	—	1.3	—
Suetta et al.[4]	2009	9	67.3	14	0.4	1.1	—
Hvid et al.[5]	2010	9	67.3	14	1.0	1.8	—
Hvid et al.[6]	2011	8	66.6	14	—	1.6	—
Drummond et al.[7]	2012	6	67.2	7	0.6	—	40%減少

報告されている．一方で，身体的に虚弱な高齢者，より高齢の対象者，あるいはサルコペニアが進行している高齢者などにおける特異的な生理学的メカニズムはまだ明らかにされていない．また，急性期の筋萎縮や筋力低下に関しては性差があることも報告されている[8]．今後，高齢者に対する急性期の廃用性筋力低下に関しては，対象や研究デザインが細分化され，より詳細なメカニズムの解明が進展するだろう．

2 急性期患者に対する筋力低下予防の意義

急性期における筋量や筋力の減少率は，ベッド上安静の初期でより大きいという示唆がある．White らは，2週間の不活動期間のうち筋萎縮の大部分はすでに最初の1週間で起こっていることを提案し[9]，これを支持する報告も存在する[10]．最近では，ギブス固定の3日後には，すでに筋タンパク質合成の減少[11]が起こっていることが確認されている．さらに，若年成人と高齢者ともにギブス固定の4日後には大腿四頭筋の筋線維横断面積が約10%減少することも示された[12]．これらのことから，Wall らは，安静不活動の初期に起こる筋量減少のメカニズムが，長期のそれと異なることを提案しており[13]，急性期から筋力増強運動を開始する意義は高まっている．

図1に，不活動時の骨格筋萎縮の経時変化と筋タンパク代謝の変化との関係性を示した[14]．不活動の前には筋タンパク質合成と分解の比はバランスがとれているため筋量の変化は起こらない．A領域は，不活動の始まりが筋タンパク質の分解率増加と合成率低下を同時に導くという仮説（徐々にエビデンスが蓄積されてきている）を表しており，筋萎縮は急速に起こる．次に，不活動が遷延すると筋タンパク質の分解はベースライン時に戻るが，筋タンパク質の合成は低いまま推移するため，緩やかな割合で筋萎縮は進行する．B領域に表現されたことも信頼できるエビデンスが積み重ねられている．

安静不活動によって筋力が低下した高齢者は，多くの場合，筋力や筋量がもとの状態に回復する過程にも加齢の影響を受ける[4,15-17]．これは，たとえ安静後にトレーニングをしたとしても，上述したような筋タンパク質の合成と分解の不均衡，すなわち筋回復能力が著明に減少していることが要因であると考えられている．このことか

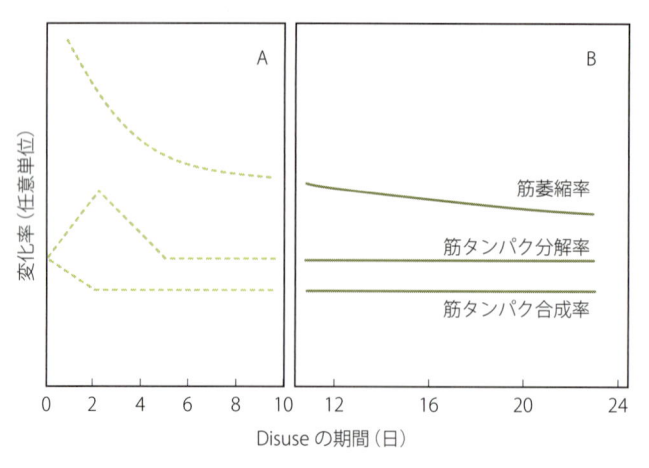

図1 安静期間における骨格筋萎縮と筋タンパク代謝の経時変化
（文献14より一部改変）

ら，安静を強いられた高齢者に対して安静初期から筋タンパク質の合成を促進し，分解を遅延させるための手段を講じることがいかに重要であるかは明白である．

3 ベッドサイドでの運動療法の効果

　急性期の患者に対して，高強度の筋力増強運動をさせることは難しい場合が多い．なぜならば，急性炎症などにより運動が医療的禁忌とされることがあり，臨床研究として実施する場合にも倫理的に困難なことが多いからである[16]．特にサルコペニア高齢者に対して急性期に筋力増強運動を実施する場合，急性期状態の高齢者がサルコペニアの定義に該当するか否かの適切な評価が難しいこと，あるいは急性期病院では十分な介入期間を確保することが難しい場合が多いなどの理由から，高齢者に対する急性期の筋力増強運動に関するデータは多くない．このような制約のなかでも，いくつかのランダム化比較試験（Randomized Controlled Trial；RCT）を表2にまとめた[18-22]．この表では急性期における筋力増強運動の効果に着目したため，必ずしも本書が対象としているサルコペニアの定義に該当しているとは限らないことに注意されたい．

　また，最近では，急性期からの筋力増強運動が困難な患者に対して，電気刺激による非能動的な筋収縮の介入が注目されている．電気的筋肉刺激（Electrical Muscle Stimulation；EMS）は，運動関連電位と同様の刺激を機械的に与えることによって筋収縮を引き起こす．142名の集中治療室入院患者に対してEMSを用いたRCTでは，介入群で握力や膝伸展筋力などの筋力増強に効果がみられたことを報告している[23]．一方で，高齢者を対象に7日間のEMSを実施した結果，筋量減少を予防することができなかったことも報告されて[24]おり，その有効性が問われている．表2に示したSuettaらの報告[19,20]によると，急性期の高齢者に対するEMSには一定の効果は認められるものの，筋力増強運動を実施したほうが，筋力，筋断面積，および歩

表2 ランダム化比較試験による急性期筋力トレーニングの効果

著者	発表年	対象者数（名）	平均年齢（歳）	群	介入開始時期	介入期間	負荷	アウトカム	結果
Tal-Akabi et al.[18]	2007	下肢の整形疾患で片側術後の高齢者62名	74.1	非術側高負荷トレーニング（33名）vs 非術側低負荷トレーニング（29名）	術後平均12.8±3.6日	週5回3週間	非術側に漸増負荷トレーニング実施。最終的には80% 1RMで8～15回を3セット施行。	（非術側の）筋電積分値、最大膝伸展トルク	両群共に、術前と比較して非術側の筋電積分値、1RM筋力、最大膝伸展トルクが有意に改善した。さらに、高負荷トレーニング群ではより大きな改善を認めた。
Suetta et al.[19]	2008	片側股関節置換術予定の高齢者36名（男性18名、女性18名）	69	筋力増強群（13名）電気刺激群（11名）通常リハ群（12名）	術後早期	週3回12週間	術側に漸増負荷トレーニング実施。最終的には8RM×8回×3セットの膝伸展とレッグプレス	（術側の）最大膝伸展筋力、筋線維羽状角、筋厚	筋力増強群で有意に最大膝伸展筋力、筋線維羽状角、筋厚が増加した。また、運動機能パフォーマンスも向上した。
Suetta et al.[20]	2004	片側股関節置換術予定の高齢者36名（男性18名、女性18名）	69	筋力増強群（13名）電気刺激群（11名）通常リハ群（12名）	術後早期	週3回12週間	最初の週は20RMで実施。最終的には8RM×8回×3～5セットの膝伸展とレッグプレス	（術側の）大腿の筋横断面積、最大膝伸展筋力	筋力増強群で有意に横断面積（12%）と筋力（22～28%）が増加。
Husby et al.[21]	2009	人工股関節全置換術施行の患者24名	57	最大筋力トレーニング群（12名）vs 通常リハ群（12名）	術後1週後	週5回4週間	抜糸までは12～15RMの低負荷で実施。最終的には5～6RMで実施。	1RMのレッグプレス筋力、1RMの股関節外転筋力	12カ月後に通常リハ群と比較して、最大筋力トレーニング群で筋力が有意で高値を示した。
Brooks et al.[22]	2008	健常男性31名	42	アミノ酸摂取群（7名）vs トレーニング群（12名）vs アミノ酸摂取＋トレーニング群（12名）	ベッドレスト直後	週6回ベッドレストの28日間	70～80% 1RMで1日1時間実施。上下肢全般的に実施。	CTによる大腿筋厚、上下肢筋力	アミノ酸摂取群に比べてトレーニングをした2群で、大腿筋厚と上下肢筋力の低下率は有意に低かった。

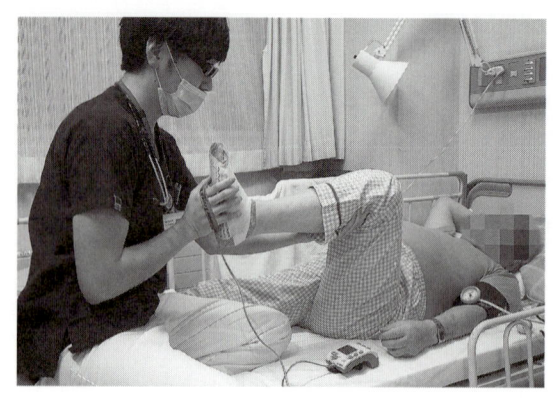

図2　股関節伸展運動

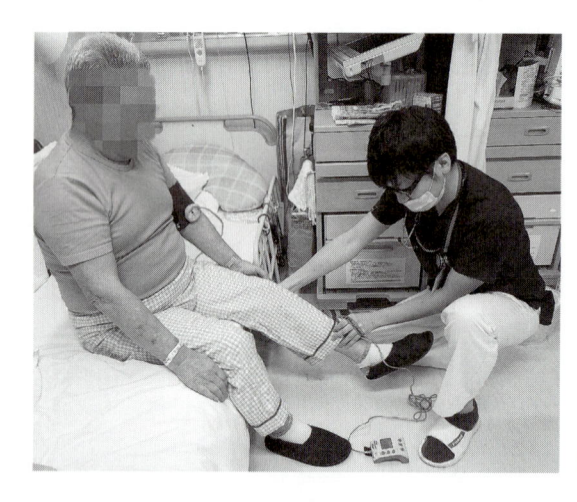

図3　膝関節伸展運動

行速度や動的バランスなどの運動パフォーマンスに対して効果的であることが明らかにされている.

　また，栄養状態との関連性も無視することはできない．図1に示したとおり，高齢者の不活動期間における筋力低下は筋タンパク質の代謝変化が大きな要因である．したがって，十分な（筋タンパク質の代謝が促進されるような）栄養状態で運動を行うことが筋力増強に効果的であり，先行研究[25, 26]によっても支持されている．急性期高齢者に運動を処方する理学療法士としては，栄養の専門家と密に情報交換をしながら，より効果的な筋力増強運動を検討していくことが望ましい.

4 ベッドサイドでの具体的な筋力増強運動の実施方法

　急性期患者のなかでも，症状が安定し離床を許可された患者に対してはマシントレーニングなど積極的な筋力増強運動を実施すべきである．しかしながら，安静を強いられている急性期患者に対するベッドサイドトレーニングでは，体位変換の制限や運動範囲の制限などのさまざまな制約のなかで筋力増強運動を実施する必要がある．

はじめに，運動開始前にバイタルチェックや最大負荷量の設定をあらかじめ確認しておくことはいうまでもない．次に，実際に筋力増強運動を目的とする筋について，急性期の高齢者にとって，特定の筋のみが選択的に低下することは稀であり，筋力低下はおおよそ全身的に起こることが特徴的である[27]．そのため，ベッドサイドでの筋力増強運動として，下肢では股関節伸展運動や膝関節伸展運動などの粗大筋力向上を目的とした取り組みがより効果的な運動と考えられる．

　実際のベッドサイドにおける筋力増強運動の様子を図2，3に示した．図のように，運動施行中にハンドヘルドダイナモメータを使用することで，客観的な負荷量設定を行うことができる．たとえば，「80% 1RMの負荷量」で股関節伸展の筋力増強運動を実施しようとした場合，図2のように背臥位で足底にハンドヘルドダイナモメータをあてながら，はじめに最大の股関節伸展運動を実施させる．このときの最大値が100Nであれば，80Nが80% 1RMに相当するため，80Nの股関節伸展運動を促すように徒手抵抗を加える．負荷量の再現性としては低い手法ではあるが，限られた環境のなかで工夫をしながら筋力増強運動を実施し，高齢者における急性期の筋力低下をできるだけ早期に予防することが重要である．

5 ベッドサイドにおける筋力増強運動の注意点

　急性期早期からの筋力増強運動は重要であるが，優先されるべきは疾病の「急性期」状態に至った経緯を十分に把握し，患者の全身状態を適切に評価することである．したがって，筋力増強運動を実施するにあたり問題のない全身状態であるかどうかを医師と十分に検討することが必要不可欠である．そのうえで，できるだけ早期から筋力増強運動を実施することが高齢者のサルコペニアを予防し，その後の日常生活機能を維持することにつながる．

文献

1) Gill TM, Allore H, et al : The deleterious effects of bed rest among community-living older persons. *J Gerontol A Biol Sci Med Sci*, 59 (7) : 755-761, 2004.
2) Kortebein P, Ferrando A, et al : Effect of 10 days of bed rest on skeletal muscle in healthy older adults. *JAMA*, 297 (16) : 1772-1774, 2007.
3) Kortebein P, Symons TB, et al : Functional impact of 10 days of bed rest in healthy older adults. *J Gerontol A Biol Sci Med Sci*, 63 (10) : 1076-1081, 2008.
4) Suetta C, Hvid LG, et al : Effects of aging on human skeletal muscle after immobilization and retraining. *J Appl Physiol*, 107 (4) : 1172-1180, 2009.
5) Hvid L, Aagaard P, et al : Effects of aging on muscle mechanical function and muscle fiber morphology during short-term immobilization and subsequent retraining. *J Appl Physiol*, 109 (6) : 1628-1634, 2010.
6) Hvid LG, Ortenblad N, et al : Effects of ageing on single muscle fibre contractile function following short-term immobilisation. *J Psychol*, 589 (19) : 4745-4757, 2011.
7) Drummond MJ, Dickinson JM, et al : Bed rest impairs skeletal muscle amino acid transporter expression, mTORC1 signaling, and protein synthesis in response to essential amino acids in older adults. *Am J Physiol Endocrinol Metab*, 302 (9) : 1113-1122, 2012.
8) Smith GI, Reeds DN, et al : Sexually dimorphic effect of aging on skeletal muscle protein synthesis. *Biol Sex Differ*, 3 (1) : 11, 2012.
9) White MJ, Davies CT, et al : The effects of short-term voluntary immobilization on the contractile properties of the human triceps surae. *Q J Exp Physiol*, 69 (4) : 685-691, 1984.
10) Ferrando AA, Stuart CA, et al : Magnetic resonance imaging quantitation of changes in muscle volume during 7 days of strict bed rest. *Aviat Space Environ Med*, 66 (10) : 976-981, 1995.
11) Thom JM, Thompson MW, et al : Effect of 10-day cast immobilization on sarcoplasmic reticulum calcium regulation in humans. *Acta Physiol Scand*, 172 (2) : 141-147, 2001.
12) Suetta C, Frandsen U, et al : Aging affects the transcriptional regulation of human skeletal muscle disuse atrophy. *PLoS One*, 7 (12) : 51238, 2012.
13) Wall BT : van Loon LJ. Nutritional strategies to attenuate muscle disuse atrophy. *Nutr Rev*, 71 (4) : 195-208, 2013.
14) Wall BT, Dirks ML, et al : Skeletal muscle atrophy during short-term disuse : Implications for age-related sarcopenia. *Ageing Res Rev*, 12 (4) : 898-906, 2013.
15) Suetta C, Frandsen U, et al : Aging is associated with diminished muscle re-growth and myogenic precursor cell expansion in the early recovery phase after immobility-induced atrophy inhuman skeletal muscle. *J Physiol*, 591 (15) : 3789-3804, 2013.
16) English KL, Paddon-Jones D : Protecting muscle mass and function in older adults during bed rest. *Curr Opin Clin Nutr Metab Care*, 13 (1) : 34-39, 2010.
17) Drummond MJ, Dreyer HC, et al : Skeletal muscle protein anabolic response to resistance exercise and essential amino acids is delayed with aging. *J Appl Physiol*, 104 (5) : 1452-1461, 2008.
18) Tal-Akabi A, Steiger U, et al : Neuromuscular adaptation to early post-operative, high-intensity, short resistance training of non-operated lower extremity in elderly patients : a randomized controlled trial. *J Rehabil Med*, 39 (9) : 724-729, 2007.
19) Suetta C, Andersen JL, et al : Resistance training induces qualitative changes in muscle morphology, muscle architecture, and muscle function in elderly postoperative patients. *J Appl Physiol*, 105 (1) : 180-186, 2008.
20) Suetta C, Magnusson SP, et al : Resistance training in the early postoperative phase reduces hospitalization and leads to muscle hypertrophy in elderly hip surgery patients--a controlled, randomized study. *J Am Geriatr Soc*, 52 (12) : 2016-2022, 2004.
21) Husby VS, Helgerud J, et al : Early postoperative maximal strength training improves work efficiency 6-12 months after osteoarthritis-induced total hip arthroplasty in patients younger than 60 years. *Am J Phys Med Rehabil*, 89 (4) : 304-314, 2010.
22) Brooks N, Cloutier GJ, et al : Castaneda-Sceppa C. Resistance training and timed essential amino acids protect against the loss of muscle mass and strength during 28 days of bed rest and energy deficit. *J Appl Physiol*, 105 (1) : 241-248, 2008.
23) Karatzanos E, Gerovasili V, et al : Electrical muscle stimulation : an effective form of exercise and early mobilization to preserve muscle strength in critically ill patients. *Crit Care Res Pract*, 432752, 2012.
24) Poulsen JB, Møller K, et al : Effect of transcutaneous electrical muscle stimulation on muscle volume in patients with septic shock. *Crit Care Med*, 39 (3) : 456-461, 2011.
25) Ferrando AA, Paddon-Jones D, et al : EAA supplementation to increase nitrogen intake improves muscle function during bed rest in the elderly. *Clin Nutr*, 29 (1) : 18-23, 2010.
26) Deutz NE, Pereira SL, et al : Effect of β-hydroxy-β-methylbutyrate (HMB) on lean body mass during 10 days of bedrest in older adults. *Clin Nutr*, 32 (5) : 704-712, 2013.
27) Ferrando AA, Lane HW, et al : Prolonged bed rest decreases skeletal muscle and whole body protein synthesis. *Am J Physiol*, 270 (4) : E627-633, 1996.

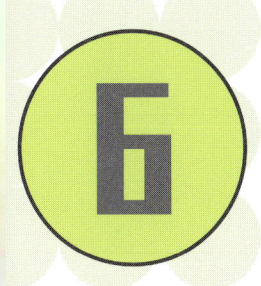

6 慢性期患者（廃用症候群）におけるサルコペニアの運動療法

平瀬達哉

Key Point

- 慢性期患者（特に施設入所高齢者）を対象とした運動療法では，漸増的レジスタンストレーニングが筋力や身体パフォーマンスの改善に効果的である．また，この効果は運動強度に関係なく認められており，運動による有害事象も少なく実行可能性も高い．
- 中等度から重度の認知もしくは身体機能障害を有している施設入所高齢者であっても，漸増的レジスタンストレーニングは筋力や身体パフォーマンスの改善に効果がある．
- 介入期間は2～4カ月，頻度は週3回，1回のセッションは30～60分で構成されているプログラムが多い．運動の回数は8回の反復を3セット実施し，最大筋力に基づき負荷量を設定しているプログラムが多い．

1 慢性期患者とサルコペニア

　サルコペニアは加齢に伴い増加し，機能的能力，日常生活活動やQOLの低下など生活機能に対しさまざまな影響を及ぼす．慢性期患者（本稿では施設入所高齢者）を対象としたサルコペニアの有病率については報告が少ないのが現状であるが，イタリアのナーシングホーム入所者を対象に調査された研究がある．この研究では，70歳以上の入所者122名を対象にThe European Working Group on Sarcopenia in Older People（EWGSOP）[1]によってサルコペニアの有病率を調査した結果，40名（32.8％）がサルコペニアであったと報告している[2]（図1）．わが国においては，地域在住要支援・要介護高齢者72名を対象に改訂版EWGSOPを用いて調査した結果，27名（37.5％）がサルコペニアであったという報告がなされている[3]．

　多くの施設入所高齢者は，基本動作が自立している人でさえ臥床時間が長いとされている[4]ため，機能的能力，日常生活活動能力，身体活動量は低下していくことが容易に予想される．地域在住高齢者を対象とした研究では，これらを予防するためには運動介入が効果的であることが数多く報告されている．一方，施設入所高齢者に対する運動は，身体パフォーマンスの改善を目的とするより，レクリエーション活動とし

長崎大学大学院保健学専攻理学療法学分野

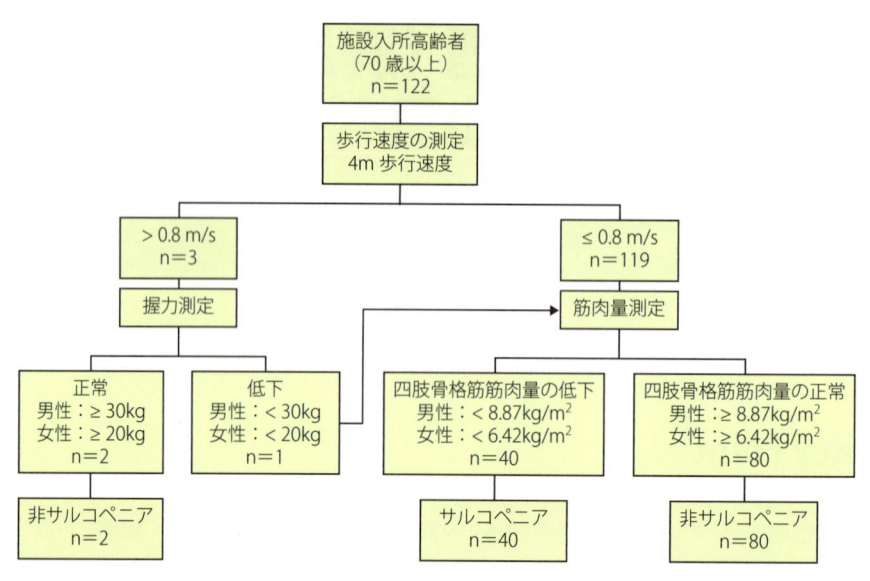

図1 イタリアのナーシングホーム入所者を対象としたサルコペニアの有病率
（文献2より改変引用）

て実施されている場合が多い．しかし近年，漸増的レジスタンストレーニング（Progressive Resistance Training：PRT）が筋力や身体パフォーマンス改善に効果的であることが示されており，施設入所高齢者に対しても実行可能性が高いことが報告されている[5]．

2 施設入所高齢者に対するPRTの効果について

施設入所高齢者を対象としたPRTの効果に関する先行研究では，1994年に報告されたFiatarone et al[6]のランダム化比較試験が印象強い．彼らは，70歳以上で6m以上歩行可能な施設入所高齢者100名（平均87.1歳）を対象に，最大反復回数（Repetition Maximum：RM）で負荷量を高負荷（1RMの80％）に設定したPRTを10週間実施し，下肢筋力・身体パフォーマンス・大腿部筋面積に対する効果について検討している．具体的な運動実践の内容は，週3回，1回のセッションは45分であり，下肢伸展，膝伸展，股伸展筋力を強化するマシンを用いてPRTを行っている．運動回数は，8回反復を1セットとし，それを3セット実施，1回は6～9秒で実施し，反復間は1～2秒，セット間は2分の休息をはさみながら行っている．負荷量は，1RMを2週ごとに測定し，それに応じて80％に設定しトレーニングを行っているため，2週ごとに負荷量を個別に再設定していることになる．その結果，運動群では下肢筋力が平均113％増加し，歩行速度も運動群では平均11.8％改善している．さらに，大腿部の筋横断面積では運動群は平均2.7％増加しており，PRTは施設入所高齢者の下肢筋力や身体パフォーマンス，筋面積に対し効果的であることを報告している．興味深いことに，本研究の運動群のコンプライアンスは97％と非常に

表 1　施設入所高齢者を対象とした運動強度が低～中等度の漸増的レジスタンストレーニングに関する先行研究

研究	対象	期間と頻度	強度と介入内容	効果
Serra-Rexach et al. (2011)[7]	40名（介入群20名，平均92歳）※90歳以上，歩行補助具を使用	12週間，週3回（8週間トレーニング＋4週の脱トレーニング）	強度：1RMの30～70%　1回のセッション：45～50分　下肢伸展筋力をマシンを用いて強化．1～2分の休息をはさみながら8～10回反復を2～3セット実施．重錘やセラバンドを用いた6種類の上下肢を強化する運動も実施．	下肢伸展筋力が8週後平均17%増加．脱トレーニング後でもベースラインよりも平均9%増加．転倒回数減少．歩行速度，TUG変化なし．
Baum EE et al. (2003)[8]	20名（介入群11名，平均88歳）※介助者や歩行補助具があれば歩行可能．ベースラインのTUG；45秒，MMSE；21点	12カ月，週3回	強度：低負荷　1回のセッション：60分　重錘やセラバンドを用いて上下肢筋力を座位で強化．5回反復の1セットから開始し，10回反復の2セットに増加．	TUGが18秒，PPTが1.3点，BBSが4.8点，MMSEが3.1点改善．
Venturelli M et al. (2010)[9]	30名（介入群15名，平均83.3歳）※Barthel Indexで1もしくはそれ以上の日常生活で介助を要す，MMSE；15～25点	12週間，週3回	強度：1RMの50%　1回のセッション：45分　重錘やセラバンドを用いて座位で上肢筋力を強化．20回反復を3セット実施．	上肢筋力が29%増加．肩関節柔軟性が改善．上肢周径は変化なし．
Lazowski DA et al. (1999)[10]	68名（介入群36名，平均79.7歳）※最小限の介助で立位保持可能．	4カ月，週3回	強度：不明（実施可能な強度）　1回のセッション：45分　重錘やセラバンドを用いて座位と立位で上下肢筋力を強化．5回反復の1セットから開始し，10回反復の2セットに段階的に増加．	膝伸展筋力が46～55%増加．下肢筋力（股関節屈曲伸展＋内外転＋膝伸展筋力）が平均18%改善．
Seynnes O et al. (2004)[11]	22名（介入群6名，平均80.7歳）※70歳以上で少なくとも介助なしで20m歩行可能	10週間，週3回	強度：1RMの40%　膝伸展筋力を強化．8回反復を3セット，1回は6～8秒で実施．セット間に1～2分の休息．	膝伸展筋力が平均36.6%増加．椅子起立と段差昇降時間が改善．

RM：Repetition Maximum, TUG：Timed Up and Go test, MMSE：Mini Mental State Examination, PPT：Physical Performance Test, BBS：Berg Balance Scale

高く，運動による有害事象も発生していない．
　上述した研究は，高負荷でのPRTによって筋力や身体パフォーマンスに対し効果を認めているが，負荷量の設定は先行研究でさまざまである．したがって，施設入所

表2 施設入所高齢者を対象とした運動強度が高強度の漸増的レジスタンストレーニングに関する先行研究

研究	対象	期間と頻度	強度と介入内容	効果
Fiatarone MA et al. (1994)[6]	100名（平均87.1歳）（運動群25名，運動＋サプリメント補充群25名）※70歳以上で6m歩行可能．	10週間，週3回	強度：1RMの80%　1回のセッション：45分　股関節，膝関節周囲筋を強化する運動を座位でマシンを用いて実施．8回反復を3セット，1回は6～9秒で実施．	運動を実施した群では，下肢筋力が平均113%増加．歩行速度が平均11.8%改善．大腿部筋面積が平均2.7%増加．
Sullivan DH et al. (2001)[12]	19名（平均82.8歳）※歩行可能者13名，歩行不可能者6名，MMSE≧10点	10週間，週3回	強度：1RMの80%　下肢伸展筋力をマシンを用いて座位で強化．8回反復を3セット実施し，セット間は3～5分休息．1週目に，運動や呼吸方法の指導，2週目に1RMの50%，3週目から1RMの80%で実施．	下肢伸展筋力が平均74%増加．歩行速度が19名中10名で改善．歩行不可能者6名のうち，4名が歩行可能となる．
Seynnes O et al. (2004)[11]	22名（介入群8名，平均83.3歳）※70歳以上で少なくとも介助なしで20m歩行可能	10週間，週3回	強度：1RMの80%　膝伸展筋力を強化．8回反復を3セット，1回は6～8秒で実施．セット間に1～2分の休息．	膝伸展筋力が平均57.3%増加．椅子起立と段差昇降時間が改善．6分間歩行距離が増加．
Rosendahl E et al. (2006)[13]	191名（平均84.7歳）（運動＋プロテイン補充46名，運動＋プラセボ45名）※日常生活に介助を要し，MMSE≧10点	13週，2.5回/週	強度：高負荷（8～12RM）　1回のセッション：45分　12RMが可能となれば，負荷量は増加．セット数や反復回数は不明．PRTとバランストレーニング含む複合トレーニング	下肢筋力が増加．歩行速度，BBSが改善．
Bruunsgaard H et al. (2004)[14]	23名（介入群11名，平均88.6歳）	12週，週3回	強度：1RMの80%　1回のセッション：45分　膝屈曲・伸展筋をマシンを用いて座位で強化．8回反復の3セット実施し，セット間は2分休息．1回を6秒で実施．1週目は1RMの50%，2～12週目は1RMの80%で実施．	膝屈曲・伸展筋力が増加．

RM：Repetition Maximum, MMSE：Mini Mental State Examination, BBS：Berg Balance Scale

高齢者を対象としたPRTの運動強度の違いに着目した運動実践の具体的内容とその効果について述べる．

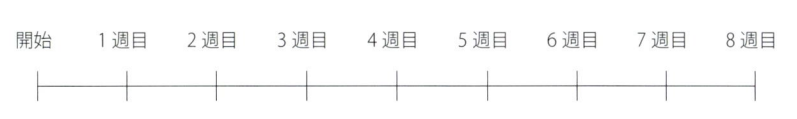

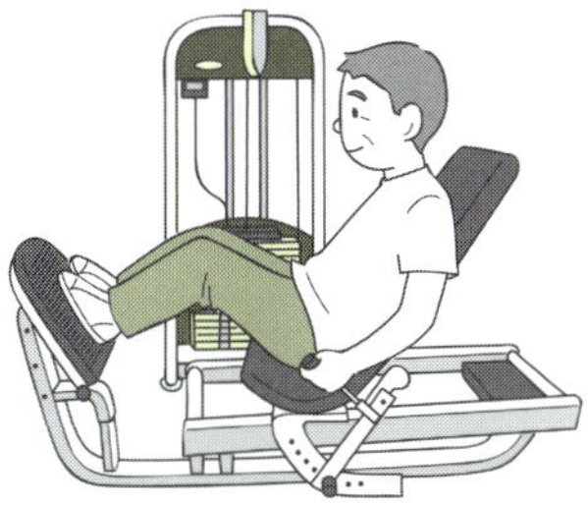

図2 施設入所高齢者を対象とした低〜中等度運動強度での漸増的レジスタンストレーニングの負荷設定の紹介

RM：Repetition Maximum
運動は，1〜2分の休憩をはさみながら8〜10回反復の2〜3セットを実施．

3 施設入所高齢者に対する低〜中等度負荷運動強度でのPRTの運動実践の具体的内容

　施設入所高齢者を対象とした運動強度が低〜中等度負荷のPRTに関する先行研究を**表1**に示す．Serra-Rexach et al[7]は，90歳以上の歩行補助具を使用している施設入所高齢者40名を対象としたランダム化比較試験を報告している．介入は，8週間のトレーニング期と4週間の脱トレーニング期から構成され，介入群20名（平均92歳）は週3回のPRTと週2回のモビリティ運動を実施している．1回のセッションは45〜50分であり，PRTは下肢伸展筋力を強化するマシンを用いて行っている．運動は，1〜2分の休息をはさみながら8〜10回反復の2〜3セットを実施している．負荷量は，開始時は1RMの30%から行い，終了時は1RMの70%となるように設定している．つまり，1週ごとに1RMの5%ずつ負荷を増加していることになる（**図2**）．さらに，重錘（1〜3kg）もしくはセラバンドを用いて上肢や下肢筋力を強化する6種目の運動も，8〜10回反復の1セット並行して実施している．その結果，下肢伸展筋力は8週後に平均17%増加し，脱トレーニング後でも介入前よりも9%高い筋力を維持できている．さらに，本研究では12週間での転倒回数も介入群は減少しており，転倒予防効果も認めている．しかし，歩行速度やTimed Up and Go Test（TUG）のようなパフォーマンステストには効果を認めていない．

　Baum et al[8]は，施設入所高齢者で日常生活に何らかの介助を要し，歩行補助具があれば歩行可能な対象者20名を対象にランダム化比較試験を実施している．介入は，12カ月間週3回，1回のセッションは1時間であり，介入群11名（平均88歳）は重錘やセラバンドなど簡便に実行可能な器具を用いて，すべて座位での上肢筋や下肢筋を強化するPRTを実施している．負荷量はセラピストによって評価され，5回反復の1セットから開始，段階的に10回反復の2セットに増加している．その結果，

介入6カ月後にTUGは18秒，Physical Performance Test（PPT）は1.3点，Berg Balance Scale（BBS）は4.8点，Mini Mental State Examination（MMSE）は3.1点改善している．

　Venturelli et al[9]は，中等度～重度の認知もしくは運動機能低下（MMSE；15～25点，一人では歩行不可）を有する施設入所高齢女性30名を対象に，座位での上肢に対するPRTの効果について検討している．介入は，12週間週3回，1回のセッションは45分であり，介入群15名（平均83.3歳）はセラバンド（赤もしくは黄）やダンベル（0.5～3kg）を用いたトレーニングを実施している．負荷量は，Arm Curlテストの1RMの50%に設定し，20回反復を3セット実施している．その結果，介入群は上肢筋力が29%増加しており肩関節柔軟性も改善している．しかし，上肢周径は変化を認めておらず，筋肥大までは起こっていないことが報告されている．

④ 施設入所高齢者に対する高負荷運動強度でのPRTの運動実践の具体的内容

　施設入所高齢者を対象とした運動強度が高負荷のPRTに関する先行研究を**表2**に示す．Sullivan et al[12]は，施設入所虚弱高齢者19名（平均82.8歳）を対象としたPRTの効果について報告している．介入前の対象者の概要は，歩行可能者13名，歩行不可能者6名で，6名は椅子起立が困難，2名は上肢の支持がないと椅子起立困難，MMSE≧10点といったレベルであった．介入は，10週間週3回，座位で下肢伸展筋力を強化するマシンを用いてトレーニングを実施している．運動は8回反復を1セットとし，セット間に3～5分の休息をはさみながら3セット行っている．介入1週目は運動方法の指導や評価を行い，2週目は1RMを測定し，その50%の負荷で運動を実施している．3週目より1RMの80%に増加し10週目まで継続して行っている．その結果，下肢筋力は平均74%増加し，すべての対象者で椅子起立が可能になっている（3名は上肢の支持が必要）．さらに，歩行不可能者6名のうち，4名が歩行可能になっている．

　Seynnes et al[11]は，70歳以上で少なくとも介助なしで20m以上歩行可能な施設入所高齢者22名（平均81.5歳）を対象としたランダム化比較試験を報告している．介入は10週間，週3回であり，足関節に1RMの80%の重りを負荷した膝伸展筋力トレーニングを行っている．PRTは，8回反復を3セット実施，1回は6～8秒で実施し，セット間は1～2分の休息をはさみながら行っている．負荷量は，1RMを毎週測定し，それに応じて80%に設定しトレーニングを行っている．その結果，介入群の膝伸展筋力は平均57.3%増加しており，椅子起立や段差昇降時間，6分間歩行距離も改善している．本研究では，低負荷（1RMの40%）で同様のトレーニングを実施した対象者とも比較しており，低負荷で実施した対象者でも膝伸展筋力，椅子起立や段差昇降時間は改善している．しかし，高負荷で実施した対象者のほうがこれらの改善の程度が大きく，6分間歩行距離では高負荷で実施した対象者のほうが，低負荷で実施した対象者よりも改善したという結果を示している．Rosendahl et al[13]は，重度な認知もしくは運動機能が低下（MMSE≧10，上肢の支持にて椅子起立可能）した施設入所高齢者191名（平均84.7歳）を対象に，高負荷のPRTを含む複合的な運動プログラムの効果について検討している．介入は，13週間週2.5回，1回のセッションは45分，PRTは8〜12RMで実施し，12RMが可能となれば負荷量を増加している．その結果，下肢筋力，歩行速度，BBSは改善している．

5 施設入所高齢者に対する運動実践のあり方

　施設入所高齢者を対象としたPRTの効果について，運動強度別に運動の具体的な実践方法に着目し紹介してきた．施設では，運動機器や専門職の不足，安全でないといけないという職員の心配，入所者の身体もしくは認知機能の多様性，入所者のモチベーションの低さなどが運動実行に対するバリアとなっている場合が多い[10]．しかし，本稿で紹介した先行研究では，施設入所高齢者に対するPRTは，筋力や身体パフォーマンスの改善に効果的であることが報告されている．

　具体的には，中等度〜重度の認知障害を有する入所者や歩行が不可能な入所者，日常生活に介助を要する入所者であっても身体もしくは認知機能に対し運動の効果を認めている．入所者の身体機能をTUGにより2群に分類して運動の効果を検討した先行研究[10]では，身体機能レベルに関係なく筋力や身体パフォーマンスに対し効果を認めている．したがって，対象者のレベルに応じた運動内容の選定や集団で運動を実施する際の人数の検討など工夫が必要であると思われる．

　次に，運動介入に着目すると，介入期間は2〜4カ月間，頻度は週3回が多い．1回のセッションは30〜60分から構成されている．PRT実施の際の運動反復回数は5〜20回の範囲で行われており，8回反復を3セット実施する報告が多い．運動機器に関しては，高価であるマシンを用いて実施している研究もあれば，簡便に実行可能な重錘やセラバンドを用いて実施している研究もある．適切な負荷設定を行う点では，マシンを用いたトレーニングが優れているように思うが，重錘の重りの増加，セラバンドの強度の変更，反復回数を増加したりすることで負荷は変更可能である．重要なことは，適切な運動負荷を与えることである．施設入所高齢者であっても，高負荷（1RMの80％）のPRTを実践している研究は多い．低〜中等度負荷であっても筋力や身体パフォーマンスに効果を認めているが，高負荷でのPRTのほうがこれらに対する効果量は大きく[11]，筋面積も増加している[6]．したがって，サルコペニアの予防という点では高負荷での運動実践が望ましいと考える．

　近年の施設入所高齢者に対するPRTの有効性に関するシステマティックレビュー[5]では，運動の実施率は平均89％，ドロップアウトの割合は平均15％とされており，運動による有害事象は少ないことが示されている．したがって，理学療法士による運動管理や職員に対する指導の徹底，適切な運動負荷設定を行うことで安全に実行可能であり，筋力や身体パフォーマンスに対し効果があると考える．そして，このことがサルコペニアの予防や進行遅延につながるものと思われ，そのための理学療法士の知識と実践が必要不可欠であると考える．わが国においては，施設入所高齢者を対象と

した運動の効果に関する研究は少なく，早急にエビデンスを構築していく必要がある．今後も高齢化が進んでいくなか，施設入所高齢者が筋力や身体パフォーマンスの改善だけでなく，生きがいをもって生活を送ることができるように運動を実践し，それを理学療法士がエビデンスに基づいてサポートできる能力が望まれる．

文献

1) Cruz-Jentoft AJ, Baeyens JP, et al：European Working Group on Sarcopenia in Older People. Sarcopenia：European consensus on definition and diagnosis：report of the European Working Group on Sarcopenia in Older People. *Age Ageing*, 39 (4)：412-423, 2010.
2) Landi F, Liperoti R, et al：Prevalence and risk factors of sarcopenia among nursing home older residents. *J Gerontol A Biol Sci Med Sci*, 67 (1)：48-55, 2012.
3) 加茂智彦, 鈴木留美子・他．地域在住要支援・要介護高齢者におけるサルコペニアに関連する要因の検討．理学療法学, 40 (6)：414-420, 2013.
4) MacRae PG, Schnelle JF, et al：Physical activity levels of ambulatory nursing home residents. *JAPA*, 4：264-278, 1996.
5) Valenzuela T：Efficacy of progressive resistance training interventions in older adults in nursing homes：a systematic review. *J Am Med Dir Assoc*, 13 (5)：418-428, 2012.
6) Fiatarone MA, O'Neill EF, et al：Exercise training and nutritional supplementation for physical frailty in very elderly people. *N Engl J Med*, 330 (25)：1769-1775, 1994.
7) Serra-Rexach JA, Bustamante-Ara N, et al：Short-term, light- to moderate-intensity exercise training improves leg muscle strength in the oldest old：a randomized controlled trial. *J Am Geriatr Soc*, 59 (4)：594-602, 2011.
8) Baum EE, Jarjoura D, et al：Effectiveness of a group exercise program in a long-term care facility：a randomized pilot trial. *J Am Med Dir Assoc*, 4 (2)：74-80, 2003.
9) Venturelli M, Lanza M, et al：Positive effects of physical training in activity of daily living-dependent older adults. *Exp Aging Res*, 36 (2)：190-205, 2010.
10) Lazowski DA, Ecclestone NA, et al：A randomized outcome evaluation og group exercise programs in long-term care institutions. *J Gerontol A Biol Sci Med Sci*, 64 (12)：M621-M628, 1999.
11) Seynnes O, Fiatarone Singh MA, et al：Physiological and functional responses to low-moderate versus high-intensity progressive resistance training in frail elders. *J Gerontol A Biol Sci Med Sci*, 59 (5)：503-509, 2004.
12) Sullivan DH, Wall PT, et al：Progressive resistance muscle strength training of hospitalized frail elderly. *Am J Phys Med Rehabil*, 80 (7)：503-509, 2001.
13) Rosendahl E, Lindelof N, et al：High-intensity functional exercise program and protein-enriched energy supplement for older persons dependent in activities of daily living：a randomized controlled trial. *Aust J Physiother*, 52 (2)：105-113, 2006.
14) Bruunsgaard H, Bjerregaard E, et al：Muscle strength after resistance training is inversely correlated with baseline levels of soluble tumor necrosis factor receptors in the oldest old. *J Am Geriatr Soc*, 52 (2)：237-241, 2004.

7 立位困難者におけるサルコペニアの運動療法

吉松竜貴

Key Point

- サルコペニアは，寝たきりや歩けない患者，もしくは自力で椅子から立ち上がれない人においてこそ考慮されるべきである．
- 重度障害によって立位をとることができない状態でも，病状が安定しているのであればレジスタンストレーニングの適応となる．
- 筋量増大のための運動にはかなりの高強度が求められるが，立位困難者では，リスク管理の観点から介入初期には負荷量をおさえて運動療法を行うべきである．
- 立位困難者の筋力はかなり低い水準にあるため，レジスタンストレーニングにおいてはむしろ過負荷に留意すべきである．
- 下肢（中殿筋，大腿四頭筋，ヒラメ筋）および体幹（腹横筋，多裂筋，胸部脊柱起立筋）の抗重力筋に対して優先的に介入する．
- 循環動態や栄養状態といった全身状態にはくれぐれも注意する．疲労はトレーニングの翌日に持ち越さないことが原則である．

1 はじめに

　立位困難者のサルコペニアに関する報告は，国内外ともに，これまでにほとんどみられない．そのため，立位困難者におけるサルコペニアの普及や介入効果については明らかになっていないのが現状である．しかし，Sedentary（座りがち）なライフスタイルがサルコペニア発症の有意な要因である[1]ことや安静臥床により筋の喪失が急激に進行する[2]とされていることから，立位困難者のほとんどが深刻なサルコペニアに陥っていることは想像に難くない．ISCCWG（International Sarcopenia Consensus Conference Working Group）においても，「サルコペニアは，寝たきりや歩けない患者，もしくは自力で椅子から立ち上がれない者においてこそ考慮されるべきである」と述べられている[3]．

東京工科大学医療保健学部理学療法学科

2 立位困難者に対する運動療法の具体案

　サルコペニアに関する欧州関連学会は，加齢によるサルコペニアに対して，レジスタンストレーニングが最も有効であるとしている[4]．90歳以上の超高齢者であっても，高強度の筋力トレーニングであれば筋力や筋量の向上に効果があるとする報告もある[5]．若林[6]は，栄養状態が維持もしくは改善すると予測される場合には3METs以上の活動（歩行など）を制限しないことを推奨しており，重度障害によって立位をとることができない状態でも，病状が安定しているのであればレジスタンストレーニングの適応となるものと考える．また，過去の大規模な観察研究では高齢者に対する運動介入が総死亡率を軽減することが示唆されており[7-9]，重度障害によって立位をとることができない対象者への運動介入は生命維持の観点からも重要である．

1）負荷量設定の原則

　日本公衆衛生協会がまとめた「介護予防に係る総合的な調査研究事業報告書（平成22年3月）」[10]によると，高齢者の筋量を増大させるためには，1RM（1 Repetition Maximum：1回だけなら運動が可能だが，それ以上連続することは難しい負荷量）の80％以上（高強度）の運動を8～12回反復して1セットとし，1回2～3セットを週3回の頻度で3カ月以上継続することが有効であるとしており，筋量増大のための運動にはかなりの高強度が求められることがわかる．しかし，同報告では筋力向上に関しては，自重やゴムバンドなどを用いた1RMの50％以上（中等度以上の強度）の運動でも，対象者に過負荷刺激を与えられれば効果が期待できるとされている．一般的に筋量と筋力には関連があるとされるが，高齢者において筋力は必ずしも筋量に依存せず，筋力低下は筋量低下よりも早く進行することが示唆されている[11]．

　立位困難者は合併症が重複したハイリスクな状態にあることも多く，リスク管理の観点から，介入初期には負荷量をおさえ，筋量よりも筋力の向上に主眼を置いて運動療法を行うべきである．低負荷からトレーニングを開始し，負荷量を漸増させていくプログレッシブな手法が推奨される．また，低負荷（1RMの40～70％）の運動でも反復回数を増やすことで高強度のレジスタンストレーニングと同等の効果が得られるとする報告もある[12]．低負荷・高頻度の運動は筋持久力向上の一般原則でもあるため，立位困難者のサルコペニア対策としても積極的に取り入れていきたい．

2）負荷量の具体案

　虚弱高齢者に関して，起立動作における膝伸展筋群の筋活動は，筋によっては最大随意収縮時の90％にものぼる[13]と報告されている．また，片側の膝伸展筋力が体重比の40％以上だと椅子からの立ち上がりが可能であり，20％未満だと不可能であったとの報告がある[14]．これらの報告から考えられることは，立位困難者の膝伸展筋力がかなり低い水準にあるということである．たとえば，体重50kgと想定した場合，立位困難者の片側の膝伸展筋力は10～20kg程度まで低下していることが予測され

る．最大膝伸展筋力が1RMに等しいと仮定すると，1RMの50％は5〜10kg程度ということになる．重錘バンドをイメージすると，5kgでもかなりの重量であるように感じるが，実際の膝伸展運動（座位または臥位で膝を屈曲位から伸展する運動）においては下腿自体の重量も負荷量として加算されるため，経験的には1〜2kgの負荷量であってもトレーニングの効果は十分に得られるように感じる．立位困難者の筋力低下が深刻であることを十分に理解し，徒手抵抗などで運動を実施する場合には，むしろ過負荷に留意すべきである．

3）対象筋

立位困難者のレジスタンストレーニングにおいては，特に動作能力や生活活動量と関連の深い筋や加齢による萎縮が著しい筋を対象としたい．老年期に歩行能力を維持するためには中殿筋，大腿四頭筋，ヒラメ筋が重要であることが示唆されている[15-17]．また，起居移動動作に介助を要し，自力座位保持も困難である長期臥床高齢者では，腹横筋，多裂筋，胸部脊柱起立筋の筋厚が，起居・移動動作が自立している高齢者に比べて有意に減少することが報告されている[18]．大腿四頭筋，中殿筋，ヒラメ筋は立位保持に，腹横筋，多裂筋，胸部脊柱起立筋は座位保持に，それぞれ関係していると考えられる．以下では，座位保持の安定性から2パターンの症例を想定し，立位困難者のレジスタンストレーニングに関する具体策について述べる．

（1）Case1：支えなしでは一時的にしか座位を保てず，ほぼ全介助で立ち上がる

座位バランスが安定しない本症例では，体幹の抗重力筋，すなわち前述の腹横筋，多裂筋，胸部脊柱起立筋を優先的にトレーニングする必要がある．座位の安定性が低いため，介助や監視なしに実施できる臥位でのトレーニングが有用である（図1）．

本症例のようなケースでは，下肢の抗重力活動の機会が著しく減少するため，下肢筋の筋力維持も重要な課題である．体幹のトレーニングと並行して，大腿四頭筋などの下肢筋への介入も積極的に行う必要がある．膝立て背臥位からの膝伸展運動や下肢伸展挙上（Straight Leg Raising：SLR）などが一般的であり，症例を問わずに実施で

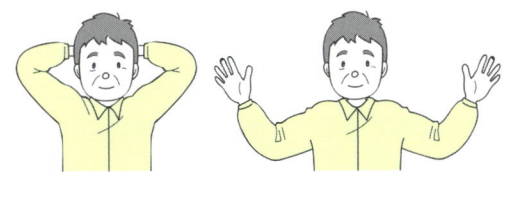

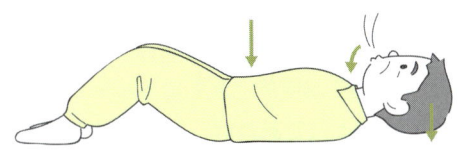

図1 腹横筋，胸部脊柱起立筋のトレーニング

背臥位で後頭部をベッドに押しつけながら，息を吸い腹部を大きく凹ませることで胸部脊柱起立筋と腹横筋の活動を促すことができる．腹部の凹みを維持したままでの呼吸継続を目指す．はじめは深呼吸を行うだけでもよい．顎を突き出してしまうと頸部伸筋群が優位となり胸部脊柱起立筋の収縮が入りにくくなるため，顎を引くように意識させる．上肢は，手を後頭部で組み，肘を開くようにすると，肩甲骨が内転し胸郭が開くため有効である．後頭部を押しつける際の意識付けにもなる．肩に制限があり，後頭部まで手が回らない場合には，手掌を上に向けて腕を開くだけでもよい．腰部に痛みを訴えるようであれば中止する．

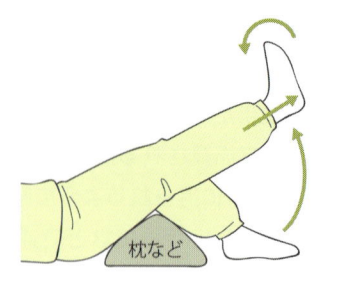

図2　臥位での膝伸展運動における運動方向
膝伸展運動を行う場合には，足関節を背屈し，踵を下肢の長軸方向に突き出すように意識させることで大腿四頭筋の収縮を促すことができる．SLRにおいても同様のことを意識させることで運動中に膝伸展位を維持しやすい．

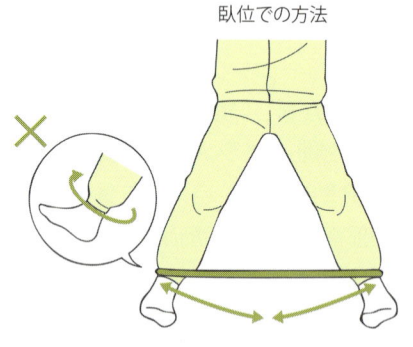

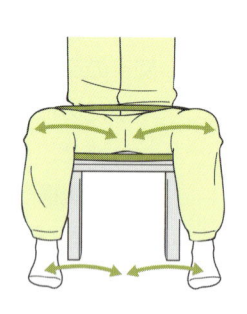

図3　ゴムバンドを用いた中殿筋トレーニングの一例
いずれの方法も，代償運動として股外旋が出現しやすい．内股（股内旋）を意識させることで若干の改善をみる．負荷量が過常である際に代償運動が起こりやすいため，負荷をかける前に十分な練習を行う必要がある．座位で行う際には大腿筋膜張筋が有意となってしまうため，中殿筋に対する負荷は減少する．骨盤の位置によって筋収縮にも変化があるため，収縮が得られにくいときには姿勢を変えるとよい．脚を開く際には膝よりも足部を開くことを意識させると股外旋が起こりにくい．

きる（図2）．自重を負荷とすることで過負荷のリスクを軽減できるため，反復回数を増やすことを目標としながら継続したい．

(2) Case2：支えなしで座位を保時でき，少しの介助があれば立ち上がれる

座位バランスが安定したら，座位での活動時間を徐々に増やしていく．レジスタンストレーニングの対象筋は中殿筋，大腿四頭筋，ヒラメ筋といった下肢筋となる．介助下での起立練習なども当然有用であるが，相対的に強度が高い場合が多く，あまり回数をこなせないことが多い．大腿四頭筋に関しては，ゴムバンドや重錘バンドを利用した座位での膝伸展運動を自主トレとして並行したい．

中殿筋は，図3のような股関節の外転運動を行うことが一般的だが，大腿筋膜張筋や股関節の外旋筋群などの関与が大きいため，選択的にトレーニングを行うことが難しい．しかし，立位バランスに大きく関わる筋であることから，この時期にはあまり神経質にならず，低負荷な運動で活動を賦活することを心がけたい．

ヒラメ筋は，非荷重な姿勢でのトレーニングではレッグプレスのような閉鎖運動連鎖（Closed Kinetic Chain：CKC）の運動に参加するが，大腿四頭筋などの大きな筋の関与が大きく効率的でない．ゴムバンドなどを用いて腓腹筋とともにトレーニングを行うことが一般的である（図4）．座位の安定性が十分であれば，前方に体を倒し

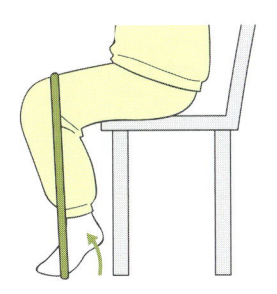

図4 ゴムバンドを用いた座位でのヒラメ筋トレーニングの一例
臥位での運動にも応用可能だが，ゴムバンドがずれてはずれてしまいやすいため，注意が必要である．また股屈曲にて代償的に下肢を持ち上げることのないよう，足尖は床から離さないよう指導する．

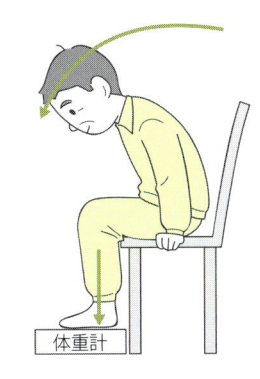

図5 座位での下肢荷重エクササイズ
体幹を前方へ傾斜し，下肢に荷重をかけるようにする．体重計の目盛りが本人にも確認できるため，即時にフィードバックが得られ，興味を引き意欲を高めやすい．荷重の際，上肢で膝を押し込むことのないよう，上肢は椅子のふちなどをつかむようにする．座位バランスがよくても転倒の危険性のある運動なので，監視下での十分な練習や，周囲にクッションを敷くなどの配慮が必要である．

ていき下肢へ荷重する動作（図5）を反復することで，起立動作の運動学習を促すとともに，荷重によるヒラメ筋への賦活効果が期待できる．体重計を利用することで，対象者自身がフィードバックを得ながらトレーニングを進めることも可能である[19]．

3 立位困難者に対する運動療法の注意点

　立位困難に至る原因にはさまざまなものがあり，複数の疾患が重複することも珍しくない．したがって，循環動態や栄養状態といった全身状態にはくれぐれも留意しながら運動を負荷する必要がある．全身状態が不良な場合には体内でのエネルギー消費が亢進する．低負荷であってもレジスタンストレーニングを課すことにより対象をさらに消耗させてしまうため，全身調整運動にとどめる必要がある．また，全身状態が安定していても，エネルギーを体内に取り込み回復させる機能が低下していることも多く，運動によってダメージを受けた筋線維の回復に要する時間を十分に考慮する必要がある．トレーニングの翌日に疲労や痛みを持ち越さないことが原則となる．

文献

1) Peterson MD, Rhea MR, et al : Resistance exercise for muscular strength in older adults : a meta-analysis. *Ageing Res Rev*, 9 (3) : 226-237, 2010.
2) Wall BT, Dirks ML, et al : Skeletal muscle atrophy during short-term disuse : Implications for age-related sarcopenia. *Ageing Res Rev*, 12 (4) : 898-906, 2013.
3) Fielding RA, Vellas B, et al. Current consensus definition : prevalence, etiology, and consequences. International working group on sarcopenia. *J Am Med Dir Assoc*, 12 (4) : 249-256, 2011.
4) Cruz-Jentoft AJ, Baeyens JP, et al : European Working Group on Sarcopenia in Older People : Sarcopenia : European consensus on definition and diagnosis : Report of the European Working Group on Sarcopenia in Older People. *Age Ageing*, 39 (4) : 412-423, 2010.
5) Fiatarone MA, Marks EC, et al : High-intensity strength training in nonagenarians. Effects on skeletal muscle. *JAMA*, 263 (22) : 3029-3034, 1990.
6) 若林秀隆（編著）：リハビリテーション栄養 Q & A. 中外医薬社, 2013, p76.
7) Wen CP, Wai JP, et al : Minimum amount of physical activity for reduced mortality and extended life expectancy : a prospective cohort study. *Lancet*, 378 (9798) : 1244-1253, 2011.
8) Manini TM, Everhart JE, et al : Daily activity energy expenditure and mortality among older adults. *JAMA*, 296 (2) : 171-179, 2006.
9) Gregg EW, Cauley JA, et al : Relationship of changes in physical activity and mortality among older women. *JAMA*, 289 (18) : 2379-2386, 2003.
10) 日本公衆衛生協会：介護予防に係る総合的な調査研究事業報告書（平成 22 年 3 月）. http://www.jpha.or.jp/（平成 26 年 1 月閲覧）.
11) Mitchell WK, Williams J, et al : Sarcopenia, dynapenia, and the impact of advancing age on human skeletal muscle size and strength ; a quantitative review. *Front Physio*, 3 : 260, 2012.
12) Vincent KR, Braith RW, et al : Resistance exercise and physical performance in adults aged 60 to 83. *J Am Geriatr Soc*, 50 (6) : 1100-1107, 2002.
13) 森 實徹, 武政誠一・他：虚弱高齢者の起立・着座動作における下肢筋活動の検討. 神戸大院保健研紀, 24：17-28, 2008.
14) 山崎裕司, 大森圭貢・他：膝伸展筋力と移動動作自立の関連：性差が与える影響. 高知リハ院紀, 7：47-53, 2006.
15) Ikezoe T, Mori N, et al : Atrophy of the lower limbs in elderly women : is it related to walking ability? *Eur J Appl Physiol*, 111 (6) : 989-995, 2011
16) Ikezoe T, Mori N, et al : Age-related muscle atrophy in the lower extremities and daily physical activity in elderly women. *Arch Gerontol Geriatr*, 53 (2) : e153-157, 2011.
17) 島田裕之, 石渡喜一・他：長時間歩行時の下肢筋の活動状態：[18F] fluorodeoxyglucose を用いた Positron Emission Tomography による検討. 理学療法学, 35 (6)：271-278, 2008.
18) Ikezoe T, Mori N, et al : Effects of age and inactivity due to prolonged bed rest on atrophy of trunk muscles. *Eur J Appl Physiol*, 112 (1) : 43-48, 2012.
19) 原 毅, 吉松竜貴・他：高齢慢性期患者における座位での下肢荷重力と移乗動作自立度の関連性について. 理学療法科学, 24 (2)：201-204, 2009.

8 認知障害を有する高齢者における サルコペニアの運動療法

林 悠太

Key Point

- 認知症高齢者は，中核症状や周辺症状などによって活動量が低下し，そこから筋力低下やADL・IADLの低下につながり，さらなる認知症症状の悪化を招くといった悪循環に陥る可能性がある．
- 認知症高齢者の筋力保持には，このような悪循環に陥らないようにするためにも，筋力トレーニングだけでなく，トレーニングの効果をADL・IADLの維持・改善，活動量の維持・改善につなげていくことも重要であるため，バランスや持久力，ADLも含めた多面的な介入が推奨される．
- 認知症高齢者に対して運動プログラムを実施する際には，意欲的に取り組めるように聴覚的，視覚的刺激を使うことが有効である．

1 認知症高齢者に対する筋力保持の重要性

わが国では，認知症高齢者の数は増加し，その治療や介護が重要な問題となっている．認知症高齢者は，2010年の段階では281万人であったが，2035年には，569万人になると推計されており，この間の増加率は約2倍となる[1]．そのため，高齢社会の進行とともに認知症の発症および進行を遅らせる治療戦略が必要となっている．認知症の発症および進行を遅らせる有効な予防法があれば，認知症高齢者の生活の質（QOL）の改善，自立した生活の継続，また経済的社会負担の軽減などの効果をもたらすことが予想される．

認知症の基礎疾患としては，アルツハイマー病（Alzheimer's disease：AD）が最も多く，約7割を占めている．加齢とともに有病率は増加し，65歳以上人口の2～4％程度，80歳以上人口の20％前後がADを有するとされている[2]．その次に脳血管性認知症，レビー小体型認知症が基礎疾患では多いとされている．これらの認知症に対して，薬物療法ならびに非薬物療法を併用することが実際の臨床では行われているが，認知症の進行を予防するか維持するかが現状である．認知症に対する非薬物的

株式会社ツクイ
教育研修部

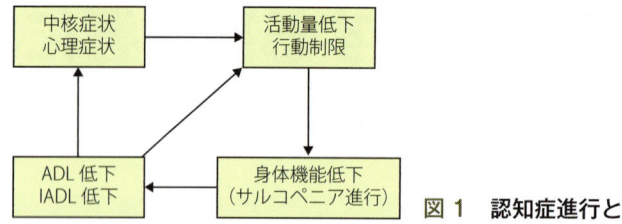

図1 認知症進行と筋力低下の悪循環

療法としては，回想法，リアリティオリエンテーション，行動療法，sensory stimulation，音楽療法，理学療法（筋力強化，バランス訓練，関節可動域訓練），作業療法（家事・家庭内役割作業，手工芸・工作），レクリエーション，園芸療法，演芸療法，社会心理療法，散歩，各種体操療法（ラジオ体操，リズム体操，民謡体操，ストレッチ体操，肩こり体操），ダンスなどがあり，環境の整備，介護者への教育・指導など多岐にわたる．このなかでも理学療法や散歩，体操，ダンスなどの運動は，認知症の非薬物療法として重要な位置を占めている．

認知症高齢者では，記憶障害や見当識障害，遂行機能障害などの中核症状により行動が制限されてしまっていたり，過剰な不安感や焦燥感，うつ状態などの周辺症状により，活動量が低下してしまうことが考えられる．そこから，身体機能の低下，ADL・IADLの低下につながってしまい，さらなる認知症症状の悪化や活動量の低下につながってしまう悪循環に陥ることが考えられる（図1）．この悪循環によりサルコペニアの進行も加速することが考えられるため，筋力保持のためには，筋力トレーニングはもちろんのこと，バランスや歩行能力も保持し，ADL・IADLの保持につなげていき，悪循環を断ち切ることも考えながら取り組むことが重要となる．

2 認知症高齢者の筋力保持に有効なプログラム

Arkin[3]によると，地域在住の認知症高齢者24名に対して，週2回，10週間にわたるストレッチ自重負荷での筋力トレーニング，バランス練習，エアロビクスエクササイズを提供した結果，6分間歩行，下肢の筋力有酸素運動の持続時間に有意な改善が認められたと報告している．Kwakら[4]によると，RCTにより認知症高齢者を運動介入群とコントロール群に分け，運動介入群には週2，3回，12カ月間にわたりセラバンド，スイスボール，肩輪転器を使用した運動や階段昇降などのトレーニングを実施した結果，6分間歩行や筋力，筋持久力，バランス，ADLに有意な改善が認められたと報告している．Ouslander[5]らは，施設入所の認知症高齢者に対して，週5回，8週間にわたる耐久性訓練と筋力トレーニングを施行したところ，歩行距離が延長したり，筋力が増強したり，立ち上がり時間が短縮したりするなど，身体機能に有意な改善が認められたと報告している．Kuiackら[6]によると，認知症高齢者8名に対し，週2回の頻度で12週間にわたり5種類の筋力トレーニングを提供した結果，股関節，膝関節，肩関節，胸背部の筋力が有意に向上したが，バランス，歩行速度，立ち座り時間，階段昇降時間に改善は認められなかったと報告している．

表1 認知症高齢者を対象とした運動介入の効果

著者	対象	平均年齢	介入内容	頻度，期間	改善がみられた機能，症状
Arkin. 2003	24名	79	自重負荷での筋力トレーニング，バランス練習，エアロビクスエクササイズ	週2回，10週間	6分間歩行，下肢筋力
Kwak et al. 2008	運動介入群15名 対照群15名	80 82	30〜40分の時間内で最大酸素摂取量の30から60％の運動強度の運動：セラバンド，スイスボール，肩輪転器を使用した運動や階段昇降などのトレーニング	週2〜3回，12カ月間	6分間歩行，筋力，筋持久力，バランス，ADL
Ouslander et al. 2005	運動介入群52名 対照群55名	不明	耐久性訓練，筋力トレーニング	週5回，8週間	歩行距離，筋力，立ち上がり時間
Kuiack et al. 2004	8名	79	5種類の筋力トレーニング（膝伸展，肩挙上，股関節内外転，胸背部，腹部）	週2回，12週間	膝伸展筋，股関節外転筋
Teri et al. 2003	運動介入群76名 対照群77名	78 78	エアロビクスエクササイズ，耐久性訓練，筋力トレーニング，バランス訓練，柔軟性訓練	3カ月間	身体機能の健康感，うつ症状
Stevens et al. 2006	75名	不明	音楽に合わせて穏やかな有酸素運動	週3回，12週間	ADL

　以上のように，介入期間や対象者数は異なるものの，筋力トレーニングのみの介入を行った場合でも，筋力レーニングのほかにバランス練習やエアロビクスエクササイズなど多面的な介入を行った場合でも，筋力に関しては改善を認めているがバランスや歩行，体力など身体機能全般の改善には，多面的な介入が必須となる．

　Teriら[7]は，地域居住のAD 153名に対して，無作為に3カ月間にわたるエアロビクスエクササイズ，耐久性訓練，筋力トレーニング，バランス訓練，柔軟性訓練に介護者への問題行動に対する教育プログラムを併用した群と，通常の介護を行う対照群に分けて，介入効果の比較を行った．その結果，運動と教育プログラムを併用した群では，SF-36での身体機能の健康感は改善し，うつの評価でも改善を示したと報告している．Stevensら[8]は，ナーシングホームに居住している75名の認知症高齢者を無作為的に，運動介入群，運動介入群と同程度に訪問するが，運動をしない群，無介入群の3群に分けて，運動の効果を検討した．運動介入群は，音楽に合わせて穏やかな有酸素運動を30分間，週に3回，12週間にわたって行うものである．そ

の結果，Revised Elderly Persons Disability Scaleで，運動はADLにおける改善を有意にもたらすことを示したと報告している（表1）．以上のように，筋力トレーニングだけでなく，バランス訓練やエアロビクスエクササイズ，有酸素運動などの多面的な介入により，うつ症状の改善やADLの改善につながる可能性が考えられる．

　前項でも述べた通り，認知症高齢者の筋力保持には，筋力トレーニングはもちろんのこと，バランスや歩行能力などの身体機能やADL・IADLの保持につなげていき，さらには周辺症状の悪化予防までつなげていく必要がある．したがって筋力保持の有効な運動として単に筋力トレーニングをするのではなくバランス訓練やエアロビクスエクササイズ，有酸素運動などを含んだ多面的な介入を推奨する．

3 プログラム実施上の工夫

　認知症高齢者では，前項のような運動を実施する際に，ただ単に「運動をしましょう」と誘導しても，意図は伝わらず誘導できないことも多いため，いくつかの工夫が必要となってくる．

　谷向ら[7]はビデオを用いた検討により，認知機能レベルの低い高齢者では，唐突に始まる非日常的なニュース番組よりも，なじみのある時代劇やスポーツ（相撲）のほうが番組に入っていきやすいこと，さらに認知症高齢者は，特に聴覚的，視覚的な刺激による影響を受けやすいことを指摘している．先行研究においても，体操に対して音楽を取り入れた展開方法や音楽療法士と共同で伴奏付きの体操を実践している．聞き覚えのあるリズムが身体の動きを賦活化させ，楽しい雰囲気を感じてもらうことが重要となってくる．

　筋力トレーニングや歩行練習などを行う際にも，単にやるのではなく，高齢者になじみのある音楽，たとえば演歌や童謡，時代劇や連続テレビ小説などで流れていた音楽を流しながら行う，または音楽に合わせて体を動かす，まさにエアロビクスのように行うと積極的に取り組んでもらえることがある．

　集団での運動は，精神機能の改善に効果的であると考えられている．中川ら[10]は通所サービスを利用する要支援・要介護高齢者41人を対象に，集団運動と個別運動を実施する群と個別運動のみを実施する群に分けて運動介入効果を比較した結果，集団運動と個別運動を実施した群では下肢筋力および精神機能において有意な改善が認められたと報告し，集団運動による活気の向上や運動習慣の形成が，その後の個別運動に有益な影響を与えると結論づけている．杉浦ら[11]は，通所介護サービスを利用する要支援・要介護高齢者20人を対象に，個別運動と集団運動を組み合わせた群と個別運動のみの群に分けて運動介入効果を比較し，両群ともに筋力増強効果が認められたが，集団運動を組み合わせた群では姿勢バランス能力，歩行機能とともに，精神機能においても有意な改善が認められたと報告している．認知症高齢者はさらに視覚的な刺激に左右されやすくなるため，集団運動を行うとそれを模倣して運動に意欲的に取り組むことも考えられる．

　以上のように，聞き慣れた音楽やリズム感のある音といった聴覚刺激により，楽し

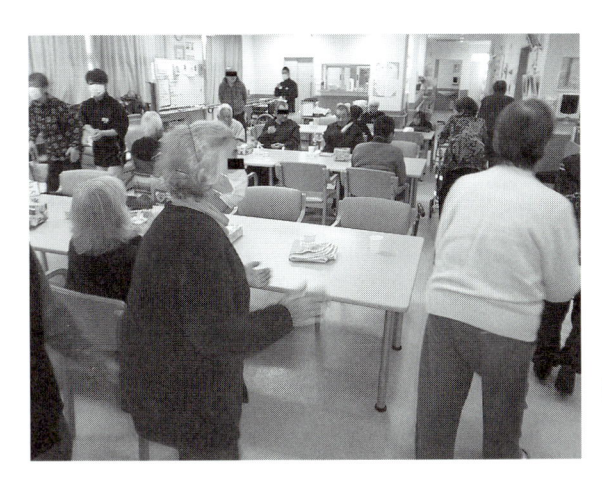

図2 音楽を流しながらフロア内を歩いている場面（手拍子をする方もいる）

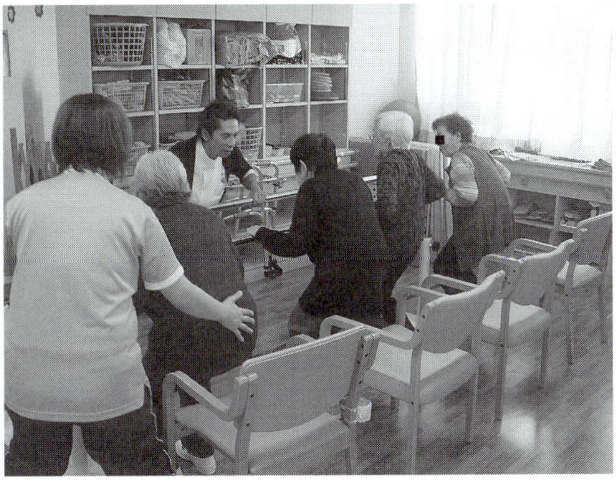

図3 集団での筋力トレーニング

い雰囲気を作り出し，さらに集団で運動することにより活気が生まれ，意欲的に取り組むことが考えられる．運動する時間が楽しければ，それを繰り返すことにより，この場所で行う運動は楽しいものと刷り込まれ，拒否が減ることも考えられる．

　弊社のデイサービスセンターでは，決まった時間にリズム感のある音楽を流し，集団で歩く時間を設けているところがある．図2のように，フロアの周りを音楽に合わせて集団で歩いていると，認知症の方もつられて歩き出す場面がよくみられる．また，筋力トレーニングや立ち上がり練習なども音楽をかけながら集団で行うことで楽しい雰囲気を感じてもらうことも重要となる（図3）．これらは，まさに聴覚的刺激や視覚的刺激の影響による意欲的な運動につながっている一例といえる．他にもアロマをたいてリラクゼーションを図りながら運動を行ったり，階段や段差のある散歩コースを選択して散歩をしながら下肢の筋力維持を図るといった取り組みもみられる．いずれにせよ，認知症高齢者が楽しみながら行っているかどうかが重要となり，もしそうでなければ，認知症高齢者はいったん苦痛と感じてしまうと，その後いくら

誘っても拒否的になってしまうため，無理に実施せず，実施方法についての再検討が必要となるであろう．

文献

1) 栗田主一, 赤羽隆樹・他：認知疾患に対する総合的救急医療モデルに関する研究. 平成19年度厚生労働科学研究費補助金こころの健康科学研究事業精神科救急医療. 特に身体疾患や認知疾患合併症例の対応に関する研究（主任研究者黒澤尚）総括・分担報告書. 2008, pp135-156.
2) 下濱 俊：アルツハイマー病の治療―現状と解決すべき諸問題. 日薬理誌, 131：351, 356, 2008.
3) Arkin SM：Student-led exercise sessions yield significant fitness gains for Alzheimer patients. *Am J Alzheimers Dis Other Demen*, 18：159-170, 2003.
4) Kwak YS, Um SY, et al：Effect of regular exercise on senile dementia patients. *Int J Sports Med*, 29：471-474, 2008.
5) Ouslander JG, Griffiths PC, et al：Functional incidental training：a randomized, controlled, crossover trial in veterans affairs nursing homes. *J Am Geriatr Soc*, 53：1091-1100, 2005.
6) Kuiack SL, Campbell WW, et al：A structured resistive training program improves muscle strength and power in elderly persons with dementia. *Activities Adaptation Aging*, 28：35-47, 2004.
7) Teri L, Gibbons LE, et al：Exercise plus behavioral management in patients with Alzheimer's disease：a randomized control trial. *JAMA*, 290：2015-2022, 2003.
8) Stevens J, Killeen M：A randomized controlled trial testing the impact of exercise on cognitive symptoms and disability of dementia. *Contemp Nurse*, 21：32, 40, 2006.
9) 谷向 知, 原田和佳・他：テレビ番組が与える痴呆性高齢者への影響に関する研究. 平成12年度老人保健健康増進等事業による研究報告書（高齢者痴呆介護研究・研修大府センター）, 2001, pp16-19.
10) 中川和昌, 猪俣伸晃・他：要支援・軽度要介護高齢者に対する集団リズム運動が心身機能にもたらす効果. 理学療法科学, 25：257-264, 2010.
11) 杉浦令人, 櫻井宏明・他：要支援・要介護高齢者に対する集団リズム運動が心身機能にもたらす効果. 理学療法科学, 25：257-264, 2010.

9 運動療法からの脱落を防ぎ運動の習慣化を促す認知行動療法

岡　浩一朗[1]　中楚友一朗[2]

Key Point

- 高齢者に対する運動療法では，脱落者が多いことが大きな問題となっているが，脱落者を減らし，運動習慣を獲得させる方策の1つとして，認知行動療法を活用することが注目されている．
- これまで運動習慣の形成促進に頻繁に活用されてきた認知行動的技法として，セルフ・モニタリング，目標設定，刺激統制・オペラント強化，意思決定バランス分析，逆戻り予防があげられる．
- 慢性疼痛の自己管理も運動療法からの脱落を防ぐ重要な方略であり，ディストラクション，リラクセーション，エクスポージャー，活動ペース配分，快活動の計画，認知再構成などによる痛み対処スキルトレーニングが有効である．

1 運動習慣の形成に有用な認知行動的技法

　高齢者に対して運動療法を施行していくうえでの大きな問題の1つとして，脱落者が多いことがあげられる．たとえば，運動療法に取り組み始めてから半年後には約半数が脱落してしまうともいわれている．そのため，運動療法からの脱落を防ぎ，運動習慣を形成していくために，運動継続に対するセルフ・エフィカシーを高める効果的な取り組みが求められており，その方策として認知行動療法の活用が推奨されている．これまでに用いられてきた認知行動療法に基づく技法の例として，セルフ・モニタリング，目標設定，刺激統制・オペラント強化，意思決定バランス分析，逆戻り予防などがあげられる[1]．本稿では，運動療法からの脱落防止や運動習慣の形成促進に有効な認知行動的技法の内容について解説し，それらの技法を活用する際のポイントや具体例について示す．

1）セルフ・モニタリング―運動の実施記録をつける―

　セルフ・モニタリングとは，自分自身で自己の行動や態度，感情，思考などを観察

[1] 早稲田大学スポーツ科学学術院
[2] 早稲田大学大学院スポーツ科学研究科

したり記録することによって，自己の行動や態度に対する具体的で客観的な気づきをもたらすための技法である．運動療法に関していえば，いつどのくらい運動を行ったか，どのような状況のときに運動できていないかなど，自分自身の行動への気づきを促すことが主な目的である．通常，記録する際には日記やカレンダー，手帳などを利用することが多く，この記録するという行為自体が励みとなって，運動療法継続への動機づけが高まる場合もある．また，ウォーキングなどの運動実施のモニタリングには歩数計も有効利用することができる．この技法を活用する際のポイントとしては，できる限り具体的な行動・情報（たとえば，日歩数，体重など）や思考（たとえば，運動時の体調，運動しなかった日の気分など）を記録させることである．また，毎日記録する習慣がない人が多いことに配慮して，初期段階では負担が大きくなりすぎないように記録する分量を少なくしたり，記録しやすい教材を利用するなど，モニタリングのやり方について工夫する必要がある．

2）目標設定―運動の実施計画を立てる―

これから変えようとする行動をどのようにするか取り決める技法を目標設定と呼ぶ．運動療法からの脱落を防ぐためにこの技法を有効活用するためには，①できるだけ身近で具体的な行動目標（なにを，いつ，どこで，だれと，どのくらい）を設定させること，②立てた目標を目に見える形にして表現させる（セルフ・モニタリング用紙に記述させる）ことなどがポイントとしてあげられる．目標設定した場合には，必ずその達成度を自己評価させ，達成できた場合には自己強化する（自分で自分をほめる）ように促すべきである．また，対象者が目標を達成できた場合には必ず賞賛を忘れず，頑張ったことを大きく取り上げてほめるとよい．さらに，目標を書いた用紙に肯定的なコメントを書いたり，シールやスタンプを押すなどするとより効果的である．もし目標が達成できなかったとしても非難や叱責したりせず，設定した目標を見直し修正するための支援を行うことが重要である．目標を達成する喜びを繰り返し味わわせることは，対象者の運動継続に対するセルフ・エフィカシーを高めることにつながる．

3）刺激統制，オペラント強化―運動しやすい環境を整える―

これらの技法は，行動を「先行刺激（きっかけ）→行動（反応）→強化刺激（結果）」という一連の流れでとらえるスキナーの学習理論の考え方に則ったものである．刺激統制は，行動したくなるようなきっかけを増やすことを意味している．運動習慣の獲得につなげる場合，普段から歩きやすい靴を履いて外出する，運動靴や歩数計などの運動することを連想させるものを目に見える場所（玄関など）に置いておく，運動する計画や運動することのメリットを目に付く場所（冷蔵庫など）に貼っておく，友人と一緒に運動する時間を約束しておくなどの環境を整えるよう対象者に促すとよい．

一方，オペラント強化は，行動した後に自分にとって良い結果が得られるように工夫することである．たとえば，運動すると気分がよい，運動することによって達成感

や自信を感じる，新しい友人ができる，人から注目されたりほめられるなど，自分にとって望ましい結果が多いほど，運動継続に対する動機づけが高まるという原理を応用した技法である．運動療法の場面では，好きな音楽を聴きながら運動を楽しむようにする，運動したら身近な人にほめてもらう，目標を達成できたら好きなもの，以前から買いたかったものを購入するなどの助言をすると有効であろう．また，運動療法を開始した初期の段階では，運動後に不快感（疲労，筋肉痛）や時間，費用がかかりすぎるなどの刺激が伴わないように工夫することも重要である．

4）意思決定バランス分析 ― 運動することの恩恵と負担について考える ―

この技法は，利益不利益分析とも呼ばれ，運動を実施することに伴う恩恵（利益）と負担（不利益）について，意思決定バランスシートなどを利用しながら確認するものである．意思決定バランスは，トランスセオレティカルモデルにおける行動変容ステージの初期段階（前熟考期あるいは熟考期）に属する者にとって重要な要因であることが知られている．したがって，運動することに興味のない前熟考期の人に対しては恩恵が大きくなるように，運動することに興味はあるが実際にはやっていない熟考期の人に対しては少しでも負担感が少なくなるような働きかけを目指すとよい．

5）逆戻り予防 ― 運動継続を阻害する状況に備える ―

この技法は，軽度の肉体疲労，精神的ストレス，多忙な生活，悪天候など，習慣化している運動を一時的に中断してしまいそうになる状況を想定して，あらかじめ対処法を準備しておくものである．普段，外でウォーキングしている人にとって，雨が降った場合には音楽を聴きながら室内で足踏み運動をしたり，代わりになる他の運動をするというオプションを用意しておくことなどがその例である．その他，季節の変化，大きな怪我や病気，就職，転居，結婚や出産といったライフイベントも，習慣化した運動から脱落してしまう大きな原因と考えられるため，そのような状況を想定した対処法を準備するように促すことも重要である．

これらの技法を含む運動継続に対するセルフ・エフィカシーを高め，運動習慣の獲得を促す際に有用な認知行動的技法の内容と具体例を**表1**に示す．

❷ 慢性疼痛の自己管理に有用な認知行動的技法

高齢者に対して運動療法を施行する際に，運動習慣が形成できない一因として痛みの存在があげられる．そのため，慢性疼痛管理に特化した認知行動療法との併用が奨励されている．具体的には，①痛みと認知・行動・情緒的な問題との関係性への理解を促すこと，②痛みに効果的に対処するスキルを学ぶこと，③痛み対処スキルを日常場面で応用するトレーニングを行うこと，といった内容で構成される「痛み対処スキルトレーニング」が注目されている．このトレーニングは，痛み対処セルフ・エフィカシー（痛みにうまく対処できるという見込み感）に効果があるだけでなく，痛み自体にも効果があることが確認されている[2]．本稿では，この痛み対処スキルトレーニ

表1 運動習慣の形成を促す認知行動的技法

技法	内容	具体例
セルフ・モニタリング	自分自身の行動を記録する	運動した日には手帳に○をつける 記録票を冷蔵庫に貼り，毎日実施した内容と時間を記録する
目標設定	これから実施していく運動の内容を具体的な目標として定める	いつ，どこで，何をするのか話し合い，目標とする 　来週からウォーキングを始める 　週3日，筋トレを行う 　週5日以上，犬の散歩を担当する
刺激統制	運動を実施しようと思う刺激を増やすこと	普段から歩きやすい服装や靴にする 体重記録を目に付く場所に掲示する
オペラント強化	運動した後に良い結果（賞賛，ご褒美，気持ちよさなど）が得られるように工夫する	目標を達成したら洋服を買うように決めておく 運動したらほめてもらう，あるいは自分をほめる ウォーキングコースにお気に入りの場所，店，図書館などを入れる
意思決定バランス（利益不利益）分析	自分にとって運動の利益や不利益について検討する	利益や不利益のリストなどを提示して話し合う 利益が大きく，不利益の少ない運動計画を立てる
逆戻り予防	運動を止めてしまいそうになる機会を予測して，対策を立てること	季節の変化，けが，忙しい時期，引っ越しなどを予測して対策を考えておく
肯定的セルフトーク	前向き，建設的に考えるようにすること	否定的に考えてしまうパターンを尋ね，前向きに考える練習をする
ソーシャルサポート	運動することを理解してくれたり，一緒に実施してくれたりする人を探す	家族と運動や自分の目標について話をするようにする 一緒に運動をする仲間を増やす
シェイピング	簡単な目標から始めて，少しずつ目標とする行動に近づけていく	週3日，15分のウォーキングから始め，しだいに目標を高くしていく
モデリング	運動を実施している人を観察して学習すること	運動習慣のある人の話を聞く 運動習慣のある人と付き合うようにする 運動習慣者のビデオをみる
行動置換法	運動不足になるような好ましくない行動を，身体を動かすことに置き換えること	できるだけ立ったり歩くようにするテレビの番組が始まったらストレッチをする
行動契約	運動することを宣誓すること	宣誓書を作成する

ングで活用されるいくつかの技法について紹介する．

1) ディストラクション─痛み以外の刺激に注意を向ける─

　テレビをみる，本を読むなど，痛み以外の刺激に注意を向けさせることをディスト

ラクションという．慢性疼痛を抱える高齢者のなかには，自分自身が普段からディストラクションを用いていることに気づいていない場合がある．日常生活で実行しているディストラクションに注意を向け，新たなディストラクションの方法を増やすためにも，実際にディストラクションを行わせ，モニタリングさせることによって痛みの変化を実感させることが重要である．また，痛みが生じたときに「願っても痛みは改善しない．痛みを和らげられるために自分に何ができるか考えよう」，「ディストラクションを使えば痛みを軽くすることができる」といった肯定的で適応的な考えを繰り返す肯定的な自己陳述も有効である．

2) リラクセーション―緊張を和らげ，気持ちを落ち着かせる―

　痛みを有する高齢者は，痛みへ注意を向けるあまり筋緊張が亢進することや，交感神経優位となるような身体所見を呈している場合がある．このような状態が続くと，痛みのさらなる増悪や活動性の低下につながりやすい．このような場合には，漸進的筋弛緩法，呼吸法，視覚イメージ法などのリラクセーション技法を用いることが有効である．漸進的筋弛緩法は，筋の収縮・弛緩のメカニズムを利用し，特定の筋群の弛緩効果を狙って行っていく．また腹式呼吸や深呼吸といったリラクセーション効果が得られる呼吸法に習熟することも対処方略の一つとなる．また視覚イメージ法とは，目を閉じて，自分の一番気持ちが落ち着く情景などを具体的に想像することでリラクセーション効果を得る手法である．必ずしもすべての技法に習熟する必要はなく，自身にあったリラクセーション技法を対処方略の一つとして身につけることが肝要といえる．

3) エクスポージャー―感情や気持ちに慣れる―

　痛みを一度経験すると，また痛みが生じることに過度に恐怖や不安を抱き，活動を回避する思考を呈しやすい．さらに本来痛みが生じる可能性が低い活動まで回避するようになってしまうケースも多い．このような思考に陥りがちな高齢者に対しては，恐怖や不安が生じる状況に対して段階的に暴露していく方略が有効である．まず事前にどのような状況で恐怖や不安を感じるかを把握し，その後段階的にその状況に慣らしていくことで恐怖や不安を取り除いていく．具体的には，歩行に対して痛みが生じるのではないかと恐怖や不安をもつ高齢者に対しては，わずかな距離から歩行を行っていくなどがあげられる．

4) 活動ペース配分―時間に基づいた活動のペース配分を行う―

　高齢者のなかには運動を頑張りすぎて，次の日に痛みが増加し，その後の身体活動が減少する場合もあるため，時間に基づいた適切なペース配分を指導することも必要である．活動時間を痛みが始まる時間よりも短い時間に設定し，休息時間の大切さも強調することが重要である．また，活動の種類によってペース配分は異なることも認識すべきである．さらに，最初に見積もったペース配分が適切であるとは限らないた

め，適宜見直しを行い，修正していくことにも注意が必要である．

5) 快活動の計画――楽しい活動の予定を立てる――

痛みに向き合い，活動性を維持・向上させるということは一つの目標といえるが，高齢者にとって，あまりやりたくない活動ばかりを指導されることは，受け入れが悪い場合がある．そのための方略として，楽しい活動を考えて，そこから活動性を上げていくことも重要である．楽しい活動（たとえば，お茶を飲みながら，友人とお喋り）をしているときは，案外痛みのことを忘れていることも多い．また，楽しい活動について思いつくことができない高齢者もいるため，あらかじめさまざまな活動のリストを用意し，楽しい活動を見つけ出すことを支援することも必要である．そして，前述したセルフ・モニタリング，目標設定，活動ペース配分といった技法も組み合わせて具体的に予定に組み込んでいき，徐々に活動性を上げていくことが有用である．

6) 認知再構成――前向きで現実的な別の考え方を見出す――

痛み経験は，不適切な思考につながる場合も多い．特に問題となってくる思考として「破局的思考」があげられる．具体的には，何度も痛みについて考えてしまうこと（反芻），痛みをより大げさにとらえて考えてしまうこと（拡大視），痛みに対してどうすることもできないと考えてしまうこと（無力感）などがあげられる．このように思考してしまうことは，日常生活や社会活動にも悪影響を及ぼし，活動性の低下が助長される可能性がある．このような痛みに対するネガティブな思考がどのような影響を与えるかを整理し，客観視することで，痛みへの捉え方を修正していこうとするものである．より前向きな思考へと変容することで，痛み対処セルフ・エフィカシーも高まる可能性がある．

3 運動習慣の形成促進のための認知行動療法のエビデンス

高齢者における運動習慣の形成促進に対する認知行動的技法の効果について検討した研究のメタアナリシス[3]では，セルフ・モニタリングのみに有効性が認められている．このような結果が得られた背景には，各技法は単独で用いるというよりは組み合わせて用いることが多いが，それらの効果に関してランダム化比較試験に基づいて検討した成果の蓄積が十分とは言えないことが影響していると考えられる．そのため，現状ではどの技法が運動習慣の形成促進に最も有効であるかといった点について結論づけることは難しい．今後もどのような認知行動的技法およびその組み合わせが高齢者の運動療法からの脱落を防ぎ，運動の習慣化に役立つのかに関して，質の高い研究手法を用いて効果検証していく必要がある．

一方，膝痛・腰痛などの運動器疼痛の自己管理を促す認知行動療法のエビデンスに関して，Dixon et al[4]は，関節症（変形性関節症，関節リウマチ）により痛みを有する成人への心理的介入の効果について検討した研究についてメタアナリシスを実施している．その結果，心理的介入群は対照群に比べて，痛み（ES＝0.177）や機能障害

(ES＝0.152),痛み対処セルフ・エフィカシー(ES＝0.184)に効果を認めており,特に分析に用いた27研究のうち,23研究は認知行動療法に基づく痛み対処スキルトレーニングが採用されていた.また,Hoffman et al[5]は,慢性腰痛を有する成人に対する心理的介入の効果について検討した研究のメタアナリシスを行った.結果として,認知行動療法群は待機群と比較して,痛み(ES＝0.62)に効果を認めている.これら疼痛自己管理を促す認知行動療法の有用性に関するエビデンスは諸外国の研究報告が中心であるため,今後わが国でも研究成果の蓄積が必要であるが,認知行動療法を運動療法と併用しながら施行していくことにより,運動療法からの脱落者を最小限に食い止め,運動習慣の形成に好影響をもたらす可能性が期待できる.

文 献

1) King AC：Interventions to promote physical activity by older adults. *J Gerontol A Biol Sci Med Sci*, **56** (Spec No.2)：36-46, 2001.
2) 岡 浩一朗,柴田 愛：介護予防—運動器疾患による痛みの自己管理—.(鈴木伸一編).医療心理学の新展開,北大路書房,2008, pp134-147.
3) Conn VS, Valentine JC, et al：Interventions to increase physical activity among aging adults：A meta-analysis. *Ann Behav Med*, **24** (3)：190-200, 2002.
4) Dixon KE, Keefe FJ, et al：Psychological interventions for arthritis pain management in adults：a meta-analysis. *Health Psychol*, **26** (3)：241-250, 2007.
5) Hoffman BM, Papas RK, et al：Meta-analysis of psychological interventions for chronic low back pain. *Health Psychol*, **26** (1)：1-9, 2007.

第4章
運動方法の実践例

1 病院での実践

平井達也

Key Point

- 高齢入院患者のサルコペニアは入院期間の延長や再入院のリスクと関連し，対策をとるべき問題である．
- 当院におけるリハビリテーション対象者の43.8％がサルコペニアと判定され，サルコペニア有症者は女性に多く，より高齢で，認知機能が低く，栄養状態が悪い．
- アプローチにおいては，高齢や認知機能の低下により，運動強度や運動量を十分に確保することが困難である．
- 特に認知機能が低下した人への運動実践には，家族の協力による栄養面へのアプローチや認知機能の低下を把握したうえでの運動継続のための工夫が必要である．

1 高齢入院患者に対するサルコペニア評価の意義

　サルコペニアは80歳以上の地域在住高齢者の50％以上にみられるとされ[1,2]，サルコペニアを有した状態で入院となる可能性は高い．Gariballaら[3]は，サルコペニアを呈している入院患者は血清アルブミンが低値であり，より高齢で，抑うつ症状を認め，入院期間は有意に長く，さらに6カ月後の再入院のリスクと死亡率が有意に高いことを示した．このことから，高齢入院患者のサルコペニアは入院時から評価・対応すべき問題である．

2 当院におけるサルコペニアの状況と評価

　大都市圏の郊外にある当病院は2次救急を担うとともに急性期病棟，回復期病棟，療養型病棟の全225床を有する地域の中核病院である．当院へ入院されるリハビリテーション（以下，リハ）対象者の多くは高齢（平成25年11月の時点で平均年齢80.8歳）で，入院前から脳血管障害や認知症による要介護状態を呈し，肺炎，食欲不振，転倒・骨折により入院となることが多い．回復期病棟の場合は入院時からリハを実施するが，急性期病棟については入院後一定期間の安静を経てリハ依頼が出され

いしい外科三好クリニック

表1 リハビリテーション処方患者の入院時の血液生化学的検査値（栄養面）

基準値	総タンパク (g/dL) 6.4-8.2	アルブミン (g/dL) 3.4-5.0	HDL-C (mg/dL) 40-90	リンパ球数 (/μL) 1,600以上
症例数	75	73	19	28
基準値以下の人数	16	51	8	25
基準値以下の人数割合（%）	21.3	69.9	42.1	89.3

HDL-C，リンパ球数は必要に応じて検査するため検査者数が少ない

る．その際には，もともとの機能低下および疾患由来の問題に加え廃用を合併し，低筋量，低筋力，低運動機能の3つの基準を満たした重度サルコペニアの状態であることがしばしばある．

　入院患者におけるサルコペニア評価については，まず入院時の生化学的検査値をチェックすることから始まる．当院におけるリハ対象者の栄養に関する入院時生化学的検査値を表1に示す．アルブミン値において基準値を下回る者は69.9％で，当院の栄養サポートチーム（nutrition support team：NST）介入の基準である2.8 g/dLを下回る者は27.4％存在した．

　サルコペニアの代替指標である四肢骨格筋肉量（skeletalmuscle mass index：SMI [kg/m^2]）推定[2]のための測定（女性：BMI，腹囲，握力，男性：BMI，年齢，腹囲）は，リハ依頼のあった時点で行われる．平成25年12月時点で，測定可能であったリハ対象者64名（81.4±8.9歳，男性31名，女性33名）のデータにおいて真田ら[2]の示すSMIの参照値（男性：6.87 kg/m^2，女性：5.46 kg/m^2）を下回った者は28名（43.8％）で，これらの対象をサルコペニア有症者と判定した．男女別にみると男性13名/31名中（41.9％），女性15名/33名中（45.5％）であり，女性の比率のほうが高かった．平均年齢はサルコペニア有症者（83.6歳）が非有症者（79.7歳）に比べて高く（図1a），認知機能（日本語版mini-mental state examination：MMSE-J）は全対象と男性ではサルコペニア有症者と非有症者に差がなかったが，女性で有症者（18.9点）は非有症者（21.4点）より低かった（図1b）．栄養状態（アルブミン値）については，全体でサルコペニア有症者（2.9g/dL）が非有症者（3.3g/

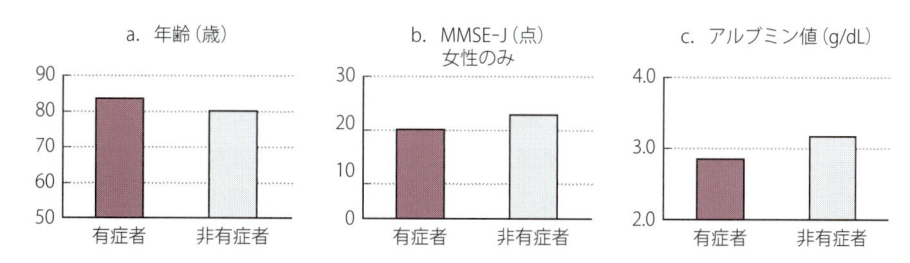

図1　サルコペニア有症者と非有症者の比較

第4章
1．病院での実践

dL）より低かった（図1c）．

3 入院中のサルコペニア保有者の特徴と対応の困難性

　先述したように，当院入院中のサルコペニア保有者の特徴は，①疾患を有する，②女性に多い，③より高齢（82歳以上），④認知機能が低下している，⑤栄養状態が悪いことがあげられ，サルコペニアの改善，予防にはいくつかの困難が存在する．そもそも何らかの疾病の発生や増悪による入院であり，治療優先による安静持続が廃用症候群を引き起こすことも少なくない．その後の運動療法は非常に低い運動強度（たとえば，座位保持など）から始めざるを得ず機能改善には時間がかかる．当院入院患者の女性は男性に比べ筋量や筋力が低く，また，高齢という問題は高血圧や心不全など循環系のリスクと関連し，サルコペニアを改善するための運動強度と運動量が十分に確保できないことが多い．さらに，認知機能については，もともとの低下に加え，安静治療や栄養面の悪化などでさらに低下する場合がしばしばある．認知機能低下は，食事や運動の拒否の問題とも関連する．栄養面の問題は，摂食機能の問題や認知症による食事の拒否などに加え，病院内のマンパワー不足によりNSTによるチェックと対策がすべての患者に十分行えない場合がある．これらの困難性に対し，さまざまな工夫によりサルコペニアの予防・改善を促さなければならない．

4 入院中のサルコペニア症例への基本的な対応

1）栄養面に関して

　担当リハスタッフが関心をもってチェックすることと他の医療スタッフと連携をすることが重要である．栄養状態が悪い（飢餓状態である）のに運動量のみを増加させようとするのは避けるべきである．リハスタッフは，生化学的検査値（主にアルブミン値や総タンパク量など）と食事量，体重をチェックし，低栄養状態で食事量が上がっていない場合は，NSTの介入を依頼するか，チームに所属している管理栄養士や言語聴覚士に相談し，食事摂取しやすい環境を整え（食事時の姿勢や場所をベッドから食堂に変えるなど），できるだけ高カロリー，高タンパク食を摂取できるよう働きかけることが必要であろう．家族に栄養状態に対して情報提供を行い，補助食品の差し入れなど協力を得ることも重要である．

2）運動に関して

　基本的には全身（栄養）状態に応じた強度を設定する．NST介入が必要なほど低栄養状態である者は，運動が筋量の減少につながる可能性があるので，非常に低強度の運動負荷（たとえば，他動運動や座位練習）から開始する．生化学的検査は頻繁に行わないので，常に食事量や体重をチェックする必要がある．初期の目標は，低強度の運動をある程度の回数こなし，徐々に運動強度を高めていくことが望ましいが，入院患者の多くは認知機能が低下した80歳以上の高齢者であり，高血圧，心不全など基礎疾患を有しているため栄養の状態にかかわらず高負荷をかけられないことが多い．

そのため，基本的には運動回数を増加させることを目標とする．認知機能の低下を伴った対象に運動を多数回反復してもらうことは簡単ではないが，リハスタッフは症例を多角的に観察・評価し，練習回数が確保できる方法を思考しなければならない．症例の評価にあたっては，①実施環境，難易度や努力度を設定→②回数の測定→③分析ということを繰り返し行い，最適条件を探索することが重要である．

5 認知機能低下を有するサルコペニア症例への対応のコツ

サルコペニア有症者は運動を一定以上するべきであるが，認知機能が低下している場合，トレーニング実施が困難となることが多い．筆者らの臨床経験から認知機能の低下したサルコペニア症例に運動をしてもらうためのコツを紹介する．

(1) 課題を明確にする

立ち上がりや立位は，対象者にとって運動そのものの目標が不明確であり，やや努力度が高いためすぐにやめてしまうことが多い．そこで，たとえば立ち上がり1回ごとにペグを穴に立て，すべての穴を埋めるなど明確な目標がある課題を設定する．その際に注意すべきは，目的となる動作を使ってペグを穴に入れるという目標を達成してもらうように環境を設定することである．

(2) 報酬系の活性化

運動は努力を必要とし，快刺激が少ないため継続につながりにくい．報酬系とは対象者にとって快の感覚を与える神経系のことで，その報酬系の活性化は欲求が満たされたときのみに限らず，報酬を期待しているときにも生じる[4]．そのため努力（運動）と快刺激（称賛やマッサージなど）を1セットとして組み立てることが望ましい．対象者のポジティブな情動（笑顔や気持ちいいなどの言葉）の表出により報酬系の活性化が図られ，結果として運動回数の増加につながっているかを判断する．

(3) 過剰な制約をしない

対象者が自己調整できることや運動学的な細かな点に関する言語による指示をしすぎず，比較的自由にしてもらう．全体の運動量や休息時間などは自由とし，対象者が自らの意欲によって回数をこなしてもらうことが望ましい[5]．

6 実践例：認知機能が低下し意欲が低い重度サルコペニア症例

82歳，女性，初発の脳梗塞により急性期病院を経て当院回復期病棟に入院した．発症以前より慢性心不全，慢性腎不全，糖尿病，高血圧，白内障などの基礎疾患をもっていたが，同居している娘夫婦と家事を分担し，畑仕事をするなど活動的な生活を行っていた．入院時，BMIは18.1で痩せ型，血液データではアルブミン2.8g/dLであり低栄養であった．また，握力は健側12.2kgfであり，Friedら[6]によるBMI23以下の女性のカットオフ値である17kgfより低かった．真田の推定式に当てはめたSMI値は5.12kg/m^{2}であり女性のカットオフ値5.46kg/m^{2}を下回っていた．コミュニケーションは十分可能であったがMMSE-Jは21点，日常生活の機能的自立度評価（FIM）は42点であり，立ち上がり，立位保持に介助を要した．また，

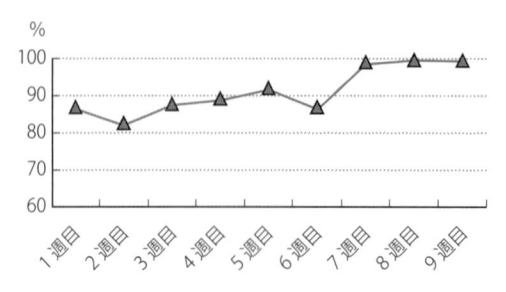

図2 食事量の推移

やる気スコア28点（16点以上はアパシー），Vitality Index6点（7点以下は意欲低下）であり，日中は臥床していることが多くリハ室への来室を拒否することもあった．理学療法としては，体重や食事量をチェックしながら運動量をいかに上げるかを課題とした．食事量の推移を**図2**に示す．食事量がほぼ100%となった7週目頃から立ち上がり練習を開始した．意欲低下はあったが，スタッフの励ましなどで回数は大きく増加することもあった．しかし，日間変動が大きく1週目は拒否的な発言や自発性の低下がみられた．練習時の様子から，①自己にて立ち上がり回数のカウントは可能，②指定された回数は比較的素直に取り組む，③スタッフがいるとネガティブな発言をする，④称賛によりポジティブな情動が表出するなどみられ，工夫の余地があると考えた．そこで，25個のペグを使って10回の立ち上がりごとに1つはずし横の皿に入れるという課題を設定した（**図3**）．休息は自由にとってよいことを教示し，理学療法士は症例の視野に入らない場所から適切な回数でペグをはずすか，休息を適切にとるかなどを観察した．また，目標回数の達成に対して称賛を与えた．結果として，立ち上がり回数は7日目頃から安定し，徐々に増加した（**図4**）．課題時の様子から，適切な回数でペグをはずすことはできており，休息も自己調整しながらとれて

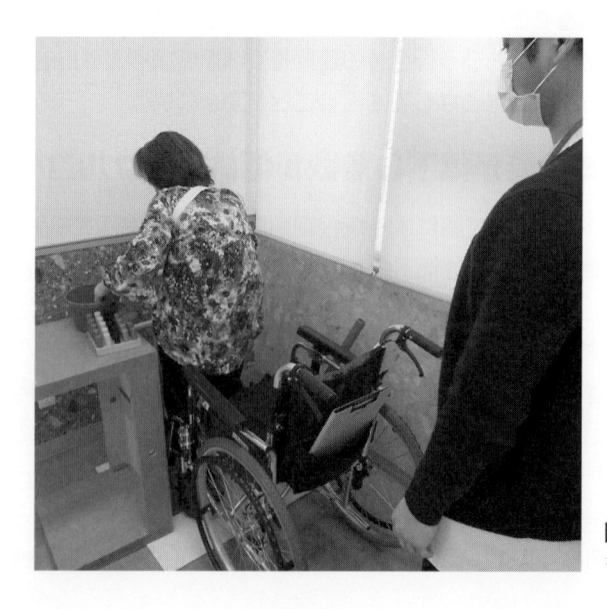

図3 立上がり練習の設定
＊症例およびご家族に同意を得て掲載

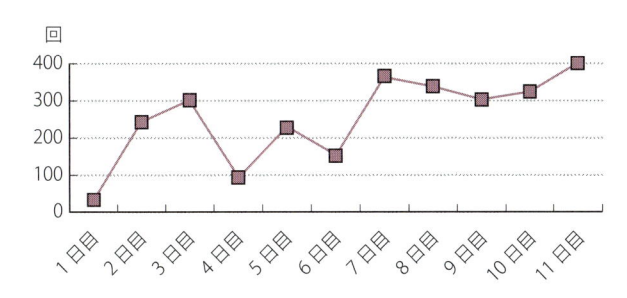

図4 立ち上がり回数

いることが観察された．

7 まとめ

　当院の入院高齢者のサルコペニアの実態を報告し，認知機能低下を伴った高齢の重度サルコペニア症例への対応などを紹介した．サルコペニアの調査・介入は予防の観点から地域在住高齢者を対象としていることが多く，わが国において入院高齢者のサルコペニアの実態や介入については十分調査されていない．今後，さまざまな観点から，病院におけるサルコペニアへの対応を検討する必要がある．

文献

1) Baumgartner RN, Koehler KM, et al：Epidemiology of sarcopenia among the elderly in New Mexico. *Am J Epidemiol*, **147** (8)：755-763, 1998.
2) 真田樹義，宮地元彦・他：日本人成人男女を対象としたサルコペニア簡易評価法の開発．体力科学，**59** (3)：291-302, 2010.
3) Gariballa S, Alessa A：Sarcopenia：prevalence and prognostic significance in hospitalized patients. *Clin Nutr*, **32** (5)：772-776, 2013.
4) 木村　實：高次機能　報酬依存性動作制御と大脳基底核．医学のあゆみ，**212** (10)：953-959, 2005.
5) 谷　浩明：セラピストによる教示やフィードバックは学習に効果的か？　理学療法科学，**21** (1)：69-73, 2006.
6) Fried LP, Tangen CM, et al：Frailty in older adults：evidence for a phenotype. *J Gerontol A Biol Sci Med Sci*, **56** (3)：M146-56, 2001.

2 訪問リハビリテーションでの実践

大沼　剛

Key Point

- 訪問リハビリテーションにおけるサルコペニアに対する運動療法は，これまで推奨されているレジスタンス運動や歩行運動は環境面や身体機能面の問題により実施困難なことが多い．
- 訪問リハビリテーション利用者におけるサルコペニア予防は，利用者本人のライフスタイルにアプローチをして，不活発なライフスタイルからより活動的なライフスタイルに移行することを促すことが必要と考える．

1 訪問リハビリテーションとサルコペニア

　訪問リハビリテーション（以下，リハ）では，疾病や傷害により外出が困難な状態にある要介護者や難病患者を対象とし，心身機能の維持・向上や生活機能の再建を図っている．利用者の多くは，要介護認定を受けている人であり，屋内の生活において何からの介助を必要とする人が多い．要介護認定者の介護が必要となった原因を要介護度別にみると，要支援者では「関節疾患」が19.4％と最も多く，次いで「高齢による衰弱」が15.2％となっている．要介護者では「脳血管障害」が24.1％と最も多く，次いで「認知症」が20.5％となっている[1]（図1）．一方，当ステーション利用者の主な疾患は，「脳血管疾患」が39％と最も多く，次いで「転倒による骨折」11.2％となっている[2]（図2）．要介護認定者の介護が必要となった原因や訪問リハ対象者の主な疾患は，ともに脳血管疾患が最も多いが，その他の原因として，高齢による衰弱や骨関節疾患などの老年症候群に分類されるものが多い．サルコペニアは「加齢による筋肉量減少」とされているが，訪問リハ利用者は，身体機能の低下によって要介護状態に陥り，寝たきりや不活発なライフスタイルを余儀なくされている人が多い．実際，生活空間における身体活動を示す指標である life-space assessment において地域在住高齢者の平均点は 62.9 ± 24.7 点[3]，介護予防事業対象者は 51.4 ± 25.2 点[4]であったが，訪問リハ利用者37名を対象に調査した結果は 19.6 ± 10.6 点[5]

リハビリ推進センター株式会社板橋リハビリ訪問看護ステーション

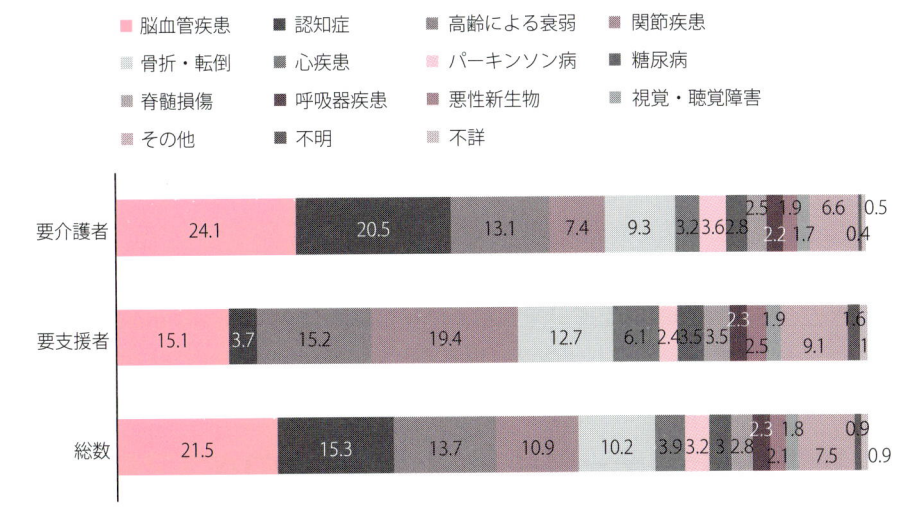

凡例:
- 脳血管疾患
- 認知症
- 高齢による衰弱
- 関節疾患
- 骨折・転倒
- 心疾患
- パーキンソン病
- 糖尿病
- 脊髄損傷
- 呼吸器疾患
- 悪性新生物
- 視覚・聴覚障害
- その他
- 不明
- 不詳

要介護者: 24.1 / 20.5 / 13.1 / 7.4 / 9.3 / 3.2 / 3.6 / 2.8 / 2.5 / 1.9 / 2.2 / 1.7 / 6.6 / 0.5 / 0.4

要支援者: 15.1 / 3.7 / 15.2 / 19.4 / 12.7 / 6.1 / 2.4 / 3.5 / 3.5 / 2.3 / 1.9 / 2.5 / 9.1 / 1.6 / 1

総数: 21.5 / 15.3 / 13.7 / 10.9 / 10.2 / 3.9 / 3.2 / 2.8 / 2.3 / 1.8 / 2.1 / 7.5 / 0.9 / 0.9

図1 介護が必要になった主な原因

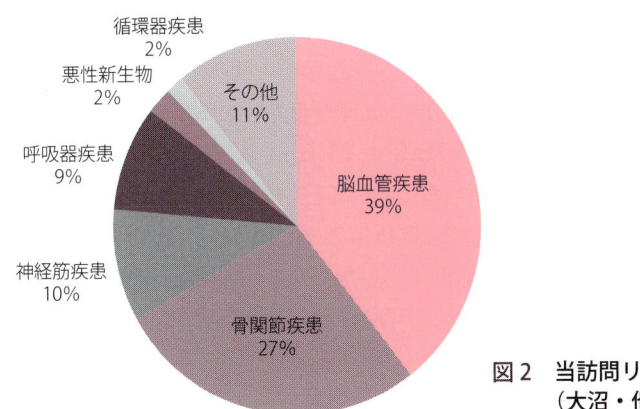

図2 当訪問リハビリテーション利用者の主な疾患（大沼・他，文献2）

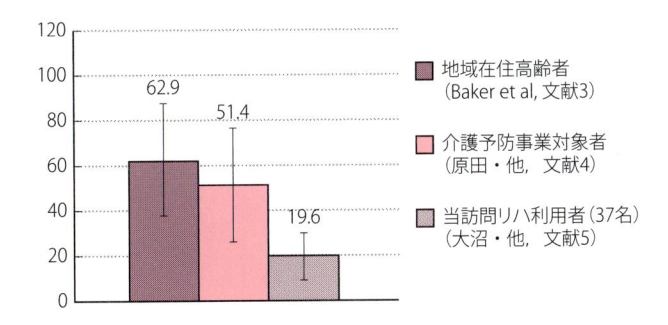

- 脳血管疾患 39%
- 骨関節疾患 27%
- 神経筋疾患 10%
- 呼吸器疾患 9%
- 悪性新生物 2%
- 循環器疾患 2%
- その他 11%

図3 生活空間における身体活動の違い（life-space assessment 得点）

- 地域在住高齢者（Baker et al, 文献3）: 62.9
- 介護予防事業対象者（原田・他，文献4）: 51.4
- 当訪問リハ利用者(37名)（大沼・他，文献5）: 19.6

であり，身体活動が低下していることがわかる（図3）．そこで推奨されているのが，身体活動を高めることである[6]．先行研究では，不活動な対象者より，1日15分中等度の運動を行っている対象者のほうが，3年死亡率が減少したと報告されている[7]．しかし，訪問リハ利用者は歩行障害を有する人が多く，環境も限られているため，地域在住高齢者を対象にして推奨されているレジスタンス運動[8]や自立歩行を必要とした運動介入の実施は困難である．したがって，不活動なライフスタイルからより活動的なライフスタイルに移行を促すことが必要と考える．不活動なライフスタイルからより活動的なライフスタイルに移行するためには，まずは寝食分離である．ベッド上での生活からリビングで食事をとるように生活空間を拡げることが重要である．

2 訪問リハビリテーションにおけるサルコペニアに対する運動療法

　生活空間を拡げるためには，移乗・移動動作能力が必要である．寝食分離を実施するためには，家族介護者の手伝いも必要になるため，できる限り介護負担量を増やさないように，まずは移乗・移動動作能力の維持・向上を目指す必要がある．Ikezoeらは，若年者群と比較し，歩行困難で半年以上歩行を実施していない高齢者の歩行不可群では，抗重力筋である大腿四頭筋の筋厚が低下（大腿直筋 82.2 ± 6.19%，外側広筋 83.0 ± 6.00%，中間広筋 78.2 ± 11.6%）していることを報告している[9]．また，日常生活が自立している高齢者において日常の姿勢保持におけるわずかな筋収縮の持続により腹横筋や多裂筋の筋量を維持できているが，長期臥床すると，体幹深部筋が萎縮することを報告している[10]．したがって，抗重力筋活動を行わない不活動なライフスタイルでは，サルコペニアが進行する可能性が高いと考えられる．

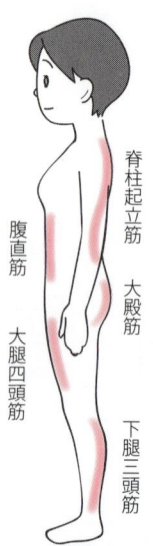

図4 抗重力筋

足首の運動…両足同時に10回

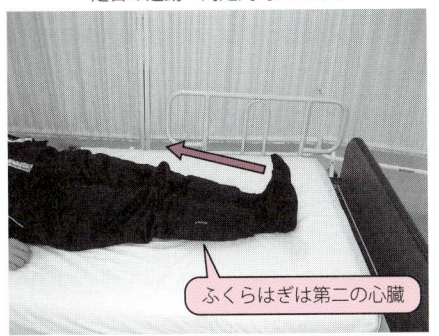

ふくらはぎは第二の心臓

目的
・足首の動きを良くする
・足のむくみを解消
ポイント
・上げる方向を丁寧に行う

膝の曲げ伸ばし…片脚5回ずつ

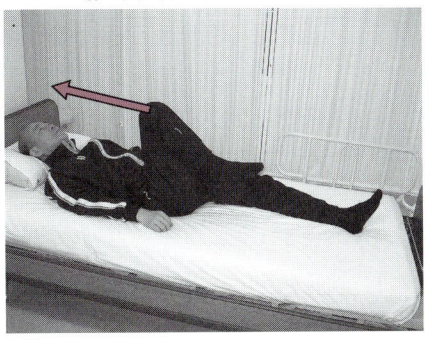

目的
・膝や足の付け根の動きをよくする
・座ったり，立ち上がるための準備運動
ポイント
・膝をお腹に近づけるようにまっすぐ曲げ伸ばしする

足上げ…片脚5回ずつ

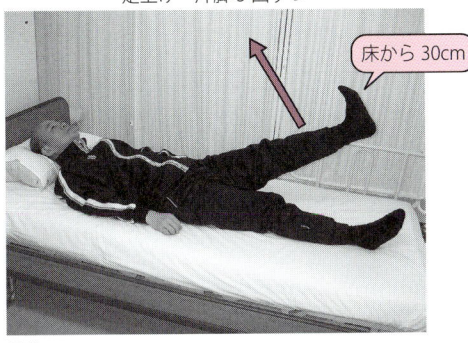

床から30cm

目的
・体を支える大腿の筋肉を強化
・お腹の筋肉を強化
ポイント
・腰痛の既往がある場合は対側の膝を立てる
・できるだけ膝を伸ばす

お尻上げ…ゆっくりと10回

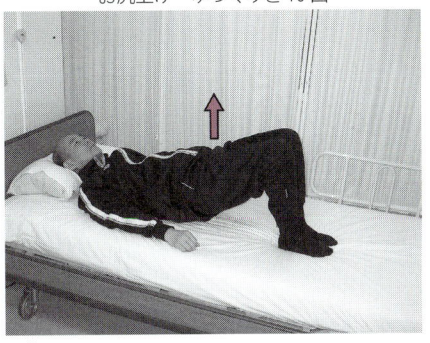

目的
・立ち上がり，歩行に必要な筋肉を強化
・骨盤底筋群を強化
ポイント
・腰痛のある場合は中止する

腰を捻る…左右交互に5回ずつ

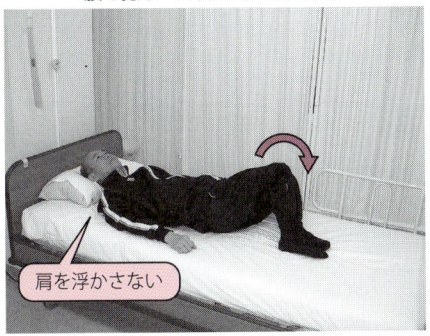

肩を浮かさない

目的
・体の動きを軟らかくする
・起き上がるための準備運動
ポイント
・できるだけ反対側の肩は浮かさないように注意する
・顔を膝と逆に動かすとより効果がある

バンザイ！！…呼吸と一緒に行う

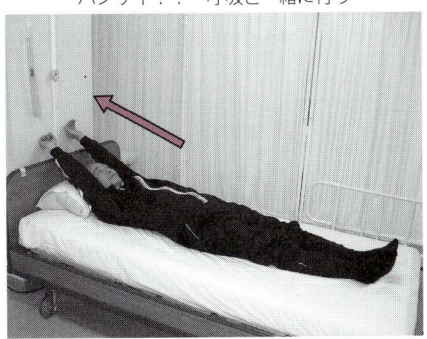

目的
・腕の動きをよくする
・空気をたくさん吸う
ポイント
・痛みのない範囲で行う
・息を吸いながら手を挙げて，吐きながら戻す

図5 臥位抗重力筋運動

移乗・移動作能力の維持・向上に欠かせないのが抗重力筋（図 4）である．在宅では筋力に合わせて細かく設定した負荷量での運動は困難なため，自重での運動が中心となる．当ステーションで行っている臥位での抗重力筋増強運動を参考までに例示する（図 5）．訪問リハは移乗や歩行などの日常生活活動（Activities of daily living：ADL）の向上に効果的であることが報告されており[11]，スタッフが訪問して行うアプローチに加え，利用者が習慣的に行う自主練習を促すことによって抗重力筋を鍛え，移乗・移動動作を実施する機会を増やし，活動的なライフスタイルに変化させることによって，サルコペニア予防につながると考えられる．

3 おわりに

サルコペニアと運動療法について，本稿では訪問リハの実践について述べてきたが，サルコペニアを述べるうえで欠かせないのが栄養である．訪問リハ利用者の栄養状態についてはまだまだ報告されていることが少なく，身体活動が低下し，下肢筋力を中心に低下が著明であるにもかかわらず，脂肪量は維持・増加する状態であるサルコペニア肥満（Sarcopenic Obesity）の利用者も少なくないと思われる．筋力が低下しているからといって，ただ闇雲に筋力増強を図るのではなく，食事摂取量や身体活動量を総合的に勘案して利用者のライフスタイルを整えることが，訪問スタッフとして最も重点を置くべきことであると考える．

文献

1) 平成 22 年国民生活調査の概況：厚生労働省，2011 年 7 月 13 日，〈http://www.mhlw.go.jp/toukei/saikin/hw/k-tyosa/k-tyosa10/〉
2) 大沼 剛，牧迫飛雄馬・他：訪問リハビリテーション利用者における在宅生活継続を阻害する要因．日老医誌．49 (2)：214-221, 2012.
3) Baker PS, Bonder EV, et al：Measuring life-space mobility in community-dwelling older adults. J Am Geriatr Soc, 51 (11)：1610-1614, 2003.
4) 原田和宏，島田裕之・他：介護予防事業に参加した地域高齢者における生活空間（life-space）と点数化評価の妥当性の検討．日本公衛誌，57 (7)：526-535, 2010.
5) 大沼 剛，橋立博幸・他：地域在住の要支援・要介護高齢者に対する屋内生活空間における身体活動評価の臨床的有用性．日老医誌，51 (2)：2014（印刷中）．
6) Montero-Fernández N, Serra-Rexach JA：Role of exercise on sarcopenia in the elderly. Eur J Phys Rehabil Med, 49 (1)：131-143, 2013.
7) Wen CP, Wai JP, et al：Minimum amount of physical activity for reduced mortality and extended life expectancy：a prospective cohort study. Lancet, 378 (9798)：1244-1253, 2011.
8) Seguin R, Nelson ME：The benefits of strength training for older adults. Am J Prev Med, 25 (3 Suppl 2)：141-149, 2003.
9) Ikezoe T, Mori N, et al：Atrophy of the lower limbs in elderly women：is it related to walking ability? Eur J Appl Physiol, 111 (6)：989-995, 2011.
10) Ikezoe T, Mori N, et al：Effects of age and inactivity due to prolonged bed rest on atrophy of truck muscles. Eur J Appl Physiol, 112 (1)：43-48, 2012.
11) 吉良健司，伊藤隆雄・他：訪問リハビリテーションが高齢障害者の日常生活活動に与える影響について．理学療法学，28 (5)：225-228, 2001.

3 通所リハビリテーション・通所介護での実践

波戸真之介

Key Point

- 在宅生活の継続が大きな目標のひとつとなるため，筋力などの身体機能とあわせて生活機能に関する評価も重要となる．
- 通所施設では運動習慣の継続が課題になりやすい．1対1の取り組みが必ずしも最も効果的とは限らず，複数人での運動や自主トレーニング等も促進するといった工夫が必要となる．
- 通所施設におけるサルコペニア予防のための取り組みが，単純な筋力トレーニングだけで終わるべきではない．日常生活における身体活動量の向上や生活範囲の拡大を促すといった多面的なアプローチを実施していくべきである．

1 通所リハビリテーション，通所介護施設の利用者の特徴

　通所リハビリテーション（デイケア）および通所介護施設（デイサービス）（以下，通所施設）の利用者は，介護保険制度上で要支援もしくは要介護の認定を受けた65歳以上の第1号被保険者もしくは40歳以上65歳未満で特定疾病を有する第2号被保険者である．神経系，運動器系，呼吸循環器系など多様な疾患を合併して非常に複雑な病態を呈している人がいる一方で，明らかな疾患とは診断されていなくても，サルコペニアを代表とした加齢に伴う心身機能の低下によって生活機能が著しく低下している人も多い．通所施設を利用する目的は，理学療法士等によるリハビリテーション（以下，リハ）や機能訓練に限らず，社会交流や入浴，閉じこもり予防，レスパイトケアなどといった多様なものがある．これらの利用目的に共通する背景としては，住み慣れた町・自宅での生活を継続したいという思いがあり，サルコペニア予防はそのニーズに応えるためにも，積極的に取り組まれるべきものである．

　通所施設の利用は一般的にリハにおける維持期とされるが，一概にトレーナビリティが低いわけではない．特に十分なリハを受けられずに退院を余儀なくされたケースや健康状態に大きな問題点がないにもかかわらず，閉じこもり生活によってADL

が低下したケース等は改善が見込まれることも多い．要介護高齢者は，周囲から何もサポートを得られないのであれば，基本的には心身機能や生活機能が低下してしまう．要介護状態の重度化を予防し，在宅生活を支援するためにもサルコペニア予防の取り組みは重要性が高い．

2 通所施設におけるサルコペニア予防のための評価

　当社における身体機能の評価は，筋力として握力と chair stand test 5-times (CST)，立位バランスとして開眼片足立ち，歩行機能として歩行速度と timed up and go (TUG) を基本のセットとして採用し，全デイサービスで統一して実施している．しかし，サルコペニアを予防するという観点から筋力を評価し，筋力向上に取り組むことはもちろん重要であるが，筋力向上が最終目標となっては要介護高齢者を対象とした運動療法として不十分といわざるを得ない．対象者は少なからず介護を必要としているはずであり，筋力を維持・向上させることでどのような生活機能を維持もしくは改善させていくかを考えていかなくてはならない．

　身体機能の検査結果は，類似した集団の平均値や先行研究のカットオフ値などと比較することで，転倒や ADL 低下等のリスクを評価することができる[1-4]．また，以前の結果と比較することで通所施設における運動プログラムや日常生活における身体活動量がサルコペニア予防にどのように影響を及ぼしているかを評価し，今後のプログラムに活用することもできる．維持期においても，やみくもに運動療法を実施するのではなく，評価が必要であることは間違いない．

　また，当施設では評価結果のフィードバックを積極的に実施している（図1）．良好な点や課題について本人の理解を得ることは運動に対する意欲を向上させるのに役立つ．さらに家族や介護支援専門員（ケアマネジャー），かかりつけ医といった周囲の人間との情報共有は総合的な支援につなげられる．

3 運動療法によるサルコペニア予防

　「歩けるようになりたい」，もしくは「歩けなくならないようにしたい」というニーズは通所施設利用者の多くが抱えており，当施設では筋力トレーニングや立位バランストレーニング，歩行練習などを積極的に実施している．これら通所施設における運動療法の実践を考えるとき，いかに継続的な運動習慣を作れるかが課題となりやすい．いくら理学療法士ら専門家が「大事な運動だからやりましょう」と誘っても，「面倒だ」，「疲れるのは嫌だ」といった理由で運動を拒否されてしまうことも少なくない．そこで，類似した目標をもったグループでいっしょに運動を実施していくことは，「△△さん，一緒に運動しましょうか」，「○○さんも一緒だからやろうかな」とお互いに誘い合うようになりやすく，運動習慣の獲得のためにも，限られた時間のなかで効率的に運動療法を行うためにも合理的といえる．しかし，大人数での運動は個別性が低くなることやリスク管理の困難さといった問題点も出てくるため，メリットとデメリットを考え，運動習慣の獲得のために工夫する必要がある（表1）．

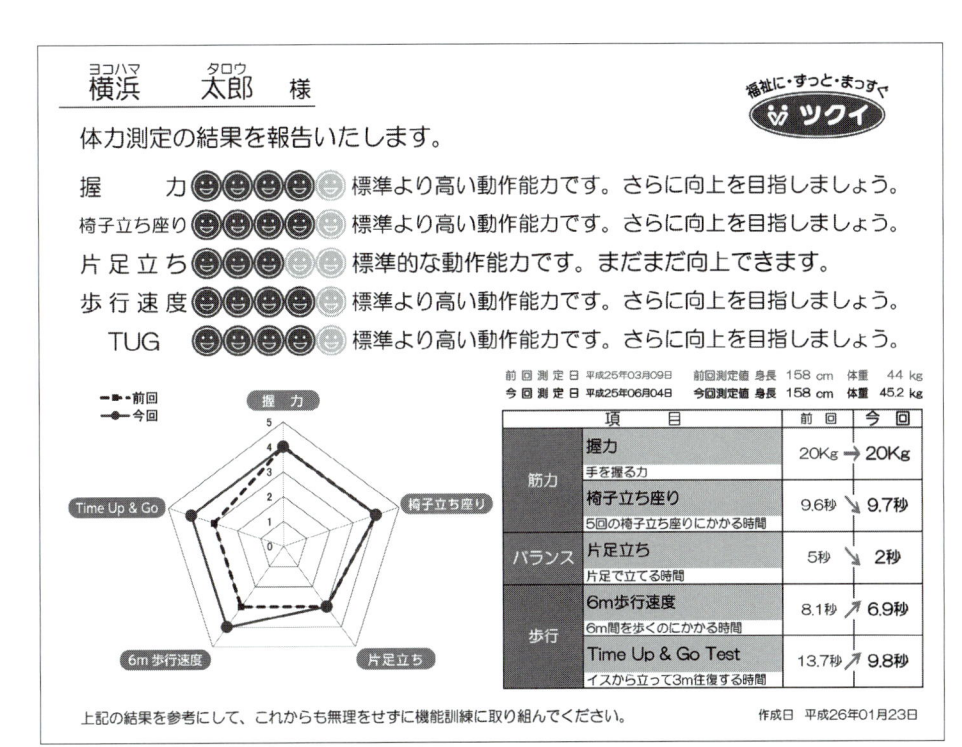

図1　体力測定のフィードバックレポート

表1　運動の実施形態によるメリット・デメリット

	集団（5名程度以上）	グループ（5名程度）	マンツーマン（1対1）
メリット	多人数に対し，効率的に筋力向上が図れる グループダイナミクスにより，継続的に実施しやすい	ある程度同じレベルのグループで運動を実施しやすい グループダイナミクスにより，継続的に実施しやすい	個別性をもって，対応が可能 自主トレーニングにつなげやすい
デメリット	個別性が低い 片麻痺等の考慮や転倒リスク管理が難しい	同じレベルの選定が難しい 転倒等のリスク管理に注意が必要	運動プログラムを飽きさせない工夫が必要
参考写真			

　運動の継続に焦点をあてたとき，道具の使用も選択肢にあるとよい．スクワットやカーフレイズを代表とした自重を用いた筋力トレーニングは場所を選ばず，日常生活に必要な筋群を鍛えやすく，自主トレーニングにもつなげやすいが，習慣化する前に

飽きられやすいといった点は否めない．ゴムバンドや重錘等の道具は比較的簡便に負荷調節が可能であり扱いやすく，マシントレーニングは設備が必要となるが，筋力トレーニングとして高い効果を発揮する．いずれも道具を使うことによって運動の多様性が増し興味をもってもらいやすいため，運動習慣の継続のためにも必要に応じて活用すべきものである．

4 日常的な活動量の向上によるサルコペニア予防

　要介護認定を受けている高齢者は，自力での外出が困難である場合が多い．まずは通所施設への外出そのものが，対象者の閉じこもり予防や活動量の向上につながり，サルコペニア予防に寄与しているといえる．そのためには，運動のみならず，施設で実施するレクリエーションや趣味活動，イベント等のアクティビティによって，生活意欲や外出しようと思う気持ちを促進することも重要な取り組みであろう（図2）．

　また，「できるADL」を「しているADL」に変えていくことは，日々の活動量向上を促し，サルコペニア予防にもなるといえる（図3）．たとえば，日々の練習によって杖歩行が可能となったが，まだ転倒危険性の高いケースがあった場合，練習場面だけに限らずトイレへの移動もスタッフの介助下で歩くようにしたり，家族に歩行時の介助法を指導し自宅内でも歩いてもらうようにすれば，日常生活こそが実践的な歩行練習となり，その後のADL向上につながりやすい．しかし，このように「できるADL」を「しているADL」にしていくためには，施設内でのスタッフの介助法の統一や，家族やケアマネジャーらの協力が必要となるため，普段から施設内外との連携をとっておくことが必要である．加えて，歩行補助具や家屋環境の調整といった生活環境支援の重要性もここであげたい．たとえば，杖の長さが極端に長い状態で使用している場合に長さ調整をするだけで歩行しやすくなり，日常的な活動量の向上につながる場合もある．

　要介護高齢者を対象とした場合，認知症やうつ，栄養状態などの影響によって，直接的な筋力向上のためのプログラムだけでは効果が見込めないことがある．そのた

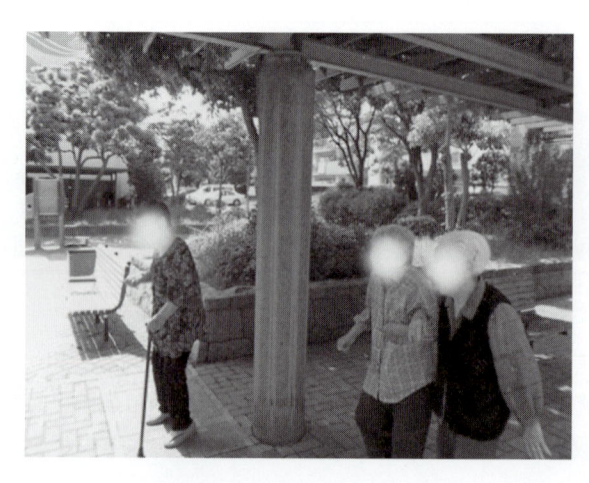

図2　ひとりで外出困難な利用者との近所の公園への散歩

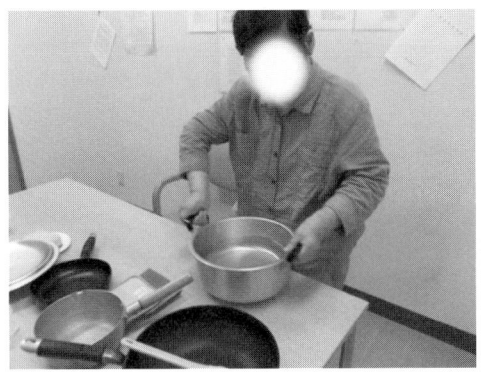

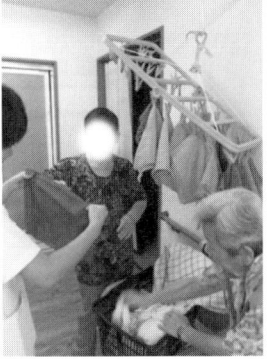

図3 家事動作に関する「できるADL」を「しているADL」につなげる練習

め，生活全体をとらえ，日常的な活動量の維持・向上によってサルコペニアを予防しようとする視点も必要である．

文献

1) Shimada H, Suzukawa M, et al : Which neuromuscular or cognitive test is the optimal screening tool to predict falls in frail community-dwelling older people? *Gerontology*, 55：532-538, 2009.
2) 鈴川芽久美，島田裕之・他：要介護高齢者における外出と身体機能の関係．理学療法科学, 25 (1)：103-107, 2010.
3) 鈴川芽久美，島田裕之・他：要介護高齢者における運動機能と6カ月後のADL低下との関係．理学療法学, 38 (1)：10-16, 2011.
4) 林 悠太，鈴川芽久美・他：通所介護サービスを利用する要介護高齢者のADL低下に関連する運動機能―大規模データを用いた検討―．理学療法学, 40 (6)：407-413, 2013.

4 介護予防事業での実践

山田陽介

Key Point

- 高齢者人口の増加によって，介護予防事業の必要性はますます高まるとともに，現在実施されているような，マシンを用いたサルコペニア予防教室による介護予防事業だけではカバーしきれなくなる．そのため，理学療法士に加えて，健康運動指導士，ボランティア，NPOなどの地域力を活用した新しい介護予防事業の展開が必要となる．
- 不活動＆ベッドレストによる筋力低下，筋萎縮は極めて重大なため，不活動を予防することも重要なアプローチである．
- 筋肥大と筋力増強には高強度漸増負荷レジスタンストレーニング（PRT）が最も有効であるが，大型のマシンが必要であると同時に，有害事象の発生リスクも高く，また自主的な長期の運動継続率が低いため，高強度PRT以外の有効な運動療法も強く求められる．
- 低強度レジスタンストレーニングや中強度有酸素運動でも，運動様式（筋発揮張力維持スロー法やスローステップなど）を工夫することで，筋力増強，筋肥大，サルコペニア予防に有効性のある運動となり，これらを適切に組み合わせることで効果的な運動指導ができる．
- 活動量計，ゴムバンド，アンクルウエイトなど，自宅でも使用できるツールを活用することは，地域で大規模な介護予防事業を展開するうえで有効な方法と考えられる．

1 介護予防事業の必要性と目指すゴール

高齢化の進展に伴う社会変化として，2055年には75歳以上高齢者が全人口に占める割合は25％を超えることが予想されている．そして介護が必要な人口ならびに介護保険の総費用は年々増加していくことから，介護予防はますます重要な課題になっている．介護予防の対象者数も大幅に増加することから，これからの介護予防の方向性としては，病院や施設といった限られた範囲に加え，地域づくりによる介護予防の推進が強く求められている[1]．

要介護の原因としては，前期高齢者では脳卒中などの疾患が多いが，80歳を超え

国立健康・栄養研究所健康長寿研究室

るといわゆる"衰弱"が多くなる．この"衰弱"というのは，特定の原因疾患が存在せず，複数の要因によって要介護状態に至る病態で，フレイル (frailty) に基づいて現れる状態とされ，何らかの介入により予防や改善が可能と考えられている[2]．フレイルの中心的コンポーネントにサルコペニア (sarcopenia) があり，サルコペニア・筋力低下予防の運動介入は，認知症予防とならんで介護予防事業において最も重要なプログラムであろう．

現在の介護保険制度の3つの柱は介護サービス，介護予防サービス，地域支援事業である．地域支援事業には介護予防事業，包括的支援事業，任意事業があるが，そのうち介護予防事業は，介護保険の被保険者が要介護状態等になることの予防または要介護状態等の軽減，もしくは悪化防止のための必要な事業と定義されている．介護予防事業の対象者は，要支援・要介護のおそれのある高齢者の二次予防事業対象者 (旧特定高齢者) と，それ以外のいわゆる元気な高齢者の一次予防事業対象者である．一次予防事業では，介護予防普及啓発事業，および地域予防活動支援事業としてボランティアなどを活用した介護予防活動の支援が行われる．二次予防事業は，二次予防事業の対象者把握事業と通所型介護予防事業，訪問型介護予防事業，およびその評価事業からなっている．

平成24年度からは，介護予防・日常生活支援総合事業が導入され，従来の要支援者と二次予防事業対象者の両方を対象として，介護予防と日常生活への支援とを切れ目なく提供する仕組みが導入された[1]．このなかには虚弱・引きこもりなど介護保険利用に結びつかない高齢者に対するサービスも含まれる．また，自立や社会参加の意欲の高い者に対する，ボランティアによるこの事業への参加や活動の場の提供も可能になった．

平成25年9月には，厚生労働省社会保障審議会介護保険部会が，要支援者のサービスを予防給付から地域支援事業に移行させ，地域支援事業の枠組みで要支援事業を実施していく方向性を提案している．そのなかでは，要支援者の多様なニーズに応えるために，介護サービス事業者以外にNPOやボランティアなど，多種多様な事業主体の参加が必要とされている．そのため，理学療法士，保健師のみならず，健康運動指導士やトレーニング指導士，NSCA-CPT (NSCA認定パーソナルトレーナー) などの健康・スポーツ関連の仕事をしている者との連携が重要となってくる．加えて，自主的な体操サークルなどを運営している市町村民やNPOなどにも協力を呼びかけるなど，総合的な地域力を用いた活動が求められるだろう．

筆者らは，これまで，①理学療法士と健康運動指導士が主体となって地域の自治会館で実施した二次予防事業対象者に対する体力向上・介護予防，②健康運動指導士とボランティアが主体となって地域のさまざまな自治拠点 (ふれあいセンター，公民館，自治会館) で実施した一次予防，二次予防対象者に対するサルコペニア・介護予防，③ヘルパーや訪問看護師が主体となって介護予防訪問サービスで実施した体力，生活機能向上プログラムの実施，といった取り組みを実施してきた．加えて，福岡大学，東京大学，京都大学，京都府立医科大学などでは，さまざまな運動様式 {通常の筋力

（レジスタンス）トレーニング，低負荷筋力トレーニング（筋発揮張力維持スロー法），自重を用いたトレーニング，有酸素運動（エアロバイク，スロージョギング，スロー ステップ），ゴムバンドや重錘（アンクルウエイトや重量靴）負荷トレーニング，活動量計（歩数計）を用いた生活改善など｝を用いた運動介入の効果を検証している．そこで，本稿では運動様式別のサルコペニア予防の効果を概説するとともに，対象者の体力・身体機能レベル別の運動実施例を紹介する．加えて，運動実施にあたり，その評価に必要となる現場での体力・筋量測定の実施例も紹介する．

2 不活動がもたらす筋萎縮

骨格筋を肥大させ，筋力増強させることは積極的なサルコペニア予防において極めて重要なことであるが，高齢者でそれ以上に気を付けなければいけないのは，不活動がもたらす筋萎縮を予防することである．ベッドレストの実験では，1日に筋力は1％，筋量は0.5％程度減少することが知られており，3週間のベッドレストで筋力は約20％も減少してしまう．また，活動量計で計測した日常生活中の身体活動量は筋力や筋量と弱～中程度の相関を示す．特に，1日の歩数が6,700～6,800歩未満（3METs以上の活動が14～16分未満）の人は，8,400～9,000歩以上歩く人（3METs以上の活動が22～28分）に比べて，2.3～3.5倍サルコペニアになりやすいことが5年間の縦断研究で明らかになっている[3]．そのため，サルペニア予防で大事なことは，日常生活で7,000～8,000歩の活動（3METs以上の活動が15～20分）を維持することである．その観点から考えると活動量計を用いた日常生活改善は有効な手段の一つで，特に日常生活が不活発な人には有効である可能性がある．

また，身体機能が低下した二次予防事業対象者や要支援者においては，さまざまな要因により身体動作が妨げられているため，充分な活動量を確保できないため，まずは機能改善のためのトレーニングを行い，日常生活中の身体活動量が向上するような運動介入が求められる．図1に日常生活で比較的簡単に使用することができるエクササイズ補助具を示す．

3 筋力（レジスタンス）トレーニングとサルコペニア

専門家の監視下で細心の注意をはらって実験的に行った研究を総合すると，サルコペニア予防，改善として最も有効とされているのは，マシンを用いたレジスタンストレーニングである．筋力トレーニングとは，骨格筋の発揮出力や持久力の維持向上や筋肥大を目的とした運動の総称で，目的の骨格筋に抵抗（resistance）を与えることからレジスタンストレーニングと呼ばれる．レジスタンストレーニングでは負荷を1回しか挙上できない最大の抵抗（1RM：repetition maximum）の何％であるか，あるいはその抵抗で何回反復動作できるか（例：10RM）という形で表現する．筋肥大，筋力増強を目的としたトレーニングであれば，70％1RM以上の比較的高負荷強度を用いることが広く推奨されており，65％1RM以下の負荷強度では持久力の向上は認められるが，一般的に筋肥大効果はほとんどないとされている．たとえば，

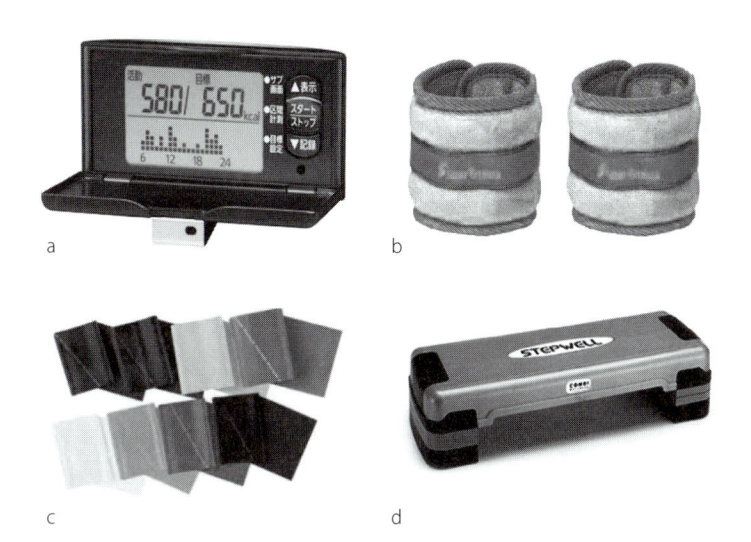

図1　多数を対象とした介護予防事業で有効と考えられるエクササイズ補助具
エネルギー消費量，運動強度と歩数が記録できる3軸加速度計内蔵活動量計（a）．
アンクルウエイト（b）．ゴムバンド（c）．ステップ台（d）．

80％1RMは，およそ8RM（8回反復可能な最大負荷重量）に相当する．高齢者に大腿四頭筋を鍛えるレッグエクステンションマシンでの膝伸展-屈曲動作を80％1RM強度で8回を3セット実施すると，血中乳酸，血漿ノルアドレナリン濃度は上昇し，血漿コルチゾール濃度は低下する．筋酸素化レベルは運動中に低下し，運動後には血液の再還流によって増加する．一方で，％1RMが同程度の場合，高齢者では若齢者ほど成長ホルモンは上昇しない[4]．低酸素化レベルの低い環境での筋収縮ではnNOS（neuronal nitric oxide synthase，神経型一酸化窒素合成酵素）の活性化が生じNO（一酸化窒素）や過酸化亜硝酸が産生され，細胞内Ca^{2+}濃度が上昇し，mTORが活性化され，筋の幹細胞であるサテライト細胞の増殖，分化を促進して筋肥大を促すと考えられている[5]．

　タンパク質および糖質の摂取と摂取タイミングも高齢者の筋肥大，筋力増強に極めて重要である．70〜80歳の高齢者に，自転車エルゴメーターで5〜10分のウォーミングアップ後にレッグプレスとニーエクステンションのレジスタンストレーニングを12週間，最初は20RMの運動強度から開始し6週間後に8RMの強度まで高めて実施した際に，運動直後にプロテイン（10gタンパク質，7g炭水化物，3g脂肪）を摂取した場合と2時間後に摂取した場合では，どちらも筋力は増加したが，プロテインを直後に摂取した群で筋力増加率が高かった．さらに，MRI画像による筋断面積ならびに筋生検による筋細胞断面積はプロテインを直後に摂取した群でのみ肥大が認められていた[6]．

　高齢者における高強度レジスタンストレーニングでは，最初から大きな負荷をかけ

るのではなく，先述の介入のように適切なウォーミングアップが必要で，さらに身体の適応に合わせていきながら漸増で徐々に運動強度を高めていくことが重要である．これを漸増的レジスタンストレーニング（PRT：progressive resistance training）という．バルサルバ効果を避けて適切な呼吸法を心掛け，けがや疾患に注意しながら漸増していくことが重要で，同時に，栄養にも注意する必要がある．

　PRTは，121のランダム化比較試験（高齢者6,700人）によるコクランシステマティックレビュー[7]において，筋力増強が認められるとされており，筋肥大にも効果的な方法で，同時に歩行や階段昇り，椅子立ち上がり，入浴や家事活動なども改善するとされている．低強度と高強度のトレーニングを比較すると高強度トレーニングのほうが筋力増強効果が高い．一方，週あたりの頻度や1日あたりのセット回数については，比較した研究が少ないことに依存しているかもしれないが，筋力増強に対して有意な違いをもたらさない．

　このように，高齢者における高強度レジスタンストレーニングの実践法やそれによる筋肥大，筋力増強のメカニズムは少しずつ明らかになっているものの，高強度レジスタンストレーニングには問題もある．第一に，有害事象の発生リスクの可能性が高い点である[8]．121のランダム化比較試験において有害事象について記述があったのは68試験であり，そのうち43試験でなんらかの有害事象を報告している．有害事象は，有疾患者（変形性関節症，脳卒中，心不全など），身体機能が低下している人，不活動な人において高頻度で発生していた．また低強度トレーニングよりも高強度レジスタンストレーニングで高頻度に発生していた．有害事象の例としては，筋挫傷，関節痛，転倒，血圧上昇，不整脈，心筋梗塞，関節炎の悪化などである．第2に，高強度レジスタンストレーニングは，レジスタンスマシンが必要とされるため，地域での多数の高齢者を対象とした展開が難しい点があげられる．加えて，適切な動作の習得が必要で，負荷の調整も必要なことから，安全で効果的なトレーニングを実施するためには常に専門家の監視が必要となる[9]．さらに，マシンを使ったPRTでは1年後には約半数の参加者が中断してしまうという見積もりもある[10]．

1）サーキットトレーニング

　より効果的に全身の骨格筋を鍛えつつ全身持久力を向上させる方法としてサーキットトレーニング（CWT：circuit weight training）という方法がある[11]．CWTは通常10～15の異なるレジスタンス運動から構成され，1つの運動につき40～60%1RMと中強度の運動強度を用いて30～40秒で12～15回実施し，できるだけ速やかに（15～30秒）次のレジスタンス運動に移るものである．体力レベルに応じて1～3セット実施する．これを高強度（6RM）に応用することもあり，CWTのメリットは少ない時間で伝統的なトレーニングよりも高い身体適応が生じるという点である．CWTにおいてもPRT同様に低負荷から始める必要がある．CWTの問題点は上記にあげた伝統的なPRTと同様である．さらに機器間の移動が多いため，より転倒には注意する必要がある．

2) 筋発揮張力維持スロー法を用いた低負荷筋力トレーニング（スロートレーニング）

　高強度 PRT には先述のようなさまざまな問題点があり，特に有害事象の発生リスクは大きな問題である．一方で，通常の低強度レジスタンストレーニングでは筋肥大効果が見込みにくい．そこで開発されたのが，筋発揮張力維持スロー法を用いた低負荷筋力トレーニング（LST）である[12]．LST は，低速度で動作を実施し，運動動作の途中で脱力することなく，筋の発揮張力を維持したまま行うレジスタンストレーニング法である．これは主働筋の筋活動が運動中持続的に起きることで，筋酸素化レベルが運動中大きく低下し，血中乳酸濃度が高強度レジスタンストレーニングと同程度上昇するという特徴がある．運動強度は 30〜50％1RM と低負荷で急激な動作がなく，血圧上昇の程度が高強度レジスタンストレーニングと比べて低いため，有害事象が発生しにくいと考えられる．Watanabe ら[13] は，高齢者を対象にマシンでのニーエクステンションを 30％1RM で 3 秒かけてゆっくり膝関節屈曲，3 秒かけてゆっくり伸展，その後 1 秒間，膝関節伸展位での等尺性筋力発揮というサイクルを 13 回反復し，60 秒間の休息を挟んで 3 セット行うという運動介入をした．運動強度は 4 週間ごとに負荷修正し（漸増），週 2 回を 12 週間実施したところ，MRI による大腿四頭筋断面積が肥大し，筋力増強が認められた．この運動を実際にやってみると，終始，筋力を発揮しているためきつく感じるものの，血圧上昇は少なく関節に急激な負荷がかからないので，高齢者でも実施可能である．50％1RM で 8 回反復するというプロトコルでも同様の結果が得られている[4]．デメリットとして，LST は筋肥大には効果があるが，筋力の発揮速度を高めるには有効でない．現在，マシンを用いることなく自重を用いた LST による筋力増強，筋肥大効果を検証中である．正確な解析は今後を待たなければならないが，負荷強度は高くなくても，LST を用いれば，筋力増強であれば週 3 回程度の実施でも生じるのではないかと考えられる．LST の例を図 2 に示す．

3) ゴムバンドエクササイズ（エラスティックレジスタンストレーニング）

　PRT や CWT ではマシンを用いる必要があり地域応用が難しい．さらにマシンを用いたトレーニングでは 1 年間に半数以上がドロップアウトしてしまうという見積もりもある．そのため，ゴムバンドやチューブを用いたエラスティックレジスタンストレーニング（ERT：elastic resistance training）に注目が集まっている．ゴムバンドはどこにでも持ち運びが簡単で，低コストであり，設備維持が簡単である．ERT に関する 11 の比較対照試験（高齢者 834 名）を対象にしたメタアナリシスでは，健康自立高齢者でも身体機能が低下した高齢者においても，高い筋力増強効果が認められた[14]．ただし，高強度 PRT と比べると筋力増強効果は低いことや[15]，筋肥大効果が不明であることなどが問題としてあげられる．またゴムバンドを用いての下肢のトレーニングはやや難しいことも問題である．ゴムバンドを用いた LST の例を図 3 に示す．

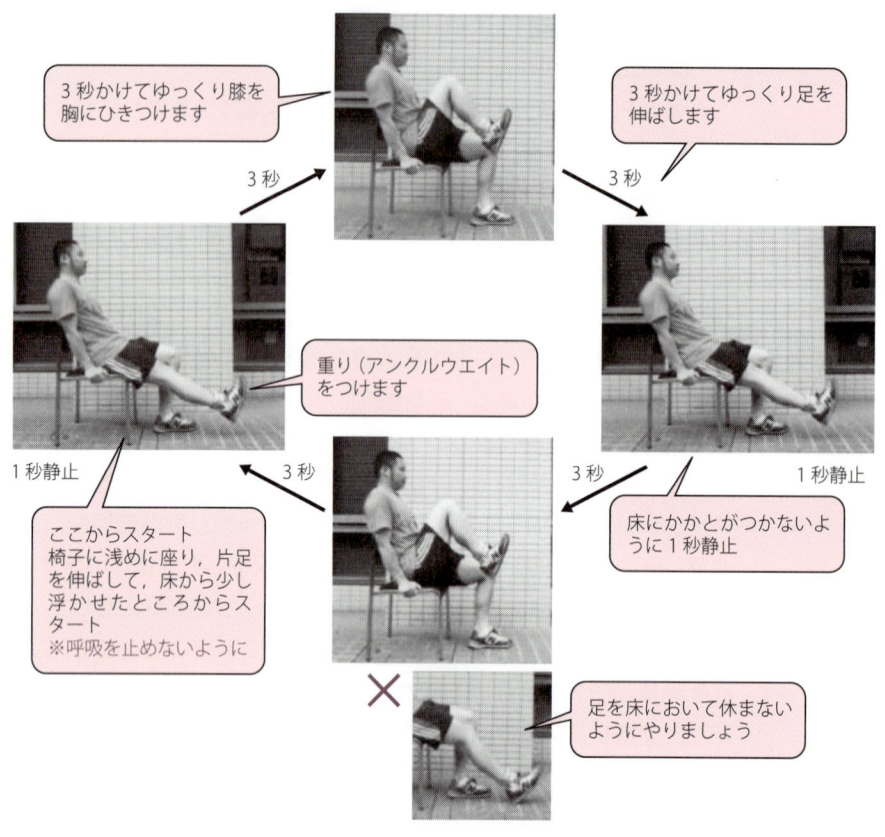

図2　筋発揮張力維持スロー法を用いた低負荷筋力トレーニング（スロートレーニング，LST）
アンクルウエイトを用いたレッグレイズの例

（図中の説明）
- 3秒かけてゆっくり膝を胸にひきつけます
- 3秒かけてゆっくり足を伸ばします
- 重り（アンクルウエイト）をつけます
- ここからスタート　椅子に浅めに座り，片足を伸ばして，床から少し浮かせたところからスタート　※呼吸を止めないように
- 床にかかとがつかないように1秒静止
- 足を床においておやすまないようにやりましょう
- 1秒静止　3秒　3秒　3秒　1秒静止

4）重錘（アンクルウェイト・重量靴）トレーニング

　足首や靴に重量を負荷して歩行すると下肢の筋活動が高まる[16]．そのため，足首や靴に400〜1,000gの重量を付加して歩行量を増やすか，あるいは日常の生活を送っていると，筋力増強や筋肥大効果が得られる[17,18]．これは散歩の習慣のある人であれば，日常の生活様式を全く変えることなくサルコペニアを予防できる可能性のある方法である．アンクルウエイトは安価なことが特徴でさまざまな種類がある．差し込む重錘によって重さ調整ができるものもあるが，そのようなものはゴツゴツしていて長時間つけていると痛みを生じるものもある．装着感はタオル生地のものがよいが，汗を吸い込むので時々手洗いが必要である．池永ら[17]は靴に鉛とゴムを配合した特殊インソールを用いることで通常より200g程度重くした靴を用いることで，通常生活をしていても大腿前面の筋肥大が生じることを報告している．このようにアンクルウエイトや重量靴による介入はサルコペニアを予防する効果をもつ可能性があるが，歩行指導をしないとすり足のような歩行様式に変わってしまうことや，数百gであっても思った以上に膝腰等に負担がかかることから，関節炎等の発症が起こる可

正面　横から　　　　　　　　　正面　横から

逆手でゴムを持ちます．

4秒

4秒

スタートポジションで，ゴムがたるまないようにしましょう．

運動中，手首が曲がらないように気をつけましょう．

肘を曲げるとき，肘が前に出ないようにします．

○　　　×　　　○　　　×

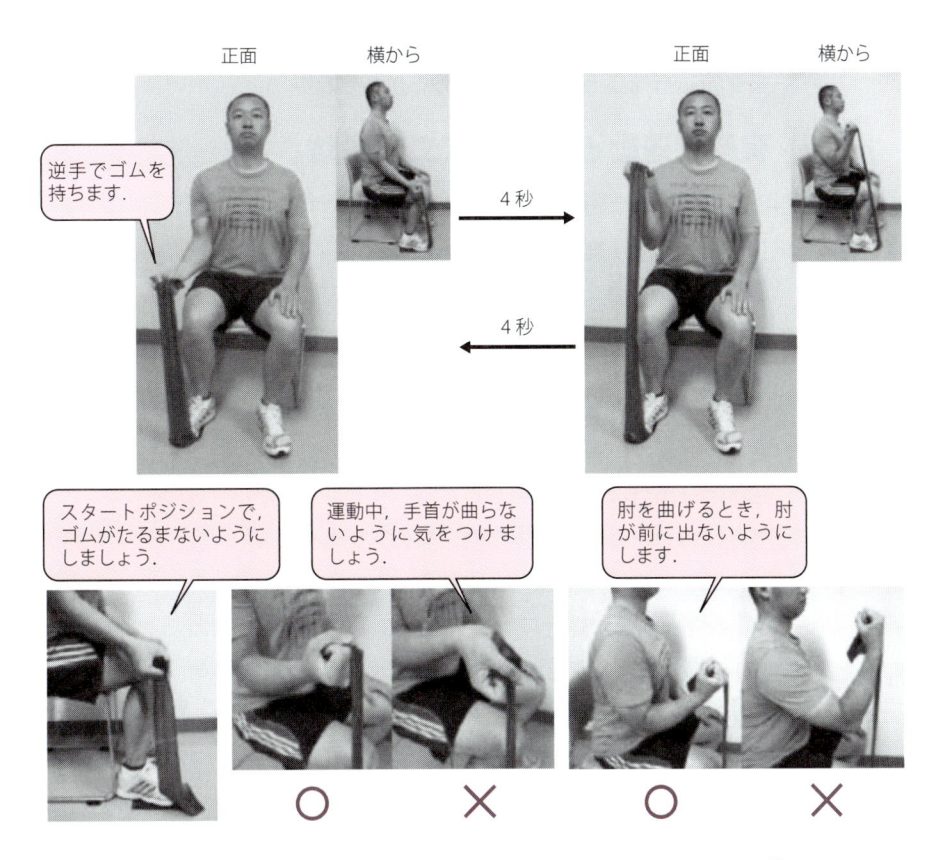

図3　ゴムバンドエクササイズ（エラスティックレジスタンストレーニング）
LST にて上腕二頭筋を刺激する運動の例

能性もあるため，無理はさせず，有害事象の発生には注意する．

5）足指-足首トレーニングおよび座位中心のトレーニング

　Nagai ら[19]は平均年齢83歳の施設入所高齢者を対象に座位でできる足指-足首トレーニング（TAT：toe and ankle training）を8週間毎日実施した．トレーニング内容は，かかと-つま先を交互に上げ下げする動作，タオルギャザー，豆のはいったお手玉を足で移動させる動作，力を入れてつま先を地面に押しつける動作であった．その結果，大腿四頭筋筋力，足指屈曲筋力，ファンクショナルリーチ，座位ステッピング動作が有意に改善した．筆者らは TAT と，多様なストレッチや簡単なアイソメトリックトレーニング（静止動作で筋力発揮を行う動作）を含む体操を週1回，訪問ヘルパーの指導のもと，要支援者に自宅で毎日実施してもらった[1]．その結果，いくつかの筋力指標と歩行速度が高まり，家事遂行能力が改善し，身体活動量が高まっていた．二次予防対象事業などで虚弱な人を対象にする場合，座位中心で低強度のトレーニングであっても毎日実施することで動ける身体になる可能性がある．このよう

に，動ける身体をつくり，不活動を予防することで，長期的なサルコペニア予防を目指すのも有効な方法の1つであるかもしれない．

4 有酸素運動とサルコペニア予防

有酸素運動は，心肺機能を向上させ，さらには脳卒中，心疾患，各種がん等の発症リスクを抑え，総死亡リスクを低下させることから，健康寿命を高めるうえで重要な運動様式である．そこで，有酸素運動がサルコペニア予防に効果的かどうかにも興味が集まっている．マスターズの長距離ランナーを調べた研究では，通常の生活を送る高齢者に比べて，持久力は大幅に高い値を示していたが，筋力や筋量に違いはなかったと報告している．このように，有酸素運動だけでは，通常以上の筋力や筋肥大を得ることは難しいかもしれない．しかし，先述のように日常生活が不活発な人では，5年後にサルコペニアの発症リスクが大きくなること[3]を考えると，有酸素運動によって高い体力が維持され，毎日の身体活動量が維持されれば，長期的なサルコペニア予防に結びつく可能性は考えられる．

有酸素運動の強度は，個人の体力レベルに応じた方法としては，最大酸素摂取量（$\dot{V}O_2$max）や予備心拍数（HRR：heart rate reserve）に対する比率，あるいは自覚的運動強度（RPE：rate of perceived exertion）で表現される．一般的にRPEで10〜11が低強度，12〜13が中強度，14以上が高強度となる．また，血中乳酸が蓄積する運動強度は乳酸性作業閾値（LT：lactate threshold）とよばれ，運動強度評価に用いられる．これは換気性作業閾値（VT）や無酸素性作業閾値（AT）とほぼ対応する．一方，絶対的な運動強度としては，安静時酸素摂取量を1MET（metabolic equivalent）とした倍数で表す．中年層では，3〜5.9METsを中強度活動，6METs以上を高強度活動とすることが多いが，高齢者ではLTが低いため，例えば80歳以

表1 身体活動強度の分類（ACSM Position Stand 1998）

強度	持久系身体活動							筋力トレーニング
	相対強度			健常者における絶対強度（METs）				相対強度
	HRR（%） VO_2R（%）	最大心拍数 （% HRmax）	主観的運動強度（RPE）	若齢者 （28〜39歳）	中年 （40〜64歳）	高齢者 （65〜79歳）	超高齢者 （80歳以上）	最大随意収縮（%）
非常に軽い強度	< 20	< 35	< 10	< 2.4	< 2.0	< 1.6	≤ 1.0	< 30
軽強度	20-39	35-54	10-11	2.4-4.7	2.0-3.9	1.6-3.1	1.1-1.9	30-49
中強度	40-59	55-69	12-13	4.8-7.1	4.0-5.9	3.2-4.7	2.0-2.9	50-69
高強度	60-84	70-89	14-16	7.2-10.1	6.0-8.4	4.8-6.7	3.0-4.25	70-84
非常にきつい強度	≥ 85	≥ 90	17-19	≥ 10.2	≥ 8.5	≥ 6.8	≥ 4.25	≥ 85
最大強度	100	100	20	12.0	10.0	8.0	5.0	100

HRR，予備心拍数；VO_2R，予備酸素摂取量
American College of Sports Medicine Position Stand (1998) The Recommended Quantity and Quality of Exercise for Developing and Maintaining Cardiorespiratory and Muscular Fitness, and Flexibility in Healthy Adults. Medicine and Science in Sports and Exercise. 30：975-991.

上であれば，表1のように3.0METsでも高強度運動になる．

Harberら[20,21]は，自転車エルゴメーターによる12週間の有酸素運動を高齢者に実施した．運動時間20分，強度60% HRR，週3回から徐々に負荷を増加させ，最後の5週間では，週4回45分，80% HRR強度での運動を継続させたところ，有酸素能だけではなく，膝関節伸展筋力や大腿四頭筋断面積が有意に増加したことを報告している．Nemotoら[22]やMorikawaら[23]は，高齢者に高強度インターバルウォーキングトレーニング（IWT）を実施したところ，安静時血圧が減少し，有酸素能が向上したのみならず，膝関節伸展・屈曲筋力が向上したことを報告している．このように，有酸素運動でも高強度であれば筋肥大や筋力増強が生じる．

一方，LT強度程度の低～中強度の有酸素運動では，特に単純なウォーキングなどでは大腿四頭筋や大腰筋に十分な負荷がかからないため筋力増強は見込めないが，たとえば踏み台昇降（ステップ）のように，同じ運動強度でもこれらの筋群に負荷のかかる運動を実施すれば（図4），筋肥大や筋力増強を誘発することができる可能性がある[24]．LT強度程度の低～中強度の有酸素運動は心負担が低いことから，有害事象が生じにくく，運動初心者でも取り入れやすい運動であると考えられる．福岡大学ではスローステップやスロージョギングの他に，低～中強度のジョギングとウォーキングを組み合わせたインターバルトレーニングなども開発している（図5）[25,26]．これら，スローステップ，スロージョギングは大がかりな装置が必要ないため，多様な

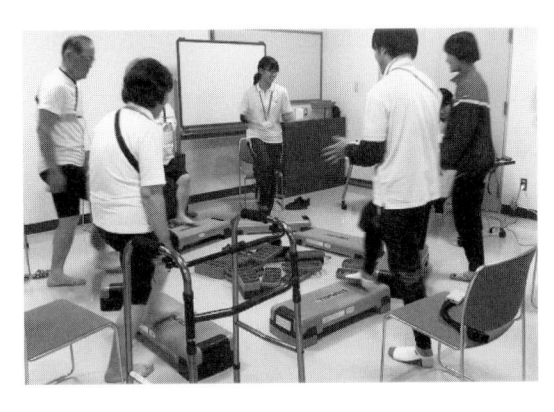

図4 ステップ台を用いた乳酸性作業閾値（LT）強度での有酸素運動（スローステップ運動）
運動様式を工夫すればスローステップ運動でも筋力が増強される．

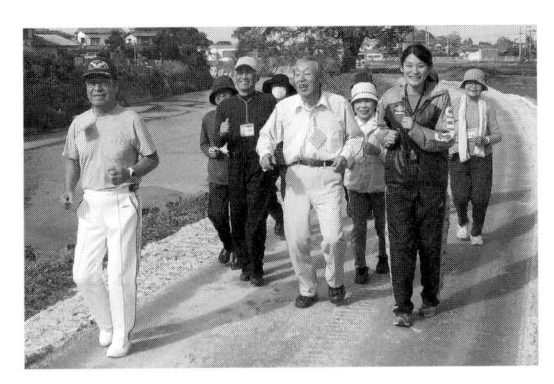

図5 低～中強度のジョギングとウォーキングを組み合わせたインターバルトレーニング
乳酸性作業閾値（LT）強度程度の低～中強度の有酸素運動は心負担が低いことから，有害事象が生じにくいと考えられる．

地域での取り組みが可能な方法である．

5 多要素複合トレーニング

　このように運動にはそれぞれ特徴があり，効果の特異性もあることから，有酸素運動，柔軟性（ストレッチング），レジスタンストレーニングなどを組み合わせた多要素複合トレーニングとして提供することも非常に効果的な方法である．上記にあげた運動のほかに，太極拳などは静的，動的バランス能力を向上させるため，転倒予防につながると考えられている．また，音楽を用いた体操やダンスは，筋力増強や筋肥大にはつながりにくいかもしれないが，参加者が楽しく運動を継続するうえでは効果的な手法であり，レジスタンストレーニングなどと併用して用いることで，参加者が飽きないプログラムを作成することができるようになる．また，コア・体幹を意識したトレーニングや，筋発揮速度や筋パワーを意識した動作改善トレーニングなどを組み合わせることも有用かもしれない．特殊な環境下としては水中トレーニングがあげられるが，水中トレーニングの筋肥大・筋力増強効果は限局的であると考えられている．また，血流制限を用いたレジスタンストレーニングやウォーキングは筋肥大には効果的な可能性があるが，危険性を伴うため，実施する場合には専門知識が必要である．自力での運動が難しい人の場合，もしかしたら，電気的筋肉刺激（EMS：electrical muscle stimulation）トレーニング[27]や，全身振動（WBV：whole body vibration）負荷といったものの活用も有効な可能性があるかもしれない．しかし，これらの方法については，いまだエビデンスが十分とはいえず，今後のさらなる研究が必要である．

6 亀岡スタディにおける介護予防事業展開

　筆者らは現在，京都府亀岡市にて1,000名（介入群500名，非介入群500名）を対象にした大規模介入試験を実施中である[28]．この試験は地域で展開でき，持続可能なプログラムを開発し，その効果を検証することを目標として行っている．プログラムは運動，栄養改善，口腔機能改善の総合プログラムとし，健康運動指導士，理学療法士，管理栄養士，歯科衛生士がプログラム作成に関わった．プログラムは，マシンなど特別な装置を用いることなく，山間部地域の自治会館などでも実施可能なものとした．同時に若齢者から高齢者までの地域住民を対象とした介護予防指導ボランティアも養成し，さらに統括するNPOも設立するなど，長期に介入が持続できるような仕組みを構築した．プログラム実施においては，まず体力・筋量測定を実施する（図6）．その後，体力・筋量測定結果のフィードバック，体力向上・サルコペニア予防の意義，および介護予防の話 30分，食事の食べ方などの日常生活でできる栄養改善方法に関する話 45分，口腔機能改善のためのお口の体操と歯磨き指導 45分，アンクルウェイトと自重を用いたLSTによる下肢トレーニング指導 20分×2回（図2），ゴムバンドを用いたERTによる上肢トレーニング指導 20分×2回（図3），ストレッチの仕方，活動量計の使い方と日記の書き方指導 10分×2回（図7）のプログラム

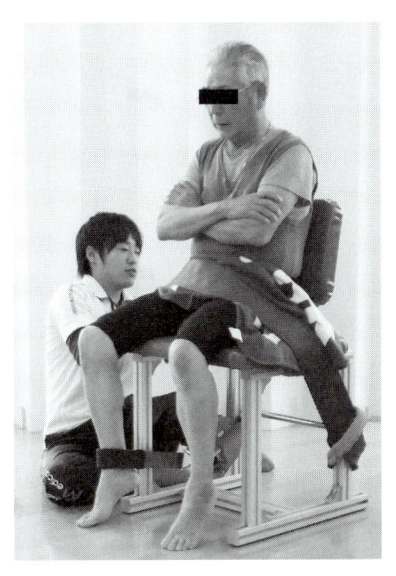

図6 介護予防事業実施前の筋力測定

事業実施においては，有害事象の発生をできるだけ減らすことと事業の効果を評価・フィードバックするために，事前・事後のアセスメントを行う．

図7 介護予防事業実施中の歩数，筋トレ，口腔体操などの実施記録の例

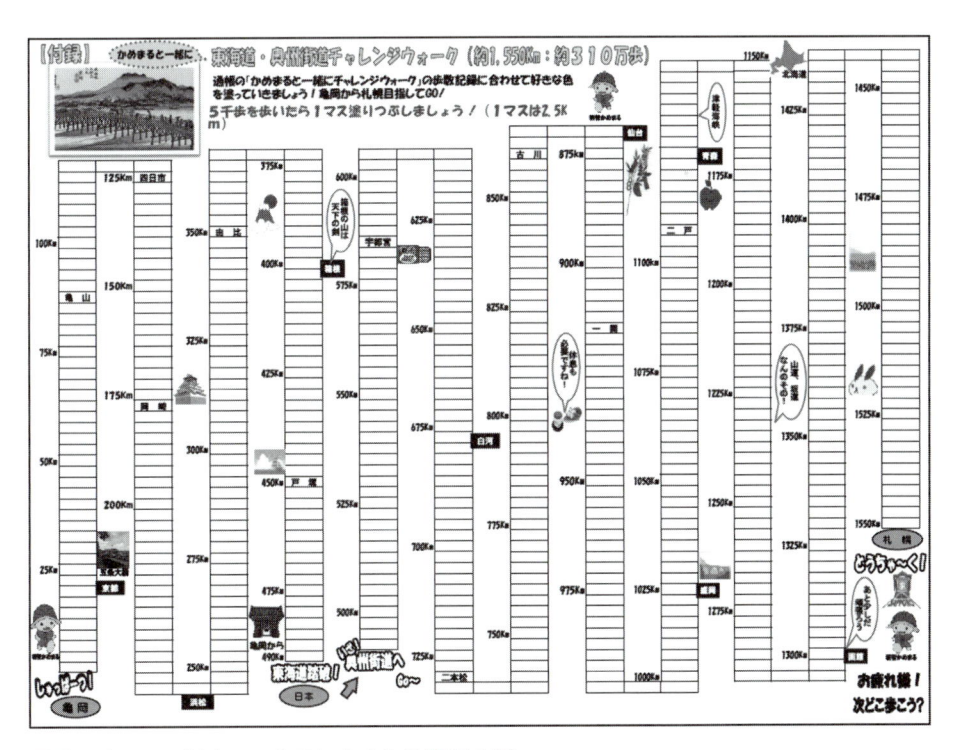

図8 チャレンジウォーク表による歩数記録の例

4．介護予防事業での実践

を2回に分けて実施した．その後は，自宅で日記に従って毎日ERTとLSTに取り組んでもらうと同時に，活動量計の記録から日常の歩数を最初は500歩から始め最終的に1,500歩程度増加することを維持するように指示した．介入群のうち半数の地域は週1回の運動教室を開催し，残り半数の地域は1カ月半後に1度の復習会の開催とした．毎日の運動の継続は，1カ月に1度の日記の送付と返却作業により，確認し，一言コメントにてフィードバックを行った．運動教室は3カ月で終了し，残り1年半は日記でのフィードバックのみを主体とし，3カ月に一度，任意参加の復習会を開催した．その結果，教室開始から3カ月後の体力測定において，1日の平均歩数は約1,000歩増加し，週1回の教室の有無にかかわらず筋力増強や筋肥大，身体機能改善効果が得られていた．また，歩数を継続して記録するチャレンジウォーク（図8）は多くの参加者の動機づけに役立っていたようである．1年半後の体力測定の結果は現在解析中である．このことから，運動教室開催型でなくても，適切な運動様式を選択し，正しい指導を行えば，活動量計，ゴムバンド，アンクルウエイト，日記といった比較的安価なツールの組み合わせ（図1）でもサルコペニア予防につながる可能性がある．

参考文献

1) 平成23年度厚生労働省老人保健健康増進等事業．介護予防・日常生活支援総合事業の手引き：http://www.mhlw.go.jp/seisakunitsuite/bunya/hukushi_kaigo/kaigo_koureisha/yobou/tebiki.html；2012.
2) 山田陽介，山縣恵美・他：フレイルティ＆サルコペニアと介護予防．京府医大誌，121(10)：535-547，2012.
3) Shephard RJ, Park H, et al：Objectively measured physical activity and progressive loss of lean tissue in older Japanese adults：longitudinal data from the Nakanojo study. J Am Geriatr Soc, 61 (11)：1887-1893, 2013.
4) Watanabe Y, Tanimoto M, et al：Increased muscle size and strength from slow-movement, low-intensity resistance exercise and tonic force generation. J Aging Phys Act, 21 (1)：71-84, 2013.
5) Ito N, Ruegg UT, et al：Activation of calcium signaling through Trpv1 by nNOS and peroxynitrite as a key trigger of skeletal muscle hypertrophy. Nat Med, 19 (1)：101-106, 2013.
6) Esmarck B, Andersen JL, et al：Timing of postexercise protein intake is important for muscle hypertrophy with resistance training in elderly humans. J Physiol, 535 (Pt 1)：301-311, 2001.
7) Liu CJ, Latham NK：Progressive resistance strength training for improving physical function in older adults. Cochrane Database Syst Rev, (3)：CD002759, 2009.
8) Liu CJ, Latham N：Adverse events reported in progressive resistance strength training trials in older adults：2 sides of a coin. Arch Phys Med Rehabil, 91 (9)：1471-1473, 2010.
9) Storer TW, Dolezal BA, et al：Effect of Supervised, Periodized Exercise Training versus Self-Directed Training on Lean Body Mass and other Fitness Variables in Health Club Members. J Strength Cond Res, 3, 2014 (In Press).
10) Dishman RK, Heath GW, et al：Physical Activity Epidemiology. Champaign, IL：Human Kinetics, 2004.
11) Romero-Arenas S, Martinez-Pascual M, et al：Impact of Resistance Circuit Training on Neuromuscular, Cardiorespiratory and Body Composition Adaptations in the Elderly. Aging Dis, 4 (5)：256-263, 2013.
12) Tanimoto M, Ishii N：Effects of low-intensity resistance exercise with slow movement and tonic force generation on muscular function in young men. J Appl Physiol (1985), 100 (4)：1150-1157, 2006.
13) Watanabe Y, Madarame H, et al：Effect of very low-intensity resistance training with slow movement on muscle size and strength in healthy older adults. Clin Physiol Funct Imaging, 4, 2013.
14) Martins WR, de Oliveira RJ, et al：Elastic resistance training to increase muscle strength in elderly：a systematic review with meta-analysis. Arch Gerontol Geriatr, 57 (1)：8-15, 2013.
15) Steib S, Schoene D, et al：Dose-response relationship of resistance training in older adults：a meta-analysis. Med Sci Sports Exerc, 42 (5)：902-914, 2010.
16) Browning RC, Modica JR, et al：The effects of adding mass to the legs on the energetics and biomechanics of walking. Med Sci Sports Exerc, 39 (3)：515-525, 2007.
17) 池永昌弘，山田陽介・他：中敷に重量負荷した靴の運動介入が高齢者の下肢筋量および歩容に及ぼす影響．体力科学，61 (5)：469-477，2012.
18) Yoo EJ, Jun TW, et al：The effects of a walking exercise program on fall-related fitness, bone metabolism, and fall-related psychological factors in elderly women. Res Sports Med, 18 (4)：236-250, 2010.
19) Nagai K, Inoue T, et al：Effects of toe and ankle training in older people：a cross-over study. Geriatr Gerontol Int, 11 (3)：246-255, 2011.
20) Harber MP, Konopka AR, et al：Aerobic exercise training improves whole muscle and single myofiber size and function in older women. Am J Physiol Regul Integr Comp Physiol, 297 (5)：R1452-1459, 2009.
21) Harber MP, Konopka AR, et al：Aerobic exercise training induces skeletal muscle hypertrophy and age-dependent adaptations in myofiber function in young

and older men. *J Appl Physiol*, 1985, 113 (9): 1495-1504, 2012.
22) Nemoto K, Gen-no H, et al: Effects of high-intensity interval walking training on physical fitness and blood pressure in middle-aged and older people. *Mayo Clin Proc*, 82 (7): 803-811, 2007.
23) Morikawa M, Okazaki K, et al: Physical fitness and indices of lifestyle-related diseases before and after interval walking training in middle-aged and older males and females. *Br J Sports Med*, 45 (3): 216-224, 2011.
24) Mori Y, Ayabe M, et al: The effects of home-based bench step exercise on aerobic capacity, lower extremity power and static balance in older adults. *Int J Sport Health Science*, 4: 570-576, 2006.
25) 田中宏暁: スロージョギング入門. PHP文庫, 2013.
26) 田中宏暁: NHK きょうの健康 足腰を鍛えるスロージョギング＆スローステップ. NHK出版, 2014.
27) Hasegawa S, Kobayashi M, et al: Effect of early implementation of electrical muscle stimulation to prevent muscle atrophy and weakness in patients after anterior cruciate ligament reconstruction. *J Electromyogr Kinesiol*, 21 (4): 622-630, 2011.
28) 木村みさか, 山田陽介・他: 京都式介護予防総合プログラム構築事業―地域資源を活用した総合型介護予防プログラム 実施マニュアル―. 京都府地域包括ケア推進機構, 2014.

第5章
サルコペニアに対する運動のエビデンス

1 地域在住高齢者のエビデンス

橋立博幸

Key Point

- 地域在住高齢者においてサルコペニアによって障害される筋量，筋力，身体能力に対する運動効果のエビデンスについて，無作為化比較対照試験，メタアナリシスおよびシステマティックレビューをもとに紹介する．漸増負荷による筋力増強運動，持久性運動，およびそれらを組み合わせて実施する複合的トレーニングを実施することによって筋量および筋力の増加，身体能力向上に有効な効果が認められ，推奨される運動処方内容も提唱されてきている．
- 先行研究で示されたエビデンスに基づく運動処方を活用し，地域在住高齢者のサルコペニアによる虚弱の進行予防および積極的な改善を図ることが望まれる．
- 地域在住高齢者のサルコペニアに対する運動は中長期的な視点をもって実施し，ならびに定期的な筋量，筋力，身体能力のスクリーニングを行うとともに，継続的かつ習慣的に運動を実施することが必要である．

1 はじめに

　運動療法および身体活動は，サルコペニアの予防・改善を図るための重要な介入方法の一つと考えられている．本項では，健康な地域在住高齢者におけるサルコペニアの診断の際に指標となる筋量，筋力，身体能力[1]に焦点をあてた運動介入効果を検証した近年の研究報告を交えて，そのエビデンスについて述べることとする．

　第5章の各項におけるエビデンスレビューのために，1～2次検索までを各項同様の方法で文献検索を行い，2次検索以後の作業は各項の筆者によってテーマに即した文献を選択することとした．

　実際の1～2次検索の方法は，

　(1) データベースの種類：Journals@Ovid Full Text, Your Journals@Ovid, EBM Reviews-ACP Journal Club, EBM Reviews-Cochrane Central Register of Controlled Trials December, EBM Reviews-Cochrane Database of Systematic Reviews, EBM Reviews-Cochrane Methodology Register, EBM Reviews-Database of

杏林大学保健学部理学療法学科

Abstracts of Reviews of Effects, EBM Reviews-Health Technology Assessment, Ovid MEDLINE (R),

　(2) 検索式：検索式ア：(strength training OR resist training OR weight training OR exercise OR exercise therapy OR resist OR strength) AND (muscular atrophy OR sarcopenia) AND (anthropometry OR body composition OR physical fitness OR motor activity OR physical exertion OR physical endurance OR physical activity OR physical examination OR muscle strength) AND (limit to all aged (65 and over) OR aged (80 and over)) AND (limit to humans) AND (limit to (clinical trial, all or controlled clinical trial or randomized controlled trial)) AND (single blind or double blind or triple blind), 検索式イ：(strength training OR resist training OR weight training OR exercise OR exercise therapy OR resist OR strength) AND (muscular atrophy OR sarcopenia OR muscle weakness) AND (anthropometry OR body composition OR physical fitness OR motor activity OR physical exertion OR physical endurance OR physical activity OR physical examination OR muscle strength) AND (aged or senior or elderly) AND (human not animal) AND (randomized controlled trial or randomization or random allocation)

といった条件にて1次検索した (OvidSP 使用)．検索式ア，イから抽出された文献は合わせて 1,611 編であった．文献抽出の手順は，1次検索後に 4 人の専門家が分担してタイトルと抄録を確認し，趣旨から大きくはずれる文献や無作為化比較対照試験 (randomized controlled trial：RCT) でない文献，介入方法に運動が含まれていない文献を除いた．また，2 次検索として，PEDro と各テーマにそった meta-analysis を適宜参照した．

2　地域在住高齢者の筋量，筋力，身体能力に対する運動効果のエビデンス

　本項では，2 次検索の結果で得られた文献のうち，①60 歳以上の地域在住高齢者を対象としている，②運動介入効果を検証している (対照群は運動介入していない)，③サルコペニア診断の際の有用な評価方法として考えられている筋量 (コンピュータ断層撮影 (CT)，磁気共鳴画像法 (MRI)，二重エネルギー X 線吸収法 (DXA)，生体電気インピーダンス解析 (BIA))，筋力 (握力，膝屈伸筋力)，身体能力 (short physical performance battery (SPPB)，通常歩行速度，timed up and go test (TUG)，階段駆け上がりパワーテスト) に関連するいずれかの指標[1] を研究のアウトカムとしている，④アウトカムに関する運動介入後の結果が平均値および標準偏差にて明記されている，⑤アウトカムに関する運動介入前の値に群間差が認められていない，といった基準を満たす文献を選択した．その結果，無作為化比較対象試験の研究論文 14 編が選定され[2-15]，エビデンステーブルに各論文の概要を集約した (表 1)．エビデンステーブルでは，複数の先行研究から運動の有効性を検証するために各データから効果量 (effect size) を算出した．効果量の算出には，運動介入群の平均値から対

表1 エビデンステーブル

著者	出版年	平均年齢（介入群）	在住地域	対象者数 n数（脱落数）	期間（週）	頻度（回/週）	運動介入内容	効果量（SMD）
Baker MK[2]	2007	76	地域	20 (4) 18 (2)	10	抵抗運動 3 有酸素運動 2 バランス練習 1	抵抗運動 (knee flexion, knee extension, hip flexion, knee extension, hip abduction, chest press, seated row, latissimus pull down, 2セット×8回, 1RM 80%, RPE 15〜18) 有酸素運動 (自転車エルゴメータ, 20分, RPE 11〜14) 静的バランス練習 (片脚立位, 左右体重移動, 15秒保持 × 2回) 動的バランス練習 (障害物に対する前後左右重心移動, 継足歩行, 踵歩行, 爪先歩行, 失敗なく2回できれば次の難易度へ漸増, 支持基底面狭小化, 外的支持の撤去, 視覚物高さ5cmずつ増加)	*股関節屈曲筋力増加 d=0.22 *股関節外転筋力増加 d=0.26（右側） d=0.13（左側）
Bickel CS[3]	2011	64（全対象者）	大都市圏	週1回3セット運動維持群 9 (-) 週1回1セット運動維持群 10 (-)	Phase 1 16 Phase 2 32	Phase 1 3 Phase 2 1	Phase 1 漸増抵抗運動 (knee extension, leg press, squats, 1RM 75〜80% 8〜12回, 1RM 75〜80%から knee extension 2.3kg 漸増, leg press, squats 5%以下漸増) Phase 2 筋力増強運動 (knee extension, leg press, squats, 介入群1：3セット×8〜12回, 介入群2：1セット×8〜12回, Phase1と同程度の運動強度に維持)	*左右大腿重量増加 d=0.67（3セット） d=0.40（1セット） *膝伸展筋力増加→維持 d=0.44（3セット） d=1.50（1セット）
Bunout D[4]	2006	運動+カルシウム投与群 76 運動+カルシウム・ビタミンD投与群 78	地域	運動+カルシウム投与群 24 (2) 運動+カルシウム・ビタミンD投与群 24 (2)	36	2	抵抗運動 (椅子からの立ち上がり 5セット×10回, スクワット 5セット×10回, 昇段ステップ 10セット×10回, arm pull up 6セット×15回, 椅子からの立ち上がり 3段階漸増, スクワット 3段階漸増, 昇段ステップ 3段階漸増, arm pull up 3段階漸増 バランス練習 (継足歩行, フォームラバー上の立位, Borg 5以上で漸増) 有酸素運動 (15分の速い連続歩行, Borg 5以上で漸増)	*右膝伸展筋力増加 d=0.77（運動+カルシウム投与群） d=0.85（運動+カルシウム・ビタミンD投与） *左膝伸展筋力増加 d=0.71（運動+カルシウム投与群） d=1.13（運動+カルシウム・ビタミンD投与） *Short physical performance battery d=0.76（運動+カルシウム投与群） d=0.68（運動+カルシウム・ビタミンD投与）
Caserotti P[5]	2008	60歳代群 62 80歳代群 81	地域	60歳代群 20 (3) 80歳代群 13 (1)	12	2	漸増抵抗運動 (bilateral knee extension, horizontal leg press, hamstring curls, calf rise, inclined leg press, 1RM 75〜80% 4セット×8〜10回, 1〜4週：1RM 50%, 4〜12週：1RM 75〜80%)	*体重減少 d=0.23（60歳代群） *体脂肪率減少 d=0.36（60歳代群） *大腿四頭筋活動量 peak force d=0.84（60歳代群） d=0.98（80歳代群）

表1 エビデンステーブル（つづき）

著者	出版年	平均年齢（介入群）	在住地域	対象者数 n数（脱落数）	期間（週）	頻度（回/週）	運動介入内容	効果量（SMD）
de Jong N[6]	2000	運動群 76 運動＋栄養群 79	地域	運動群 55(19) 運動＋栄養群 60(21)	17	2	筋力増強運動（RPE7/10） 協調性運動 柔軟性運動 速度・持久性運動	*両脚伸展筋力 d=0.35（60歳代群） d=0.79（80歳代群） *除脂肪体重増加 運動群 d=0.50
Farinatti PT[7]	2013	週1回運動群 72 週2回運動群 66 週3回運動群 68	地域	週1回運動群 11(1) 週2回運動群 13(2) 週3回運動群 12(2)	16	週1回運動群 1 週2回運動群 2 週3回運動群 3	抵抗運動 (dumbbell bench press, seated dumbbell curl, knee extension, standing calf raise, squat with dumbbells, lat pull-down, sit-ups, hip adduction, triceps pushdown, military press with dumbbells, 1～2週 4種目 10RM 70%・1セット×10回, 3～14週 10種目 1RM 70%から可能になり次第5%ずつ漸増・1セット×10回, 10RM 70%から順次5%ずつ漸増	*膝伸展筋力増加 d=2.02（週1回） d=1.74（週2回） d=2.38（週3回） *TUG 改善 d=1.50（週1回） d=1.76（週2回） d=1.00（週3回） *CST 増加 d=1.50（週2回） d=1.83（週3回） *歩行速度増加 d=2.53（週3回）
Fatouros IG[8]	2005	低強度群 71 中等度強度群 69 高強度群 70	地域	低強度群 14(—) 中等度強度群 12(—) 高強度群 14(—)	24	3	漸増抵抗運動 (chest press, leg extension, shoulder press, leg curls, latissimus pull down, leg press, arm curls, triceps extension, abdominal crunches, lower back, 1～4週 1セット×6回, 5～12週 2セット×8回, 13～20週 3セット×10回, 21～24週 4セット×10～12回, 低強度群：1RM 45～50%, 中等度強度群：1RM 60～65%, 高強度群：1RM 80～85%)	*BMI 減少≧維持 d=0.18（高強度） *皮下脂肪減少≧維持 d=0.35（高強度） *脚伸展筋力増加 d=0.53（低強度） d=2.25（中等度強度） d=4.47（高強度）
Frimel TN[9]	2008	68	地域	15(0)	24	3	漸増抵抗運動 (squats, leg press, knee flexion, seated row, upright row, seated chest press, biceps curl, triceps extension, 1～4週・1RM 85% 3セット×8～12回, 初回 1RM 65%以下 2セット×6～8回, 1～4週 1RM 85% 3セット×8～12回, 以後漸次漸増) 有酸素運動 バランス練習	*除脂肪体重減少防止 d=0.88 *上肢重量減少防止 d=0.50 *下肢重量減少防止 d=1.29
Jorgensen MG[10]	2012	75	地域	28(1)	10	2	Wiiバランス練習 (table tilt, slalom ski, perfect 10, tight rope tension, penguin slide)	*TUG 改善 d=0.45 *CST 増加 d=0.39

表1 エビデンステーブル（つづき）

著者	出版年	平均年齢（介入群）	在住地域	対象者数 n数（脱落数）	対象者数 n数（脱落数）	期間（週）	頻度（回／週）	運動介入内容	効果量（SMD）
Kemmler W[11]	2010	68	地域	123 (8)	123 (11)	72	2（＋ホームプログラム2）	有酸素運動（ダンス，最大心拍数70〜85％，8〜12週ごとに漸増）バランス練習（静的・動的立位バランス，支持基底面狭小化，閉眼），静的筋力増強運動（体幹伸展筋，股伸展筋，脚屈曲筋，脚外転筋，股内転筋，1〜3セット×6〜10秒等尺性最大収縮），動的筋力増強運動（エラスティックベルトを用いてrowing, shoulder raise, 2〜3セット×10〜15回，エラスティックベルト3.5kg, 4.5kg, 6kgへ漸増），体重移動練習（踵挙げ，前方バランス，1RM 65〜70％×最大挙上可能回数〜2回）ホームプログラム（等尺性筋力増強運動6〜8種目×1〜2セット，ベルト運動2〜3種目×1RM 65〜70％ 2セット×10〜15回）	＊骨格筋量増加 d=0.36 ＊除脂肪体重増加 d=0.35 ＊腹部脂肪量減少 d=0.70 ＊体脂肪量減少 d=0.33 ＊脚伸展筋力増加 d=0.50 ＊脚伸展パワー増加 d=0.53 ＊TUG改善 d=0.51
Kim H[12]	2013	81	大都市圏	29 (3)	28 (4)	12	2	筋力増強運動（股伸展筋，股外転筋，膝屈曲筋，膝伸展筋，足背屈筋，足底屈筋，8〜10回×1〜2セット，0.5〜1.5kg足部重錘負荷使用，Borg RPE 12〜14/6〜20）歩行練習（爪先・踵の拳上への注意，重複歩距離増加）バランス練習（片脚立位，継足歩行）	＊下肢筋量増加 d=0.07 ＊通常歩行速度増加 d=0.50
Mueller M[13]	2008	抵抗運動群 80 遠心性エルゴメータ群 80	地域	抵抗運動群 23 (5) 遠心性エルゴメータ群 23 (4)	16 (3)	12	2	抵抗運動（下肢筋群，leg press, knee extension, leg curl, hip extension, 3セット×8〜10回，VAS3未満/6〜20）．エルゴメータ運動（ウォームアップ10分，クールダウン10分，運動20分，男性50W・女性30W・20％増加）	＊体脂肪量減少 d=3.15（エルゴメータ）＊大腿脂肪量減少 d=4.49（エルゴメータ）＊大腿筋量増加 d=3.97（抵抗運動）＊膝伸展筋力増加 d=4.64（抵抗運動）＊膝伸展筋力増加 d=4.76（エルゴメータ）＊TUG改善 d=6.74（抵抗運動）＊TUG改善 d=7.38（エルゴメータ）
Sousa N[14]	2013	69（全対象者）	地域	有酸素運動群 19 (4) 有酸素運動＋抵抗運動群 16 (4)	17 (3)	32	3	有酸素運動（陸上を週1回，水中を週2回，歩行，ジョギング，ダンス，筋持久力運動，Borg RPE12〜13→14〜17/6〜20へ漸増）．抵抗運動（bench press, leg press, lateral pull-down, leg extension, leg curl and arm curl, 1〜8週1RM 65％・3セット×10〜12回，8〜24週1RM 75％・3セット×8〜10回，24〜28週1RM 70％・3セット×8〜10回，28〜32週1RM 65％・3セット×10〜12回，1RM 50〜69％→70〜84％へ漸増）	＊体脂肪率減少 d=0.59（有酸素運動＋抵抗運動）

表1 エビデンステーブル（つづき）

著者	出版年	平均年齢 (介入群)	在住地域	対象者数 n 数 (脱落数)	対象者数 n 数 (脱落数)	期間 (週)	頻度 (回/週)	運動介入内容	効果量 (SMD)
Villareal DT[5]	2011	運動群 70 運動＋ダイエット群 70	地域	運動群 26 (4) 運動＋ダイエット群 28 (3)	27 (4)	52	3	有酸素運動（トレッドミル歩行，自転車エルゴメータ，階段昇段，ピーク心拍数の65〜85%） 抵抗運動（上下肢筋群，8〜10回×1〜2セット→6〜8回/2〜3セット，1RM 65%→80%へ漸増） 柔軟性運動 バランス練習	*体重減少 d＝2.33（運動＋ダイエット） *除脂肪体重増加 d＝1.00（運動） *除脂肪体重減少 d＝0.47（運動＋ダイエット） *体脂肪量減少 d＝1.83（運動＋ダイエット） *大腿筋量増加 d＝0.82（運動） *大腿筋量減少 d＝0.36（運動＋ダイエット） *大腿脂肪量減少 d＝0.57（運動） d＝1.29（運動＋ダイエット） *上下肢筋力増加 d＝1.32（運動） d＝1.50（運動＋ダイエット） *歩行速度増加 d＝0.53（運動） d＝0.51（運動＋ダイエット） *Physical performance test d＝1.75（運動） d＝2.44（運動＋ダイエット）

照群の平均値を減算し，その値を各群の標準偏差を合わせた値で除算した標準化平均値差（standardized mean difference：SMD）を用いた．SMD は各群の平均値の差を標準化したもので，サンプルサイズに影響を受けない効果の大きさを示し，測定単位の異なる変数を用いた研究間でも比較が可能である．SMD の算出では，実験群や対照群に統制できない異質な特性があることを考慮し，各群の対象者数で重みづけをした各群の標準偏差で各群の平均値の差を標準化する Hedge's g を用いた．実際に SMD の算出に用いるデータは，運動介入群と対照群（非運動介入または介入なし）の各群における介入後の平均値と標準偏差を用いた．SMD の大きさの解釈は Cohen's d[16] を参考に 0.2〜0.49 が低度，0.5〜0.79 が中等度，0.8 以上が高度とした．

1）アウトカムの種類別にみた運動効果のエビデンス

（1）筋量

エビデンステーブルの 14 論文のうち，筋量に関連する身体組成を示すアウトカムに介入後の有意な変化を認め，数値データが比較可能であった 10 論文[3,5,6,8,9,11,12-15] のなかで，運動介入による除脂肪量または筋量の増加に効果量 0.2 以上の効果量が認められたものは 5 論文[3,6,11,13,15]，運動介入による体重または体脂肪量の減少に効果量 0.2 以上の効果が認められたものは 6 論文[5,8,11,14-16] であった．全体の介入期間は 12〜72 週間であり，必ずしも長期介入期間を設けた運動介入で効果量が高いとは限らず，12 週間の介入でも高い効果量が得られているものが散見された．

サルコペニアでは加齢によって筋量が減少するため筋量増加を図るが，先行研究では，漸増抵抗運動による筋力増強運動，または持久性運動，姿勢バランス練習を含めた複合的トレーニングを実施することで，筋量増加が得られることが示されてきている．Sousa ら[14] は，平均年齢 69 歳の地域在住高齢者を対象に，32 週間，週 3 回での漸増抵抗運動と有酸素運動の複合的トレーニングの効果を検証し，中等度の体脂肪率減少効果を示している．また，肥満を伴うサルコペニアである「サルコペニア肥満（sarcopenic obesity）」では筋量増加とともに体重や体脂肪量の減少が課題となるが，ダイエットと運動を併用することによって高い改善効果が得られることが報告されている．Frimel ら[9] は，65 歳以上の地域在住高齢者を摂取カロリー制限によるダイエット群とダイエットと複合的な運動（漸増抵抗運動，バランス練習，有酸素運動）の併用群に分け，24 週間の介入効果の違いを検証した結果，各群ともに除脂肪体重および上下肢の除脂肪量の増加がみられたが，運動併用群はダイエット群に比べて除脂肪量の増加が有意に大きかったと報告しており，その効果量も大きかった．また，Villareal ら[15] は，65 歳以上の地域在住高齢者 107 人を対象に，複合的な運動（有酸素運動，筋力増強運動，柔軟性運動，バランス練習）とダイエットの併用効果を検証した結果，ダイエットと運動を併用した群では体重，体脂肪量，大腿脂肪量の減少効果が得られ，それらの効果量も大きかったが，運動のみ実施した群では除脂肪量と大腿筋量の増加に高い効果があったものの，併用群では体脂肪量の減少とともに除脂

肪量の減少もみられている．これらのことから，摂取カロリー制限によるダイエットを実施すると体脂肪量の減少に効果があるものの，除脂肪量も減少しやすいと考えられる．しかし，ダイエットと運動を併用すると除脂肪量減少の犠牲を留めながら体重および体脂肪量を減少させられる可能性があるため，サルコペニア肥満における運動処方は重要であると推察される．

(2) 筋力

エビデンステーブルの 14 論文のうち，上下肢，体幹の筋力を示すアウトカムに介入後の有意な変化を認め，数値データが比較可能であった 9 論文[2-5, 7, 8, 11, 13, 15]において運動介入による筋力増加に効果量 0.2 以上の効果が認められ，中等度以上の効果量が認められたのが 8 論文[3-5, 7, 8, 12, 13, 15]，高い効果量が認められたのが 7 論文[3-5, 7, 8, 13, 15]であった．全体の介入期間は 10〜72 週間であり，必ずしも長期の介入期間を設けた運動介入で効果量が高いとは限らず，12 週間の介入でも高い効果量が得られているものが散見された．また，漸増抵抗運動を主とした筋力増強運動でも，複合的トレーニングでも，双方に高い筋力増強効果が認められており，筋力増強運動でも複合的トレーニングでも筋力増強効果が期待できると推察された．

Mueller ら[13]は，平均年齢 80 歳の高齢者を対象に，12 週間，週 2 回での筋力増強運動または自転車エルゴメータ運動の効果を検証した結果，体脂肪量と大腿脂肪量の減少，大腿筋量の増加とともに，膝伸展筋力，TUG の成績が改善し，その効果量も大きかった．また，Caserotti ら[5]は地域在住高齢者を対象に，12 週間，週 2 回での漸増抵抗運動を実施し，体脂肪率の減少とともに，大腿四頭筋筋活動量，脚伸展筋力の増加が得られており，これらの効果は 60 歳代の対象群と比べて 80 歳代においても同等以上の効果量が認められる．他の先行研究では，平均年齢 87 歳の施設入所高齢者に対する漸増抵抗運動[17]，または 90 歳代の施設入所高齢者に対する軽度から中等度負荷の筋力増強運動[18]によって筋力増強効果が認められているため，85 歳以上の超高齢者においても筋力増強運動は積極的に実施されることが望ましいと考えられる．

(3) 身体能力

エビデンステーブルの 14 論文のうち，身体能力を示すアウトカムに介入後の有意な変化を認め，数値データが比較可能であった 7 論文[4, 7, 10-13, 15]において運動介入による筋力増加に効果量 0.2 以上の効果が認められ，中等度以上の効果量が認められたのが 6 論文[4, 7, 11-13, 15]，高い効果量が認められたのが 3 論文[7, 13, 15]であった．全体の介入期間は 10〜72 週間であり，必ずしも長期介入期間を設けた運動介入で効果量が高いとは限らず，12 週間の介入でも高い効果量が得られているものが散見された．また，漸増抵抗運動を主とした筋力増強運動でも，複合的トレーニングでも，双方に高い身体能力向上効果が認められており，chair stand test (CST)，TUG，歩行速度，SPPB などの動作パフォーマンステストといったアウトカムの改善において中等度〜高い効果量が認められる．Bunout ら[4]は，平均年齢 76 歳の地域在住高齢者を対象に 36 週間，週 2 回での複合的トレーニング（筋力増強運動，姿勢バラン

ス練習,有酸素運動)の効果を検証した結果,左右の大腿四頭筋筋力が増加するとともに,SPPB の改善がみられ,中等度〜高い効果量が認められている.また,Kim ら[12]は,75 歳以上の地域在住高齢者 128 人を対象に 2 週間,週 2 回での複合的トレーニング(筋力増強運動,姿勢バランス練習,歩行練習)を実施した結果,通常歩行速度の改善を示し,中等度の効果量が認められている.このように,運動介入は,筋量や筋力の増加とともに,起立/着座動作,立位,歩行といった姿勢保持や基本動作に関連する身体能力の向上効果が得られることが示唆されてきている.

2) 介入方法の種類別にみた運動効果のエビデンス
(1) 異なる運動強度と運動頻度による運動効果の違い

Liu ら[19]による Cochrane システマティックレビューでは,高い強度の漸増抵抗運動の筋力増強効果(54 論文,対象者数 2,026 人,SMD 0.60)に比べて低い,または中等度の強度の漸増抵抗運動の筋力増強効果(19 論文,対象者数 1,026 人,SMD 0.39)は高くなかったと報告されている.異なる運動強度による運動介入効果の違いを検証した先行研究では,Van Roie ら[20]は 60 歳以上の地域在住高齢者を対象に,12 週間,週 3 回での異なる運動強度(高強度群:1 回最大挙上量(1RM)80%・2 セット×10〜15 回,低強度群:1RM 20%・1 セット×80〜100 回,低強度+群:1RM 20%・1 セット×60 回+1RM 40%・1 セット×10〜20 回)による下肢の漸増抵抗運動の筋力増強運動効果の違いを検証した結果,各群ともに大腿筋量,下肢筋力,身体能力の改善がみられ,大腿筋量の増加は各群で類似していたが,高強度群と低強度+群は低強度群に比べて下肢伸展筋力の増加が有意に大きかったと報告している.また,Fatouros ら[8]は,平均年齢 70 歳の過体重者 50 人を対象に,24 週間,週 3 回での異なる運動強度(高強度群:1RM 80〜85%,中等度強度群:1RM 60〜65%,低強度群:1RM 45〜50%)による上下肢の漸増抵抗運動の筋力増強運動効果の違いを検証した結果,各群において体幹・下肢筋力の有意な改善が認められた.その改善効果は低強度群,中等度強度群,高強度群の順に有意に大きく,かつ,中等度強度群および高強度群では BMI および皮下脂肪量の有意な減少が認められている.

異なる運動セット数による運動介入効果の違いについては,Galvão ら[21]が,65 歳以上の地域在住高齢者を対象に,20 週間,週 2 回での異なる運動セット数(1 セット群,3 セット群)での上下肢の高強度漸増抵抗運動の筋力増強効果の違いを検証している.その結果,各群ともに上下肢筋力および身体能力の改善がみられたことから,1 セットの運動回数でも筋機能や身体能力の改善に有効であるが,1 セットよりも 3 セットのほうが筋力および持久性の向上効果が大きいと結論づけている.

運動頻度による検討では,Farinatti ら[7]は,60 歳以上の地域在住高齢女性 48 人を対象に,16 週間,60 分/回での異なる運動頻度(週 1/2/3 回)による上下肢の高強度漸増抵抗運動の筋力増強運動効果の違いを検証した結果,週 1 回,週 2 回,週 3 回の各群ともに対照群と比較して膝伸展筋力と TUG の有意な改善を認めるとも

に，週3回の運動介入は週1回，週2回に比べて，CST，最大歩行速度の改善が大きかったことから，運動頻度が多いことで身体能力の改善が大きくなると結論づけている．この研究の各指標の効果量を試算したところ，週1〜3回の各群における筋力，TUG，CST，最大歩行速度のほとんどが効果量も高かったが，週3回の群は週1・2回の群に比べて効果量がさらに大きい傾向があった．また，異なる頻度による運動介入効果の違いを検証した先行研究では，Stiggelboutら[22]は65歳以上の高齢者386人を対象に，10週間，45分/回での異なる頻度による運動介入（持久性，筋力，協調性を改善する運動内容）の効果の違いを検証し，週1回，週2回ともに身体機能に有意な主効果を認めなかったが，週2回においてのみ健康関連QOLが有意に改善したとしている．また，Foleyら[23]は，デイリハビリテーションセンターを利用する高齢者106人を対象に，3カ月間の異なる頻度による複合的トレーニング（筋力増強運動，有酸素運動，柔軟性運動，姿勢バランス練習）の運動介入効果の違いを検証し，週1回と週2回の頻度の違いによる機能，活動，QOLの維持・改善効果に大きな運動介入効果の違いがなかったとしている．DiFrancisco-Donoghueら[24]およびBurtら[25]は高齢者を対象に，8〜9週間での週1回または週2回による筋力トレーニング効果を検証し，筋力に有意な主効果は認められたものの，週1回と週2回で筋力の変化に有意な違いを認めなかったことから，週1回1セットの筋力トレーニングは，週2回と同様の介入効果が得られると結論づけている．このように，運動強度，運動頻度については，対象者および運動介入内容の違いによって必ずしも一定の一致した見解は得られていないものの，運動量が多いことで筋力増加や身体能力向上が得られやすく，運動介入の実施頻度については週2回以上が有効であるとする報告が多い．

（2）筋力増強運動とは異なる持久性運動による運動効果の違い

筋力増強運動によって筋肥大が得られることは明らかであるが，近年では，持久性運動によっても筋肥大が得られることが報告されている．Harberらは，高齢者を対象に12週間，計42回，自転車エルゴメータによる漸増有酸素運動（70〜90回転/分，20〜45分，予備心拍数60〜80%の強度，3〜4回/週）を実施した．有酸素能力の有意な増加とともに大腿四頭筋量（約12%），膝伸展パワー（約55%）の有意な増加が認められた．さらに，遅筋線維量（約16%）および遅筋線維のピークパワー（約21%）の有意な増加が起こり，速筋線維量および速筋線維のピークパワーには有意な変化が認められず[26]，遅筋線維の分布の有意な増加と速筋線維の分布の有意な減少を示した[27]漸増有酸素運動が筋肥大とともに筋機能を改善する効果的な運動方法であると結論づけている[26]．また，同様のプロトコルで漸増有酸素運動を実施した場合，高齢者においても若年者と有酸素能力および大腿四頭筋量の有意な増加が同等に得られることを報告している[28]．このように，漸増負荷による有酸素運動を実施することで，筋機能の向上とともに遅筋線維の選択的な肥大が得られる可能性が示唆されてきている．また，アメリカスポーツ医学会とアメリカ心臓協会によるガイドライン[29,30]では，筋力増強運動と持久性運動のエビデンスについて述べられてい

る．このガイドラインでは，筋力増強運動への参加には，筋および骨量，筋力の損失を遅らせる明らかな効果があることを支持しているが，持久性運動のみでは同様の効果はみられないとしており，除脂肪量に対する有酸素運動の効果に否定的である．一方で，比較的高強度かつ長期間の持久性運動が骨格筋の適応の向上に関連し，加齢に関連した身体中心の脂肪蓄積を遅らせ，中等度強度の有酸素運動は体脂肪の減少に効果的であるとされている．さらにこのガイドラインでは[29,30]，高齢者において健康および身体的自立を維持・増進するために，

- 運動頻度：中等度強度（最低週5日），高強度（最低週3日）
- 運動強度：中等度強度（5〜6/10）から高強度（7〜8/10）
- 運動時間：中等度強度（少なくとも10分，合計30分/日以上，合計150〜300分/週）
  高強度（少なくとも20分/日以上，合計75〜150分/週）
- 運動様式：過度の整形外科的ストレスを課さないあらゆる様式．歩行は最も一般的な運動様式である．水中運動または固定された自転車の運動は体重負荷活動に許容制限のある人に有効かもしれない．

といった内容で持久性運動の実施を推奨している．このように持久性運動では筋力増強運動とは異なる運動効果が報告されており，それぞれの運動介入効果の特性と改善目標とするアウトカムを指向した運動介入の必要性を考慮し，個々の地域在住高齢者が抱える課題に応じた柔軟な運動処方をする必要がある．

3 システマティックレビュー，メタアナリシスに基づく地域在住高齢者の筋量，筋力，身体能力に対する運動効果のエビデンス

高齢者のサルコペニアの予防・改善のための介入は，運動介入，非運動介入（サルコペニアに対するアミノ酸，タンパク質，ビタミンD，カルシウムなどのサプリメント投与，サルコペニア肥満に対するカロリー制限など），多角的介入（運動介入・非運動介入の組み合わせ）に大別されるが，このうち運動介入については，漸増抵抗運動を主とした筋力増強運動を用いて改善を試みる研究が多い．高齢者の筋力および身体能力に対する筋力増強運動の効果は，多数の先行研究によって検証されてきている．Liuら[19]によるCochraneシステマティックレビューでは，60歳以上の高齢者を対象にRCT研究の121論文結果から，高齢者の漸増抵抗運動による，筋力増強を目的とした運動介入の効果について検証している．このレビューでは，漸増抵抗運動が筋力増強に肯定的な効果が認められるとともに（SMD 0.84），身体能力（SMD 0.14），椅子からの立ち上がり（SMD －0.94）に対する効果も認められている．アメリカスポーツ医学会とアメリカ心臓協会によるガイドライン[29,30]では，抵抗運動による筋力および筋パワーの増加にエビデンスレベルの高い根拠があることを示すとともに，中等度から高度の運動強度で実施する抵抗運動には筋持久力の増加，除脂肪量の増加，体脂肪量の減少といった効果があることを報告し，高齢者において健康お

よび身体的自立を維持・増進するためには，
- 運動頻度：少なくとも週2回
- 運動強度：中等度（5～6/10）から高度（7～8/10）
- 運動様式：漸増抵抗運動プログラム，または体重負荷を用いた健康体操（主要筋群に対する8～10種目の運動を各10～15回ずつ），その他の主要筋群を用いた抵抗運動

といった筋力増強運動の実施を推奨している．また，Mangioneら[31]は，Liuら[19]のシステマティックレビューの結果を活用して86歳の高齢女性に対して漸増抵抗運動を実施し，対象者の筋力，TUG，歩行速度にレビューで報告された改善効果と同程度以上の改善が得られたことから，レビューの結果の活用が有意味であることを報告している．ただ，筋力以外の身体能力に対する漸増抵抗運動の効果については，漸増抵抗運動によって歩行速度0.08m/s，TUG 0.69秒の改善が得られるとされているが[19]，臨床的意義のある最小の改善は，TUGでは4秒とされ[32]，歩行速度については0.05 m/sでは効果が小さく，十分な改善は0.1m/sである[33]と報告されているため，研究上の有意な改善の有無だけでなく，臨床上の効果の大きさや意味についても留意してエビデンスを活用する必要がある．また，漸増抵抗運動の筋力増強効果は健康な高齢者（SMD 0.77）または機能的制限を有さない高齢者（SMD 0.81）において高いのに対して，健康上の特異的な問題を有する高齢者（SMD 0.37）または機能的制限を有する高齢者（SMD 0.30）では筋力増強効果が高くなかったと報告されている．障害を有する高齢者では多岐にわたる障害があるため，個々の障害特性を考慮した運動介入が必要となる．

　サルコペニアによって筋量が減少した高齢者では筋肥大，筋力増強，身体能力改善が課題となるが，肥満を伴うサルコペニアであるサルコペニア肥満では，筋肥大，筋力増強，身体能力改善だけでなく，体重や体脂肪量の減少が課題となり，これまでに除脂肪体重や体脂肪量といった身体組成に対する運動介入効果についても検証されてきた．Weinheimerら[34]は体重，除脂肪量，脂肪量に対する摂取カロリー制限および運動（持久性運動，抵抗運動）の介入効果に関するシステマティックレビューを実施し，エネルギー制限のみによって体重減少に効果があるが，それは除脂肪量の減少の犠牲が伴うと結論づけている．また，カロリー制限と運動を併用すると，体重減少への付加効果は得られにくいが，除脂肪量の減少を少なくすることができるため，除脂肪量減少を防ぎながら体重減少を図る場合にエネルギー制限に運動を併用することが推奨されている．また，宮地ら[35]は，運動介入が骨格筋量に及ぼす影響について検証した文献をもとにシステマティックレビューを実施し，9つのRCTの結果から，サルコペニアを評価する客観的な指標である骨格筋量を増加させるためには，
- 運動頻度：週3回
- 運動期間：3カ月以上
- 運動強度：最大挙上重量（1RM）の80％以上，
- 運動セット数：2～3セット

表2 健康な高齢者に対する6か月間の漸増抵抗運動のモデルの例[38]

	1〜8週				9〜16週				17〜24週			
	1〜2週	3〜4週	5〜6週	7〜8週	9〜10週	11〜12週	13〜14週	15〜16週	17〜18週	19〜20週	21〜22週	23〜24週
運動量（セット/筋群）	1	1	1〜2	1〜2	2	2	2	2〜3	2〜3	2〜3	2〜3	2〜3
運動強度（運動負荷）	15〜20RM	15〜20RM	15RM	15RM	12RM	12RM	10RM	10RM	8〜10RM	8〜10RM	6〜8RM	6〜8RM
運動頻度/部位	1-2/全身	1-2/全身	2/全身	2-3/全身	2-3/全身	2-3/全身	3/全身	3/全身	3/全身	3/全身または上肢2/下肢2	上肢2/下肢2	上肢2/下肢2
運動課題	慣化	慣化	慣化	筋持久力	筋持久力と筋肥大	筋持久力と筋肥大	筋肥大と筋力	筋肥大と筋力	筋肥大と筋力	筋力	筋力	筋力
セット間の休憩時間	n/a	n/a	60〜90秒	60〜90秒	90秒	90秒	90秒	90〜120秒	90〜120秒	120秒	120〜180秒	120〜180秒
運動様式	自重；姿勢/安定化；マシン	自重；姿勢/安定化；マシン	自重；姿勢/安定化；マシン	自重；姿勢/安定化；マシン	姿勢/安定化；マシン	自重；姿勢/安定化；マシン；フリーウェイト	自重；姿勢/安定化；マシン；フリーウェイト	自重；姿勢/安定化；マシン；フリーウェイト	マシン；フリーウェイト	マシン；フリーウェイト	マシン；フリーウェイト	マシン；フリーウェイト

運動量：1トレーニングセッションにおける1筋群のセット数．
運動強度：最大挙上回数に相当する抵抗負荷（例，10RM：約10回許容される負荷）．
運動部位：身体各部位の1週間当たりの運動数．
運動課題：抵抗運動の各期間における目的や目標（例，慣化：抵抗運動の熟知および生理的適応の獲得にあてる期間）．
セット間の休憩時間：1筋群の抵抗運動の連続セット間における休憩（回復）にあてる最小時間．
運動様式：抵抗運動と運動負荷のタイプ
　自重：対象者本人の身体の重みを抵抗として用いた運動（例，椅子座位からの起立，スクワット，ランジ運動，背臥位での股関部伸展挙上などの健康体操）
　姿勢/安定化：腰部の健康状態，姿勢，関節安定化を目的とした，特異的な等尺性の動的姿勢練習（例，前方・側方のプランク運動，体幹のカールアップ運動，背臥位での下肢の伸展挙上運動，など）
　マシン：標準的な抵抗運動マシンを用いた運動（例，Cybex，Nautilus，FreeMotion，など）
　フリーウェイト：自由に調節できる器具を用いた運動（例，バーベルによるチェストプレス運動，ダンベルによる上腕二頭筋カール運動，など）

・挙上回数：8～12回/セット

といった条件を満たす高強度筋力トレーニングが必要であり，安全性を考慮し，強度，頻度，挙上回数とも段階的に漸増させる方法をとるべきであると結論づけている．

　また，サルコペニアによる筋量減少は，上肢や体幹に比べて下肢で著しく，下肢筋力が生じて機能的制限や活動制限を招く危険が多く論じられている．しかし，サルコペニアは全身の筋量の減少によって全身の筋力が低下する可能性があるため，筋力増強運動の効果についても本来的には全身の筋力について検証される必要がある．Peterson ら[36]は，50歳以上を対象とした47論文の結果から，筋力増強運動による全身の筋力の増強効果について検証している．このレビューでは，RCTとnon-RCTによる研究を含めたメタアナリシス（RCT 55.3%）がなされ，下肢だけでなく上肢に関する筋力指標に対する筋力増強効果が報告され，RCT研究とnon-RCT研究の違いによる効果の有意差は認められなかったとしている．また，Peterson ら[37]は，50歳以上を対象とした49論文の結果から，筋力増強運動による除脂肪体重に対する効果について検証している．このレビューでは，RCTとnon-RCTによる研究を含めたメタアナリシスの結果，抵抗運動の実施と除脂肪体重の増加の有意な関連と，1.1 kgの除脂肪体重増加が認められている．さらに，Peterson ら[38]はこれらのメタアナリシスの結果をふまえ，健康な高齢者に対する6カ月間の漸増抵抗運動の推奨モデルを提示している（表4）．これまでに高齢者に対して筋力増強運動を推奨している主なガイドラインでは漸増の方法に関して十分に提示されていないものが多いが，このモデルでは，漸増抵抗運動の目的および内容に応じて6カ月間を3つの運動期間に分け，運動量，運動強度，運動頻度，運動課題，運動様式を漸増的に設定しており，このアウトラインは，地域在住高齢者に対して筋力増強運動を処方する際の目安の1つとなる．

4 まとめ

　地域在住高齢者においてサルコペニアによって障害される筋量，筋力，身体能力に対する運動効果のエビデンスについて，RCTおよびシステマティックレビューをもとに概観した．研究報告の質と量に違いはあるものの，運動介入によって筋量増加，筋力増加，身体能力向上に有効な効果が認められ，特に漸増負荷による筋力増強運動および持久性運動を行うことで高い改善効果が期待される．先行研究で示されたエビデンスに基づく運動処方を活用し，地域在住高齢者のサルコペニアによる虚弱の進行予防および積極的な改善を図ることが望まれる．また，運動を中止することで除脂肪量の減少[39,40]，筋力低下[40]が引き起こされ，運動を再開することで再び除脂肪量と筋力の増加が得られる[40]ことが報告されている．地域在住高齢者のサルコペニアに対する運動は中長期的な視点をもって実施し，定期的な筋量，筋力，身体能力のスクリーニングを行うとともに，継続的かつ習慣的に運動を実施することが必要であると考えられる．

文献

1) 厚生労働科学研究費補助金（長寿科学総合研究事業）高齢者における加齢性筋肉減弱現象（サルコペニア）に関する予防対策確立のための包括的研究研究班. サルコペニア. 定義と診断に関する欧州関連学会のコンセンサス―高齢者のサルコペニアに関する欧州ワーキンググループの報告―の監訳. 日老医誌, 49（6）：788-805, 2012.
2) Baker MK, Kennedy DJ, et al：Efficacy and feasibility of a novel tri-modal robust exercise prescription in a retirement community：a randomized, controlled trial. J Am Geriatr Soc, 55（1）：1-10, 2007.
3) Bickel CS, Cross JM, et al：Exercise dosing to retain resistance training adaptations in young and older adults. Med Sci Sports Exerc, 43（7）：1177-1187, 2011.
4) Bunout D, Barrera G, et al：Effects of vitamin D supplementation and exercise training on physical performance in Chilean vitamin D deficient elderly subjects. Exp Gerontol, 41（8）：746-752, 2006.
5) Caserotti P, Aagaard P, et al：Explosive heavy-resistance training in old and very old adults：changes in rapid muscle force, strength and power. Scand J Med Sci Sports, 18（6）：773-782, 2008.
6) de Jong N, Chin A Paw MJ, et al：Dietary supplements and physical exercise affecting bone and body composition in frail elderly persons. Am J Public Health, 90（6）：947-954, 2000.
7) Farinatti PT, Geraldes AA, et al：Effects of different resistance training frequencies on the muscle strength and functional performance of active women older than 60 years. J Strength Cond Res, 27（8）：2225-2234, 2013.
8) Fatouros IG, Tournis S, et al：Leptin and adiponectin responses in overweight inactive elderly following resistance training and detraining are intensity related. J Clin Endocrinol Metab, 90（11）：5970-5977, 2005.
9) Frimel TN, Sinacore DR, et al：Exercise attenuates the weight-loss-induced reduction in muscle mass in frail obese older adults. Med Sci Sports Exerc, 40（7）：1213-1219, 2008.
10) Jorgensen MG, Laessoe U, et al：Efficacy of Nintendo Wii training on mechanical leg muscle function and postural balance in community-dwelling older adults：a randomized controlled trial. J Gerontol A Biol Sci Med Sci, 68（7）：845-852, 2013.
11) Kemmler W, von Stengel S, et al：Exercise, body composition, and functional ability：a randomized controlled trial. Am J Prev Med, 38（3）：279-287, 2010.
12) Kim H, Suzuki T, et al：Effects of exercise and tea catechins on muscle mass, strength and walking ability in community-dwelling elderly Japanese sarcopenic women：a randomized controlled trial. Geriatr Gerontol Int, 13（2）：458-465, 2013.
13) Mueller M, Breil FA, et al：Different response to eccentric and concentric training in older men and women. Eur J Appl Physiol, 107（2）：145-153, 2009.
14) Sousa N, Mendes R, et al：A randomized 9-month study of blood pressure and body fat responses to aerobic training versus combined aerobic and resistance training in older men. Exp Gerontol, 48（8）：727-733, 2013.
15) Villareal DT, Chode S, et al：Weight loss, exercise, or both and physical function in obese older adults. N Engl J Med, 364（13）：1218-1229, 2011.
16) Cohen J：A power primer. Psychol Bull, 112：155-159, 1992.
17) Fiatarone MA, O'Neill EF, et al：Exercise training and nutritional supplementation for physical frailty in very elderly people. N Engl J Med, 330（25）：1769-1775, 1994.
18) Serra-Rexach JA, Bustamante-Ara N, et al：Short-term, light- to moderate-intensity exercise training improves leg muscle strength in the oldest old：a randomized controlled trial. J Am Geriatr Soc, 59（4）：594-602, 2011.
19) Liu CJ, Latham NK：Progressive resistance strength training for improving physical function in older adults. Cochrane Database Syst Rev, 8（3）：CD002759, 2009.
20) Van Roie E, Delecluse C, et al：Strength training at high versus low external resistance in older adults：effects on muscle volume, muscle strength, and force-velocity characteristics. Exp Gerontol, 48（11）：1351-1361, 2013.
21) Galvão DA, Taaffe DR：Resistance exercise dosage in older adults：single- versus multiset effects on physical performance and body composition. J Am Geriatr Soc, 53（12）：2090-2097, 2005.
22) Stiggelbout M, Popkema DY, et al：Once a week is not enough：effects of a widely implemented group based exercise programme for older adults；a randomised controlled trial. J Epidemiol Community Health, 58（2）：83-88, 2004.
23) Foley A, Hillier S, et al：Effectiveness of once-weekly gym-based exercise programmes for older adults post discharge from day rehabilitation：a randomised controlled trial. Br J Sports Med, 45（12）：978-986, 2011.
24) DiFrancisco-Donoghue J, Werner W, et al：Comparison of once-weekly and twice-weekly strength training in older adults. Br J Sports Med, 41（1）：19-22, 2007.
25) Burt J, Wilson R, et al：A comparison of once versus twice per week training on leg press strength in women. J Sports Med Phys Fitness, 47（1）：13-17, 2007.
26) Harber MP, Konopka AR, et al：Aerobic exercise training improves whole muscle and single myofiber size and function in older women. Am J Physiol Regul Integr Comp Physiol, 297（5）：R1452-1459, 2009.
27) Konopka AR, Trappe TA, et al：Myosin heavy chain plasticity in aging skeletal muscle with aerobic exercise training. J Gerontol A Biol Sci Med Sci, 66（8）：835-841, 2011.
28) Harber MP, Konopka AR, et al：Aerobic exercise training induces skeletal muscle hypertrophy and age-dependent adaptations in myofiber function in young and older men. J Appl Physiol (1985), 113（9）：1495-1504, 2012.
29) American College of Sports Medicine, Chodzko-Zajko WJ, Proctor DN, et al：American College of Sports Medicine position stand. Exercise and physical activity for older adults. Med Sci Sports Exerc, 41（7）：1510-1530, 2009.
30) Nelson ME, Rejeski WJ, et al：Physical activity and public health in older adults：recommendation from the American College of Sports Medicine and the American Heart Association. Circulation, 116（9）：1094-1105, 2007.
31) Mangione KK, Miller AH, et al：Cochrane review：Improving physical function and performance with progressive resistance strength training in older adults. Phys Ther, 90（12）：1711-1715, 2010.
32) Mangione KK, Craik RL, et al：Detectable changes in physical performance measures in elderly African Americans. Phys Ther, 90（6）：921-927, 2010.
33) Perera S, Mody SH, et al：Meaningful change and responsiveness in common physical performance measures in older adults. J Am Geriatr Soc, 54（5）：743-749, 2006.
34) Weinheimer EM, Sands LP, et al：A systematic review of

the separate and combined effects of energy restriction and exercise on fat-free mass in middle-aged and older adults : implications for sarcopenic obesity. *Nutr Rev*, 68 (7) : 375-388, 2010.
35) 宮地元彦, 安藤大輔・他：サルコペニアに対する治療の可能性：運動介入効果に関するシステマティックレビュー. 日老医誌, 48 (1) : 51-54, 2011.
36) Peterson MD, Rhea MR, et al : Resistance exercise for muscular strength in older adults : a meta-analysis. *Ageing Res Rev*, 9 (3) : 226-237, 2010.
37) Peterson MD, Sen A, et al : Influence of resistance exercise on lean body mass in aging adults : a meta-analysis. *Med Sci Sports Exerc*, 43 (2) : 249-258, 2011.
38) Peterson MD, Gordon PM : Resistance exercise for the aging adult : clinical implications and prescription guidelines. *Am J Med*, 124 (3) : 194-198, 2011.
39) Englund U, Littbrand H, et al : The beneficial effects of exercise on BMD are lost after cessation : a 5-year follow-up in older post-menopausal women. *Scand J Med Sci Sports*, 19 (3) : 381-388, 2009.
40) Taaffe DR, Henwood TR, et al : Alterations in muscle attenuation following detraining and retraining in resistance-trained older adults. *Gerontology*, 55 (2) : 217-223, 2009.

2 整形外科疾患患者のエビデンス

中窪 翔[1]　土井剛彦[1]

Key Point

- 関節症や骨折に代表される整形外科疾患は，要介護・要支援となる原因の上位を占め，運動による予防は非常に重要である．
- 変形性膝関節症における運動療法において，大腿四頭筋を中心とした下肢の筋力増強訓練が重要な役割を担う．機器を用いた抵抗運動や，バランス訓練等も含めた複合的な運動介入によって筋力向上に対する効果が報告されている．
- 骨粗鬆症およびそれに付随する骨粗鬆症性骨折に対して，運動による骨密度の維持・上昇効果が期待されているだけでなく，下肢筋力向上や体幹の筋力などにも効果がみられると報告されている．

1 はじめに

World Health Organization（以下，WHO）は，骨・関節疾患を日常生活に著しい障害を与え，生活機能を低下させる生活機能病変として捉えることを提唱している．わが国においても，厚生労働省による「平成22年度我が国の保健統計」によると，関節症疾病総患者数は118.5万人とされており，また関節症による外来受診率（人口10万人対）は全体の第5位であり，その数値は年々増加傾向にある[1]．さらに，平成22年国民生活基礎調査において，介護が必要になった原因として，要支援の32.1％，要介護の16.7％が関節疾患および転倒・骨折であると報告されている[2]．運動器の障害は，起居動作や移動の阻害因子となることからも，高齢者のQOL（生活の質）維持の観点，あるいは医療経済的観点から，関節疾患や骨折に代表される運動器疾患，いわゆる整形外科疾患の予防は重要な課題である．

2 整形外科疾患における筋力低下

高齢者の整形外科疾患における代表的な疾患としては，変形性膝関節症があげられる．国内の変形性関節症患者数は，自覚症状を有する患者数で約1,000万人，潜在

[1] 国立長寿医療研究センター 老年学・社会科学研究センター 予防老年学研究部

的な患者数（X 線診断による患者数）で約 3,000 万人と推定されている[3]．変形性関節症は，関節軟骨の進行性の変性病変を主体とした骨の変性病変として定義され，明らかな原因がなく，加齢に慢性的な機械的刺激が加わって発症する一次性（原発性）と，外傷や半月板切除後，あるいは炎症性・代謝異常疾患に伴って生じる二次性（続発性）に分けられ，頻度としては一次性変形性膝関節症が多い．治療の第一選択は保存的治療であり，消炎鎮痛剤，湿布などの処方や温熱・電気治療，また症状に応じてヒアルロン酸ナトリウム製剤の関節内注射も実施されるが，運動療法とりわけ大腿四頭筋を中心とした下肢の筋力増強訓練が重要な役割を担う．大腿四頭筋の筋力低下は関節変性の初期段階においてもみられ[4]，また，非変形性膝関節症者と比較すると 1/3 程度減少しているとされ[5]，変形性膝関節症は主要な危険因子であるとされている．大腿四頭筋は膝関節の安定に主要な役割をもっているため[6]，変形性膝関節症患者に対する運動介入は，膝関節周囲を中心とした筋力増強を目的として実施することが重要であるといえる．

　高齢者に一般的なその他の整形外科疾患として，骨粗鬆症およびそれに伴う骨折があげられる．WHO の定義では，「骨強度の低下を特徴とし，骨折のリスクが増大しやすくなる骨格疾患」とされており[7]，わが国においては骨粗鬆症の診断基準として用いている骨密度のカットオフ値は若年者（20〜44 歳）の平均骨密度（Young Adult mean：YAM）の 70％未満としている．日本骨代謝学会によると，腰椎か大腿骨頸部のいずれかで骨粗鬆症と診断された患者数は 1,280 万人（男性 300 万人，女性 980 万人）であり[8]，その対策が医療のみならず社会的にも重要な課題となっている．さらに，骨粗鬆症が骨折における重要な危険因子であることは広く知られている．骨粗鬆症による骨折は，骨量の減少や骨質の劣化により骨強度が低下し，わずかな外力で生じる骨折，いわゆる脆弱性骨折と表現され，骨粗鬆症による骨折は椎体，大腿骨近位部，橈骨遠位端，上腕骨近位部，肋骨などの部位で生じやすい．特に，大腿骨近位部骨折は直接的に日常生活活動（activity of daily living：ADL）の低下や寝たきりに結びつき，生命予後を悪化させる．また，椎体骨折は最も頻度の高い骨粗鬆症性骨折であり，骨折治癒後も椎体変形が残存するため，骨折が多発すると脊柱後弯をきたしてしまう．後弯が強くなると，立位姿勢維持のためにより多くの筋緊張が必要になり，腰背筋は伸張され，それ以上の身体動作を行う筋力的余裕がなくなり，ADL が著しく制限される．そのため，身体活動の低下に伴い筋力低下などの身体機能低下がみられることはその後の QOL の低下につながるため，非常に重要な，防ぐべき事象である．骨量の維持・増加を目的とした習慣管理のなかで，非常に重要なのが運動の励行であり，骨密度の維持・上昇効果が期待されている．活発な身体活動，ADL は，骨粗鬆症性骨折，大腿骨近位部骨折を予防する効果があり，骨折リスクを 20〜40％，最大で 50％抑制する効果が認められたと報告されている[9,10]．また，背部に負荷をかけた背筋伸展運動を閉経後の女性に対して 2 年間実施したところ，2 年後には有意に背筋力が増強し，10 年経過した後においても背筋力が維持されていると報告されている[11]．さらに，椎体骨折が有意に低かったとも述べており，高齢

者の椎体骨折予防のために背筋を鍛えるような運動が望ましいとされている.

整形外科的疾患患者における運動介入を実施するにあたり，痛みやその他の症状によって実施を避けるべき場面も見受けられる．しかしながら，過度の安静などによる身体活動量低下は筋力低下につながるため，適応の範囲内で筋力増強を目的とした運動療法を推し進める必要がある．そのため，安全にかつより効果が見込まれる運動はどのようなものなのか，特に筋力向上を図るためにはどのような種類の運動で，どのような強度，頻度，期間で実施するのかを知ることは，非常に有意義であると考えられる．

本項では，第5章-①の検索方法に基づき文献を収集し，その結果，運動を用いたランダム化比較試験16編を本項で扱うことにする．運動介入の種類は，筋力向上を目的としたもの（筋力増強訓練など），複合的なもの（有酸素運動，筋力増強訓練，バランス訓練などを複合的に実施）に大別される．また，介入方法としては，運動施設で機器を用いて負荷をかける筋力増強訓練や，処方された運動プログラム，主に自重や重錘を用いた自宅での運動（ホームエクササイズ）に大別された．対象者の平均年齢は，いずれの研究においても主に60～70歳代であった．

3 変形性膝関節症に対する運動介入

変形性膝関節症患者が対象であり，介入内容の主たる部分が筋力向上を目的として実施した研究をみると，機器を用いた介入としては，再大筋力（1 Repetition Maximum：RM）に基づいて強度設定や強度変更を実施しているものや[12,13]，等速度運動を段階的に用いて実施しているものがみられた[14]．それらの実施頻度は週に2回もしくは3回で，期間16～48週間と長期間で実施されているものと[12,15,16]，8週程度の期間で実施されているものに大別された[13,14]．介入方法としては，機器を使用して筋力向上を目的とした抵抗運動のみを実施している研究と[12-14]，機器を使用せずに自重や重錘，セラバンドなどを使用した研究がみられる[15,16]．これらの点について要約したものを**表1**に示す．機器を用いた運動介入としては，Foroughiらが膝関節伸展，立位での股関節内外転運動を含む5種類の関節運動に対して，1RMの80％の強度で1セットの反復回数を8回として3セット実施し，膝関節伸展筋力（1RM）が有意に増加していたことを報告している[12]．また，Janらの報告では，機器による負荷を用いた膝関節屈曲・伸展運動による運動介入を，1RMの60％の強度で反復回数が8回の運動を3セット実施する群（高強度群）と，1RMの10％の強度で反復回数が15回の運動を10セット実施する群（低強度群）で群分けをして実施した[13]．週3回，8週間の介入後においては，コントロール群と比較して両群ともに膝関節伸展筋力および屈曲筋力に有意な改善がみられたとしている．さらに，Mikeskyらは，明確な基準は示されていないものの，下肢に対して8～10回の反復が可能な最大強度による抵抗運動を実施し，プログラムの進行に伴い各頻度は変動するものの，施設での機器を用いた抵抗運動とセラバンドを用いた抵抗運動（ホームエクササイズ）を並行して実施した[15]．その結果，関節可動域訓練を行った対照群と

表 1　変形性膝関節症患者に対する筋力増強訓練を中心とした運動介入の効果

著者	出版年	平均年齢（介入群）	対象者数 介入群	対象者数 対照群	期間（週）	頻度（回/週）	介入内容	効果量
Foroughi[12]	2001	64	26 (18)	28 (19)	24	3	1RM の 80％で 8 回を 3 セット	筋力 (d=0.61)*
Jan[13]	2008	63	高強度群　34 名 低強度群　34 名	30	8	3	高強度群：1RM の 60％で 8 回を 3 セット 低強度群：1RM の 10％で 15 回を 10 セット	高強度群： 膝関節伸展筋力 (d=0.71)[a],* 膝関節屈曲筋力 (d=0.74)[a],* 低強度群： 膝関節伸展筋力 (d=0.61)[a],* 膝関節屈曲筋力 (d=0.95)[a],*
Mikesky[15]	2006	69	113 (82)	108 (80)[b]	48	3	8〜10 回の反復運動が可能な強度（機器，セラバンド）	―[c],*
Baker[16]	2001	69	22 (19)	23 (19)	16	3	スクワットなどの自重を用いた運動，重錘による負荷を中心としたプログラム	―[d],*
Maurer[14]	1999	66	57 (49)	56 (49)	8	3	等速性収縮運動（膝関節伸展）速度 3 条件，各 3 回ずつを 3 セット	―

対象者数は「割り付け人数（follow できた人数）」にて表記し，情報がないものに関しては記載せず．効果量は Cohen's d を算出し，baseline の値に有意な差がない場合には介入後の値を使用し，算出できない場合に群ごとの差の平均が記載されていれば代用のうえ算出し，それ以外の場合は「―」の記載とする（表 1〜3 同じ）．
[a]：各筋力は，60°/s，120°/s，180°/s で実施した等速性収縮筋力のうち，60°/s における筋力増強に対する効果量を示す
[b]：関節可動域運動を実施
[c]：膝関節伸展における等張性収縮筋力に対して，効果量の記載なし
[d]：膝関節伸展・屈曲において，効果量の記載なし
*：統計学的に有意な介入効果がみられた指標

比較して，膝関節伸展筋力および屈曲筋力が有意に向上したことを報告している．同様に，スクワットなど自重を用いた運動や，足関節に装着した重錘を負荷とする膝・股関節の関節運動を取り入れた運動介入を実施した Baker らの研究においては，患側の膝関節伸展・屈曲筋力の向上がみられている[16]．

一方，筋力増強訓練だけでなく，複合的な運動プログラムを実施している研究も少なくない（表 2）．Lund らは，筋力増強・運動耐容能の向上，バランス訓練，ストレッチングによって構成される 50 分間のグループ運動プログラムを地上および水中で実施している[17]．週 2 回，8 週間の介入の結果，水中運動群においては有意な結果は認めなかったが，地上運動群においては即時的な有意な筋力増強は得られなかったものの，介入終了後 3 カ月の筋力に対する有意な効果が得られたとしている．また，理学療法士によるテーピングや履物に対する指導，姿勢矯正に加え，筋力増強訓練，バランス訓練を取り入れたプログラムを実施し，介入終了 10 週間後においても膝関節伸展の最大随意収縮筋力の有意な向上を認めている[18]．しかし，1 年後においては介入前の値にまで低下していたという報告もなされている．介入内容の主たる部分が筋力向上以外を目的とした研究として，歩数計を使用した介入[19]，太極拳[20]，全身性振動刺激運動[21]を実施した介入がみられる．Tablot らは，介入群に対して歩数計を配布して歩数を 4 週間で 10％増加させるよう指導し，12 週間後に身体機能を再

表2　変形性関節症患者に対する複合的なプログラムおよび筋力増強以外のトレーニングの効果

著者	出版年	平均年齢（介入群）	対象者数 介入群	対象者数 対照群	期間（週）	頻度（回/週）	介入内容	効果量
Quilty[18]	2003	67	43 (40)	44 (43)	10	—	理学療法士による介入 筋力増強訓練，バランス訓練など	—[a],*
Lund[17]	2008	68*	25	27	8	2	Leg press (40% of 1RM)・椅子の立ち座り・段差昇降などによる筋力増強，バランス訓練，ストレッチング	筋力 (d=0.20)
Talbot[19]	2003	70	19 (17)	21 (17)	12	—	歩数計による歩行促進	—[a],*
Wang[20]	2009	63	20	20	12	2	太極拳	—[b],*
Trans[21]	2009	62	17 (14)	17 (14)	8	2	全身性振動刺激運動	—[a],*
Wang[22]	2007	69	20	18	12	3	水中運動	筋力 (d=0.76)[c],*

[a]：膝関節伸展筋力に対して，効果量を算出するための測定値の記載なし
[b]：5回立ち座りテスト（秒）に対して，効果量を算出するための測定値の記載なし
[c]：膝関節伸展筋力に対する効果量を記載
*：統計学的に有意な介入効果がみられた指標

度評価したところ，歩数と膝関節伸展筋力に対して評価時期と群による有意な交互作用を認めたと報告している[19]．また，60分間の太極拳を週に2回，12週間実施し，対照群と比較して下肢粗大筋力の指標である10回立ち座りテストの時間が有意に短縮したと報告されている[20]．さらに，膝関節症患者および股関節症患者を対象とし，水中運動による運動介入もみられる．水中運動は，柔軟性向上，運動耐容能向上，筋力向上を図る50分間の複合的なプログラムであり，自覚的運動強度（Borg Scale CR10）に従って4週ごとに運動強度を上昇させて行った[22]．その結果，膝関節および股関節の各関節運動方向に対する筋力，運動耐用能の指標である6分間歩行距離に有意な向上がみられている．このように，筋力増強を主な目的としないさまざまな介入によっても筋力増強に対する有意な効果が報告されている．

4　その他の疾患に対する運動が筋力増強に及ぼす効果

骨粗鬆症に対する運動介入による効果を示したものは多数みられるが，そのなかでも筋力，身体機能がアウトカムとなっているものを報告することとする（表3）．介入対象の平均年齢は63〜82歳と，やや高齢な層も含まれている．運動介入は，筋力増強訓練を取り入れたものが多数であり，あわせてバランス訓練や有酸素運動を取り入れているものもみられる[23-25]．実施頻度は週に2回のものが半数であるが[23,25,26]，一方で自宅でのプログラム実施（ホームエクササイズ）のために5日，7日となっているものもみられる[24,27]．期間は8〜48週間と研究によって多岐にわたる．また，筋力増強訓練の内容から，下肢筋力に主眼を置いたもの[23,25,26]と体幹伸展筋力に主眼を置いたものに大別される[24,27]．Brukeらは，歩行，バランス訓練と，重錘やゴムバンドを用いた下肢筋力増強訓練を組み合わせた60分の複合プログラムを週2回，8週間実施し，立位安静時重心動揺の有意な改善に加え，足関節背屈，

表3　骨粗鬆症患者および股関節骨折患者に対する運動プログラムの効果

著者	出版年	平均年齢（介入群）	対象者数 介入群	対象者数 対照群	期間（週）	頻度（回/週）	介入内容	効果量
Hongo[27] a	2007	67	42 (38)	38 (36)	16	5	自宅での体幹伸展運動 10回1セット	体幹伸展筋力 (d=0.03) a,*
Burke[23]	2010	73	17	16	8	2	バランス訓練，筋力増強運動	膝伸展筋力 (d=1.26)* 膝屈曲筋力 (d=1.00)*
Kanemaru[24] b	2010	75	33 (32)	30 (30)	48	7	自宅での上下肢筋力増強運動，体幹伸展運動	─ b,*
Teixeira[26]	2010	63	50 (43)	50 (42)	18	2	バランス訓練，筋力増強運動，筋力増強訓練（1RMの50〜80％）	膝伸展筋力 (d=2.09)*
Sylliaas[25] c	2012	82	48	47	12	2	筋力増強訓練（1RMの80％）10回3セット 有酸素運動	6分間歩行 (d=0.8)* 最大歩行速度 (d=0.8)*

a：両群ともに有意な改善がみられたが，baseline時の群間比較の情報なし
b：握力（右）は両群ともに，握力（左）は介入群のみに有意な改善がみられたが，baseline時の群間比較の情報なし
c：股関節骨折患者が対象
*：統計学的に有意な介入効果がみられた指標

膝関節伸展・屈曲筋力において対照群と比較して有意な改善がみられたと報告している[23]．また，Teixeiraらによる週2回，18週間の介入においては，歩行やトランポリン運動などを取り入れたバランス訓練と，重錘（1RMの50〜80％）を用いて膝関節伸展運動による筋力増強訓練を実施し，大腿四頭筋筋力に有意な向上がみられている[26]．一方，Hongoらは，体幹伸展運動による介入を実施している．腹部に枕をあてた腹臥位を開始肢位とし，上部体幹を5秒間持続伸展させる運動であり，1セット10回，週5回の頻度でホームエクササイズとして指導した．16週間後，介入群においては体幹伸展筋力が26％の向上を認め，低負荷の運動が骨粗鬆症患者の体幹伸展筋力増強に効果があることを示している[27]．また，骨粗鬆症に付随して問題となる骨折，なかでも股関節の骨折患者に対する運動介入として，Sylliaasらは，筋力増強訓練と有酸素運動を用いて実施している．筋力増強訓練は，1RMの80％の強度で反復回数が10回の運動を3セット実施し，有酸素運動は自転車運動あるいはトレッドミル上で行わせた．週2回の頻度で12週間の介入の結果，最大歩行速度，6分間歩行距離において介入群における有意な介入効果がみられたと報告している[25]．以上のように，骨粗鬆症患者，および骨折患者に対しては，筋力増強だけでなく，バランス訓練や有酸素運動を併せて実施することは，後の転倒予防につながることから有効的なプログラムの一つと考えられる．

文献

1) 厚生労働省：平成22年度我が国の保健統計学．http://www.mhlw.go.jp/（公表日2011年1月31日）
2) 厚生労働省：平成22国民生活基礎調査．http://www.mhlw.go.jp/（公表日2011年7月12日）
3) 厚生労働省：介護予防の推進に向けた運動器疾患対策について．http://www.mhlw.go.jp/（公表日2008年7月）
4) Slemenda C, Brandt KD, et al : Quadriceps weakness and osteoarthritis of the knee. Ann Intern Med, 127 (2) : 97-104, 1997.
5) Fisher NM, Pendergast DR, et al : Muscle rehabilitation : its effect on muscular and functional performance of patients with knee osteoarthritis. Arch Phys Med Reha, 72 (6) : 367-374, 1991.
6) Lloyd DG, Buchanan TS, et al : Neuromuscular biomechanical modeling to understand knee ligament loading. Med Sci Sports Exerc, 37 (11) : 1939-1947, 2005.
7) WHO scientific group on the assessment of osteoporosis at primary health care level : World Health Organization. Summary Meeting Report Brussels, 2004.
8) 骨粗鬆症の予防と治療ガイドライン作成委員会：骨粗鬆症の予防と治療ガイドライン．2011年版, 2011.
9) Gregg EW, Pereira MA, et al : Physical activity, falls, and fractures among older adults : a review of the epidemiologic evidence. Am Geriat Soc, 48 (8) : 883-893, 2000.
10) Joakimsen RM, Magnus JH, et al : Physical activity and predisposition for hip fractures : a review. Osteoporos Int, 7 (6) : 503-513, 1997.
11) Sinaki M, Itoi E, et al : Stronger back muscles reduce the incidence of vertebral fractures : a prospective 10 year follow-up of postmenopausal women. Bone, 30 (6) : 836-841, 2002.
12) Foroughi N, Smith RM, et al : Progressive resistance training and dynamic alignment in osteoarthritis : A single-blind randomised controlled trial. Clin Biomech (Bristol, Avon), 26 (1) : 71-77, 2011.
13) Jan MH, Lin JJ, et al : Investigation of clinical effects of high- and low-resistance training for patients with knee osteoarthritis : a randomized controlled trial. Physical Ther, 88 (4) : 427-436, 2008.
14) Maurer BT, Stern AG, et al : Osteoarthritis of the knee : isokinetic quadriceps exercise versus an educational intervention. Arch Physi Med Reha, 80 (10) : 1293-1299, 1999.
15) Mikesky AE, Mazzuca SA, et al : Effects of strength training on the incidence and progression of knee osteoarthritis. Arthritis Rheum, 55 (5) : 690-699, 2006.
16) Baker KR, Nelson ME, et al : The efficacy of home based progressive strength training in older adults with knee osteoarthritis : a randomized controlled trial. Rheumatology, 28 (7) : 1655-1665, 2001.
17) Lund H, Weile U, et al : A randomized controlled trial of aquatic and land-based exercise in patients with knee osteoarthritis. Journal Rehabil Med, 40 (2) : 137-144, 2008.
18) Quilty B, Tucker M, et al : Physiotherapy, including quadriceps exercises and patellar taping, for knee osteoarthritis with predominant patello-femoral joint involvement : randomized controlled trial. Rheumatology, 30 (6) : 1311-1317, 2003.
19) Talbot LA, Gaines JM, et al : A home-based pedometer-driven walking program to increase physical activity in older adults with osteoarthritis of the knee : a preliminary study. Am Geriatr Soci, 51 (3) : 387-392, 2003.
20) Wang C, Schmid CH, et al : Tai Chi is effective in treating knee osteoarthritis : a randomized controlled trial. Arthritis Rheum, 61 (11) : 1545-1553, 2009.
21) Trans T, Aaboe J, et al : Effect of whole body vibration exercise on muscle strength and proprioception in females with knee osteoarthritis. Knee, 16 (4) : 256-261, 2009.
22) Wang TJ, Belza B, et al : Effects of aquatic exercise on flexibility, strength and aerobic fitness in adults with osteoarthritis of the hip or knee. J Adv Nurs, 57 (2) : 141-152, 2007.
23) Burke TN, Franca FJ, et al : Postural control in elderly persons with osteoporosis : Efficacy of an intervention program to improve balance and muscle strength : a randomized controlled trial. Am Phys Med Reha, 89 (7) : 549-556, 2010.
24) Kanemaru A, Arahata K, et al : The efficacy of home-based muscle training for the elderly osteoporotic women : the effects of daily muscle training on quality of life (QoL). Arch Gerontol Geriatr, 51 (2) : 169-172, 2010.
25) Sylliaas H, Brovold T, et al : Prolonged strength training in older patients after hip fracture : a randomised controlled trial. Age ageing, 41 (2) : 206-212, 2012.
26) Teixeira LE, Silva KN, et al : Progressive load training for the quadriceps muscle associated with proprioception exercises for the prevention of falls in postmenopausal women with osteoporosis : a randomized controlled trial. Osteo Inter, 21 (4) : 589-596, 2010.
27) Hongo M, Itoi E, et al : Effect of low-intensity back exercise on quality of life and back extensor strength in patients with osteoporosis : a randomized controlled trial. Osteo Inter, 18 (10) : 1389-1395, 2007.

3 中枢神経疾患患者のエビデンス

土井剛彦

Key Point

- 中枢神経疾患患者（脳卒中，アルツハイマー病，パーキンソン病）における筋力を維持向上することは重要であるが，これらの疾患とサルコペニアを両有している者に対するエビデンスは不足しており，今後注目すべきテーマである．
- 脳卒中患者に対する筋力に特化したトレーニングや，それを含む複合的なプログラムの実施による筋力への効果が報告されている．
- アルツハイマー病患者に対して運動の効果を検討する際にはアウトカムの選定が重要になり，筋力への効果は十分には明らかにはなっておらず，パーキンソン病患者においては筋力トレーニングによる効果が報告されているが，報告数が少ない両テーマについては，今後の検証に注目する必要がある．

1 中枢神経疾患患者における筋力の重要性

　脳卒中は高齢期に発症することが比較的多く，発症リスクの一つとして活動量や体力の低下があげられることから，脳卒中患者が筋力低下などの身体機能低下を呈す可能性は潜在的に高いと考えられている．また，筋力低下は発症後の機能低下や活動量低下により，多くの脳卒中患者にみられる事象の一つである．これらのことから，脳卒中患者の筋力を維持向上することは，運動麻痺がみられる場合に麻痺側はもちろんのこと，非麻痺側においても非常に重要なことと捉えられている．脳卒中患者の筋力に影響を及ぼす因子として，直接的なものの一つとして筋組織の構造的変化に加え，運動麻痺による disuse や運動制限ならびに活動量の低下があげられる．筋組織の構造変化は脳卒中発症後4時間後からみられ，神経支配を受ける筋への神経伝達の阻害や運動単位の減少に関係するとされる[1]．不活動による筋力への影響は，健常高齢者でも10日間のベッド上安静で筋タンパク合成速度の指標であるが30％減少し，下肢筋量は6％，筋力は16％減少するとされ[2]，脳卒中発症後一週間以内に，麻痺側だけでなく非麻痺側の両側においても筋力低下がみられると報告されている[3]．さ

国立長寿医療研究センター
老年学・社会科学研究センター
予防老年学研究部

らに脳卒中後患者の長期的な筋量変化に関するシステマティックレビューによると，発症後6カ月後には麻痺側の下肢筋量が非麻痺側に比べ約340g多く減少がみられるとされている[4]．脳卒中発症後には活動量レベルが低下し，筋力や筋パワーもそれに伴って低下するとされている[5-7]．これらの病態や疾患特性を考慮すると，脳卒中患者において筋力を保つことがいかに重要かということがわかる．

　高齢者によくみられる脳卒中以外の中枢神経疾患として，アルツハイマー病やパーキンソン病があげられる．アルツハイマー病に対して筋力を含む体力を維持することは発症のリスクを低下させ，積極的に身体活動を増進することで予防や発症遅延につながる可能性が示唆されている[8]．また，アルツハイマー病患者においては，認知機能障害に伴い日常生活に支障をきたし，あわせて活動量低下がみられ，身体機能が徐々に低下する．アルツハイマー病患者の身体機能低下は本人のADL低下に加え，介護者の負担増加にも直結することから，アルツハイマー病患者の身体機能を維持・向上することは非常に重要な意義をもつ．一方，パーキンソン病患者は，顕著な運動機能障害を特徴の一つとして持ち合わせている．そのため，身体機能低下はもちろん，活動量低下やADL障害は他の疾患と同様に非常に深刻な問題である．運動機能障害以外にもうつ症状や不安などの症状を併せもつことが多い疾患ではあるが，これらの心理状態に対しても運動はよい効果をもたらすとされ，さらには，運動することがパーキンソン病患者におけるドーパミン合成や症状緩和につながる可能性があると期待されている[9]．近年では，運動が脳由来栄養因子の増加を促進し神経再生に良い影響をもたらす可能性や[10]，さらには脳容量増加にもつながることが示唆されていることから[11]，中枢神経疾患患者に対する運動のもたらす効果への期待は非常に大きい．

　運動による介入は，中枢神経疾患患者に対するリハビリテーションの主軸を担い，機能回復を目指すうえで重要なだけではなく，高齢者における運動耐容能や筋力などの体力の向上にも有用であることが広く知られている．しかし，これらの中枢神経疾患患者に対して，どのような運動介入が，筋力を含む身体機能そのものに対してどの程度の効果を有するのかということについては未だ整理がなされておらず，具体的に知ることでよりよい臨床や研究の推進に寄与できると考えられる．

2 文献検索

　第5章-①の検索方法に基づいて文献を収集し，本項では中枢神経疾患患者に対する運動を用いた介入のランダム化比較試験19編を扱うことにする．運動介入の種類は大きく分けて，運動耐容能の向上を目的としたもの（有酸素運動など），筋力向上を目的としたもの（筋力増強訓練など），複合的なもの（有酸素運動，筋力増強訓練，歩行訓練などを複合的に実施する）に大別される．脳卒中患者に対する運動介入については，同様のテーマを扱ったThe Cochrane Database of Systematic Reviewsの報告[12]で用いられている方法に準じて分類分けを実施し，筋力向上を目的とした運動介入のみの方法を用いたものと筋力増強訓練を含む複合的なものを介入方法とし

ているものに焦点をあてて抽出した.

1) 脳卒中患者に対する筋力トレーニングの効果

抽出された研究を概観すると,対象者の平均年齢は,いずれの研究においても60〜70歳代であった.脳卒中患者の対象者特性として最も重要な特性の一つである発症後経過期間は,脳卒中発症後1カ月程度のものから5年前後経過したものまで研究によってさまざまであった.介入内容の主たる部分が筋力向上を目的としたもののみを実施している研究をみると,その多くは,最大筋力(1 Repetition Maximum:1RM)に基づいて強度設定や強度変更を実施し,マシンを用いたトレーニングにて介入を実施している[13-18].それらの実施頻度は週に2回もしくは3回で,期間はKimらの研究は6週間と短期間で実施されているが,他の報告は概ね10週前後の期間で実施されている.また,強度設定については多くの報告で最大筋力の80%を目安としてプログラムを作成し,1つの関節運動に対する1セットの反復回数は8〜10回の実施数としたものがほとんどである.トレーニングを実施した関節運動について,これらの研究で共通している部位は膝の屈曲・伸展運動であり,Flansbjerらの報告[15]を除けば股関節の屈曲・伸展運動,足関節の底屈・背屈運動についても多くの研究で介入の対象となっている.それらの研究結果のアウトカムは機器を用いた筋力測定という意味では共通しているが,アウトカムにしている測定方法・部位が

表1 筋力トレーニングの効果

著者	出版年	平均年齢(介入群)	脳卒中発症後経過時間(月)	対象者数 介入群	対象者数 対照群	期間(週)	頻度(回/週)	介入内容	効果量
Lee[14]†	2008	61	57±54	13(13)*	12(12)	10〜12	3	負荷強度:1RMの80%(2週間おきに2.4%ずつ増加) 回数:8回×2セット	筋力(1RM;麻痺側):d=0.59* 筋力(1RM;非麻痺側):d=1.33* 通常歩行速度:d=0.12
Kim[16]	2001	60	58.8±39.6	10(10)	10(10)	6	3	負荷強度:最大努力収縮 回数:10×3セット	筋力(麻痺側):d=0.87 筋力(非麻痺側):d=0.44
Flansbjer[15]	2008	61	18.9±7.9	16(15)	9(9)	10	2	負荷強度:最大負荷の25% 回数:5回 最大負荷80% 回数:6〜8回×2セット	筋力(麻痺側):d=1.13* 筋力(非麻痺側):d=1.31*
Ouellette[17]	2004	66	31.8±3.3	21(19)	21(18)	12	3	負荷強度:1RMの70% 回数:8〜10回×3セット	—[a]
Sims[18]	2009	68	13.2±5.0	23(20)	22(20)	10	2	負荷強度:1RMの80% 回数:8〜10回×3セット	—

対象者数は「割り付け人数(followできた人数)」にて表記し,情報がないものに関しては記載せず.効果量はCohen's dを算出し,baselineの値に有意な差がない場合には介入後の値を使用し,算出できない場合に群ごとの差の平均が記載されていれば代用のうえ算出し,それ以外の場合は「—」の記載とする(表1〜3同じ).
[a] 筋力について有意な効果がみられたが,効果量を算出するための測定値の記載なし
† 群分けは4群で,表中の介入群の人数や効果量については筋力トレーニング群の結果を参照
* 統計学的に有意な介入効果がみられた指標

研究間で異なることや，結果に実際の測定値の記載のないものもみられる．報告内容から算出できるものに関しては効果量を算出し，要約したものを表1に示す．さらに，Leeらの報告[14]によれば，脳卒中発症後約5年経過した人を対象に筋力増強訓練と有酸素運動を比較するために，control群，有酸素運動群(AEROBIC)，筋力トレーニング群(STRENGTH)，両方行う群(Combined)の4群に分けたランダム化比較試験を実施した．その結果，有酸素運動だけでは筋力に対して有意な効果はみられなかったが，筋力トレーニングの実施によりSTRENGTHとCombinedの両群で麻痺側と非麻痺側の両側において最大筋力や筋パワーなどに有意な効果が認められた．さらにLeeらは追加解析として，介入期間内で設定された運動強度と実際に行った運動強度について麻痺側と非麻痺側に対し測定し，各々比較した[13]．筋力トレーニングの強度設定は，最初の3セッションは最大筋力の50%，60%，70%で実施し，80%に到達した段階で2.4%ずつ強度をあげて目標設定を行い，下肢の麻痺側においては多くの部位で設定された強度よりも高い強度でのトレーニング実施ができており，介入内容の順守についても高いことが示されている．これらの研究のように最大筋力に基づいて構成され，関節運動の反復運動を主としたプログラムを用いた介入方法以外には，立ち座りなどの日常生活動作や応用動作を介入に取り入れ，その反復訓練を各々10回から15回行うという内容のものや[19]，同様に生活動作をもとにした動作の反復をサーキットトレーニングの要素を取り入れてプログラムにしたものも報告されている(表2)．

筋力トレーニングの筋力に対する効果は，ある一定の効果が認められ，麻痺側ならびに非麻痺側の両側において効果が認められている．一方で，有意な効果が認められなかったKimらの報告[16]は，頻度や発症後の時期については他の研究と変わりないが，他の研究との相違点として介入期間が6週間と他の研究に比べ短いことがあげられ，効果がみられなかった一つの要因と考えられる．しかし，いずれの研究も症例数が少ないことや介入で実施される負荷も異なることから，今後もさらなる研究の実

表2　機能トレーニングの効果

著者	出版年	平均年齢(介入群)	脳卒中発症後経過時間(月)	対象者数 介入群	対象者数 対照群	期間(週)	頻度(回/週)	介入内容	効果量
Cooke [19] †	2010	71	1.1±0.6	36 (36)	38 (31)	6	4	日常生活動作に基づき筋力向上を目指した運動を10～15回反復する 対象者の状態にそって負荷を増大させる	筋力(麻痺側)：d=0.30
Yang [35]	2006	60	64±40	24 (24)	24 (24)	4	3	サーキットトレーニング方式で，課題指向型の動作訓練(椅子からの立ち座りや昇降運動など)を実施	筋力(麻痺側)：d=1.00* 筋力(非麻痺側)：d=0.55*

a† 群分けは3群で，表中の介入群の人数や効果量についてはトレーニング群の結果を参照
*統計学的に有意な介入効果がみられた指標

施によるエビデンスの構築が求められる.

2) 脳卒中患者に対する複合的運動プログラムの効果

複合的な運動プログラムの一部に筋力向上を目的としたプログラムを取り入れている研究の多くは週に3回の頻度で実施され,各研究の介入内容については有酸素運動と筋力トレーニングの両方をプログラムの主たるものとして実施されたものや[20,21],セラピストによるリハビリテーション内容(筋力トレーニングを含む)を統制したうえでプログラムの効果検証を行ったものや[22],ウェイトトレーニングを中心に実施しバランストレーニングと合わせて実施したもの[23]など研究によりさまざまである.それぞれの研究概要と効果は**表3**に示すとおりである.Duncan ら[22]とBale ら[23]の報告は対象者の脳卒中発症後経過期間が短く,この両者を比較すると,いずれも身体機能に効果はみられるが筋力においては Duncan らの報告では優位な効果がみられ効果量も大きいのに対し,Bale らの報告では,群ごとの事前事後比較では有意な変化がみられたが群間比較による介入効果は有意ではなかった.Bale らの介入内容のほうは介入期間が4週間と短いことと対象者数が少ないことから,それらを改善すれば結果が異なる可能性が十分にある.また,複合的な運動プログラムを検証したほとんどの研究において,有酸素運動のセッションを設けており,脳卒中患者における運動耐容能の重要性を勘案すると,筋力トレーニングと組み合わせる方

表3 複合プログラムの効果

著者	出版年	平均年齢(介入群)	脳卒中発症後経過時間(月)	対象者数 介入群	対象者数 対照群	期間(週)	頻度(回/週)	介入内容	効果量
Pang[36]	2005	66	62.4 ± 60.0	32 (30)	31 (30)	19	3	有酸素運動,スクワットや足趾挙上などの筋力トレーニング	筋力(麻痺側):d=0.20* 筋力(非麻痺側):d=0.06
Teixeira-Salmela[21]	1999	66	76.8 ± 74.4	6	7	10	3	有酸素運動,股関節屈曲伸展外転,膝関節屈曲伸展,足関節底屈背屈などの筋力トレーニング	—
Duncan[22]	2003	69	2.6 ± 1.0	50 (44)	50 (48)	12-14	3	リハビリテーション(PT,OTにより実施.ストレッチ,筋力トレーニング,バランス練習,日常生活練習,有酸素運動を統一したプロトコルで実施)	筋力:d=1.54* 通常歩行速度:d=2.80*
Bale[23]	2008	61	1.6 ± 0.7	8 (8)	10 (10)	4	5	ウェイトトレーニングとバランス訓練を実施	筋力(麻痺側):d=0.42 筋力(非麻痺側):d=0.26 通常歩行速度:d=1.59*
Mead[20]	2007	72	5.7 (1.8-9.6)	32 (32)	34 (32)	12	3	有酸素運動,セラバンドを用いた運動,ポールリフティングや椅子からの立ち座りを実施	—[a] (筋力について有意な効果がみられたが算出のための値の記載なし)

*統計学的に有意な介入効果がみられた指標

法が標準的なものと捉えることができる．しかし，複合的な運動プログラムを用いた研究においても，筋力トレーニングに特化した研究と同様に，発症後の経過期間や介入期間のばらつきがみられ，対象者数も比較的少ないものが多いことから，さらなる研究の実施が必要と考えられる．

3 その他の疾患（アルツハイマー病，パーキンソン病）に対する運動が筋力増強に及ぼす効果

アルツハイマー病患者は，ADL障害の程度が強く，介護サービスなどを受ける場合が多いため，施設入所をする場合もしばしばである．そのため，今まで実施された研究においても，施設入所者などの機能低下が顕著な対象者のなかにアルツハイマー病を有する者が混在している場合が非常に多い[24]．さらに，認知機能障害により測定が健常高齢者に比べて非常に難しいため，運動介入をランダム化比較試験にて実施したものが報告はされているものの，測定にある程度認知機能が必要なアウトカムにしたもの（筋力の指標など）はほとんどみられず，対象者以外による観察評価（ADL評価など）がアウトカムの中心となることが多い．しかし，身体機能をアウトカムにしたものがいくつか報告されており，アルツハイマー病患者に対する運動介入は非常に重要であるため，本項にて紹介する．アルツハイマー病患者に対して運動の効果を検討した報告で最も規模の大きい研究の一つであるFINALEX（THE FINNISH ALZHEIMER DISEASE EXERCISEの略）は，210名の在宅のアルツハイマー病患者を対象に1年間の運動介入を実施し，ランダム化比較試験にて効果検証を行った[25]．対象者を，家での運動（home exercise：HE）群，グループでの運動（group exercise：GE）群，普段通りの医療を受けるコントロール群に群分けを行った．家での運動は理学療法士が在宅で実施するもので，1時間の介入を週2回の頻度で行った．グループでの運動は，週2回デイケアセンターに集まり，そのなかでグループでの運動を行い，1回につき約1時間程度の運動実施を行った．その結果，Functional Independence Measureの総得点や下位スコアの運動の項目で有意な効果がみられ，いずれの項目についても低下がみられるがその低下の度合いが運動を実施した群，なかでもHE群における低下の度合いが最も小さかった．転倒発生においても，HE群とGE群において有意に少なかった．また，興味深い指標として，ランダム割り付け後，2年間にわたり対象者とその介護者が負担した健康関連ならびに社会福祉費用（介入にかかる費用も含めて）が調査されている．その結果，コントロール群と比較して，身体面に最も効果のあったHE群とは有意な差はみられなかったが，GE群では一人当たりの費用が，対象者本人にかかる費用ならびに介護者にかかる費用を含めた両方において有意に低減されていた．この点は，社会保障費の抑制を考えるにあたり費用対効果の側面について検証することが今後の課題の一つとして改めて認識させられる結果である．また，身体機能を直接評価するShort Physical Performance Batteryの得点に変化はなく，筆者らによるとテストの内容や教示の難易度がこの研究の対象者に適合していなかったと考察されている．Rollandら[26]による

と，134名の軽度〜重症のアルツハイマー病患者らに対し運動介入の効果検証をランダム化比較試験にて実施し（運動介入は1年間で週2回（1時間/回）の実施），通常歩行速度に対して有意な効果がみられたとしているが，バランスなど他の身体機能には効果がみられなかったと報告している．歩行速度については機器を用いた計測などを行えば，認知症患者でもある程度妥当な測定が可能であるとする報告[27]がされている．しかし，どの程度の認知機能障害までであればどの身体機能評価の妥当性が担保されているかについては明らかになっておらず，今後精査する必要があると考えられる．アルツハイマー病患者に対する運動介入を行ったランダム化比較試験では用いられるアウトカムが統一されていないことや，アウトカムの内容が結果に影響を及ぼす可能性があり，今後さらなるエビデンスの構築が必要になると考えられる．

　パーキンソン病はfreezing gaitのように歩行障害が顕著であることから，運動介入も歩行への効果を検証したものや，リハビリテーションなど運動を含む包括的なプログラムの効果を検証しているものがみられる一方で，筋力などをアウトカムに取り上げて検証したものは比較的少ないのが現状である[28,29]．筋力トレーニングに重点を置いた介入で，アウトカムにも筋力の指標を用いているものに着目し介入内容を比較すると，多くの研究で1RMの60％前後の強度で反復運動を実施し，期間は2〜3カ月で実施されている[30-32]．少ない症例数ではあるが，いずれの報告においても下肢筋力に有意な効果がみられたという報告がなされている．Shulmanら[33]は，トレッドミル運動と筋力トレーニングの効果をランダム化比較試験により比較し，トレッドミル運動では強い強度のトレーニングであっても筋力には効果がみられない一方で，筋力トレーニングでは有意な効果がみられたと報告している．また，大規模に実施されたランダム化比較試験では，Nimwegenら[34]によって実施されたPark Fitというプログラムの効果を586名のパーキンソン病患者を対象に2年間にわたり検証されたものがある．Park Fitは身体活動を増進するためにグループエクササイズや行動変容手法を用いたアプローチをリハビリテーションとあわせて行うプログラムで，身体活動そのものや持久力テストの一種である6分間歩行に有意な効果がみられたとしている．アルツハイマー病やパーキンソン病に対する運動の効果，特に筋力に対する効果については，症例数が十分で良質な研究デザインで実施される効果検証を今後も注意深くみていく必要がある．

参考文献

1) Arasaki K, Igarashi O, et al : Reduction in the motor unit number estimate (MUNE) after cerebral infarction. *J Neurol Sci*, 250 (1-2) : 27-32, 2006.
2) Kortebein P, Ferrando A, et al : Effect of 10 days of bed rest on skeletal muscle in healthy older adults. *JAMA*, 297 (16) : 1772-1774, 2007.
3) Harris ML, Polkey MI, et al : Quadriceps muscle weakness following acute hemiplegic stroke. *Clin Rehabil*, 15 (3) : 274-281, 2001.
4) English C, McLennan H, et al : Loss of skeletal muscle mass after stroke : a systematic review. *Int J Stroke*, 5 (5) : 395-402, 2010.
5) Horstman AM, Beltman MJ, et al : Intrinsic muscle strength and voluntary activation of both lower limbs and functional performance after stroke. *Clin Physiol Funct Imaging*, 28 (4) : 251-261, 2008.
6) Horstman AM, Gerrits KH, et al : Intrinsic properties of the knee extensor muscles after subacute stroke. *Arch Phys Med Rehabil*, 91 (1) : 123-128, 2010.
7) Saunders DH, Greig CA, et al : Association of activity limitations and lower-limb explosive extensor power in ambulatory people with stroke. *Arch Phys Med Rehabil*, 89 (4) : 677-683, 2008.
8) Barnes DE, Yaffe K : The projected effect of risk factor reduction on Alzheimer's disease prevalence. *Lancet neurology*, 10 (9) : 819-828, 2011.
9) Sutoo D, Akiyama K : Regulation of brain function by exercise. *Neurobiology of disease*, 13 (1) : 1-14, 2003.
10) Wrann CD, White JP, et al : Exercise induces hippocampal BDNF through a PGC-1alpha/FNDC5 pathway. *Cell metabolism*, 18 (5) : 649-659, 2013.
11) Ahlskog JE : Does vigorous exercise have a neuroprotective effect in Parkinson disease? *Neurology*, 77 (3) : 288-294, 2011.
12) Saunders DH, Sanderson M, et al : Physical fitness training for stroke patients. *CDSR*, 10 : CD003316, 2013.
13) Lee MJ, Kilbreath SL, et al : Effect of progressive resistance training on muscle performance after chronic stroke. *MSSE*, 42 (1) : 23-34, 2010.
14) Lee MJ, Kilbreath SL, et al : Comparison of effect of aerobic cycle training and progressive resistance training on walking ability after stroke : a randomized sham exercise-controlled study. *J Am Geriatr Soc*, 56 (6) : 976-985, 2008.
15) Flansbjer UB, Miller M, et al : Progressive resistance training after stroke : effects on muscle strength, muscle tone, gait performance and perceived participation. *J Reha Med*, 40 (1) : 42-48, 2008.
16) Kim CM, Eng JJ, et al : Effects of isokinetic strength training on walking in persons with stroke : a double-blind controlled pilot study. *J Stroke Cerebrovasc Dis*, 10 (6) : 265-273, 2001.
17) Ouellette MM, LeBrasseur NK, et al : High-intensity resistance training improves muscle strength, self-reported function, and disability in long-term stroke survivors. *Stroke*, 35 (6) : 1404-1409, 2004.
18) Sims J, Galea M, et al : Regenerate : assessing the feasibility of a strength-training program to enhance the physical and mental health of chronic post stroke patients with depression. *Int J Geriatr Phychiatry*, 24 (1) : 76-83, 2009.
19) Cooke EV, Tallis RC, et al : Efficacy of functional strength training on restoration of lower-limb motor function early after stroke : phase I randomized controlled trial. *NNR*, 24 (1) : 88-96, 2010.
20) Mead GE, Greig CA, et al : Stroke : a randomized trial of exercise or relaxation. *J Am Geriatr Soc*, 55 (6) : 892-899, 2007.
21) Teixeira-Salmela LF, Olney SJ, et al : Muscle strengthening and physical conditioning to reduce impairment and disability in chronic stroke survivors. *Arch Phys Med rehabil*, 80 (10) : 1211-1218, 1999.
22) Duncan P, Studenski S, et al : Randomized clinical trial of therapeutic exercise in subacute stroke. *Stroke*, 34 (9) : 2173-2180, 2003.
23) Bale M, Strand LI : Does functional strength training of the leg in subacute stroke improve physical performance? A pilot randomized controlled trial. *Clin Rehabil*, 22 (10-11) : 911-921, 2008.
24) Heyn P, Abreu BC, et al : The effects of exercise training on elderly persons with cognitive impairment and dementia : a meta-analysis. *Arch Phys Med Reha*, 85 (10) : 1694-1704, 2004.
25) Pitkala KH, Poysti MM, et al : Effects of the Finnish Alzheimer disease exercise trial (FINALEX) : a randomized controlled trial. *JAMA*, 173 (10) : 894-901, 2013.
26) Rolland Y, Pillard F, et al : Exercise program for nursing home residents with Alzheimer's disease : a 1-year randomized, controlled trial. *J Am Geriatr Soc*, 55 (2) : 158-165, 2007.
27) van Iersel MB, Benraad CE, et al : Validity and reliability of quantitative gait analysis in geriatric patients with and without dementia. *J Am Geriatr Soc*, 55 (4) : 632-634, 2007.
28) Goodwin VA, Richards SH, et al : The effectiveness of exercise interventions for people with Parkinson's disease : a systematic review and meta-analysis. *Movement Disorders*, 23 (5) : 631-640, 2008.
29) Tomlinson CL, Patel S, et al : Physiotherapy intervention in Parkinson's disease : systematic review and meta-analysis. *BMJ* (Clinical research ed.), 345 : e5004, 2012.
30) Dibble LE, Hale TF, et al : High-intensity resistance training amplifies muscle hypertrophy and functional gains in persons with Parkinson's disease. *Movement Disorders* : 21 (9) : 1444-1452, 2006.
31) Hass CJ, Collins MA, et al : Resistance training with creatine monohydrate improves upper-body strength in patients with Parkinson disease : a randomized trial. *Neurorehabil Neural Repair*, 21 (2) : 107-115, 2007.
32) Scandalis TA, Bosak A, et al : Resistance training and gait function in patients with Parkinson's disease. *Am J Phys Med Reha*, 80 (1) : 38-43, 44-36, 2001.
33) Shulman LM, Katzel LI, et al : Randomized clinical trial of 3 types of physical exercise for patients with Parkinson disease. *JAMA*, 70 (2) : 183-190, 2013.
34) van Nimwegen M, Speelman AD, et al : Promotion of physical activity and fitness in sedentary patients with Parkinson's disease : randomised controlled trial. *BMJ* (Clinical research ed.), 346 : f576, 2013.
35) Yang YR, Wang RY, et al : Task-oriented progressive resistance strength training improves muscle strength and functional performance in individuals with stroke. *Clin Rehabil*, 20 (10) : 860-870, 2006.
36) Pang MY, Eng JJ, et al : A community-based fitness and mobility exercise program for older adults with chronic stroke : a randomized, controlled trial. *J Am Geriatr Soc*, 53 (10) : 1667-1674, 2005.

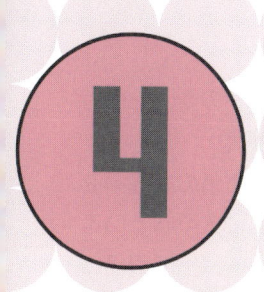

4 施設利用高齢者のエビデンス

堤本広大[1]・土井剛彦[1]

Key Point

- わが国における要支援・要介護高齢者の人口は，高齢者人口とともに増加の一途をたどっており，それに比例して施設利用高齢者の人口も増え続けている．施設利用高齢者（障害を有する高齢者）は，健常高齢者と比較して筋力・筋量低下のリスク因子を複数にわたって保有していることが多く，筋力増強・筋量増加のための運動介入はより重要な課題である．
- 施設利用高齢者に対する効果的な運動介入方法としては，従来から行われている筋力増強訓練が推奨されることが無作為化比較試験の知見より明らかとなった．特に，より最大筋力に近い負荷量（最大筋力の70〜80％）で実施すると効果が大きくなる可能性が示された．
- 障害を有する高齢者に対する筋力増強・筋量増加も重要であり，施設利用高齢者と同様に筋力増強訓練によって筋力を含めた身体機能向上に効果があることが示された．

1 施設利用高齢者におけるサルコペニアのリスクと有症率

わが国の高齢者における要支援・要介護認定者数は，2013年度に576万人（2013年9月暫定）を超え，この値に比例して施設利用高齢者も88万人に増加しており，今後も増加の一途をたどることが予想されている[1]．要支援・要介護認定高齢者のなかでも施設利用高齢者は介護度が重篤化していることが多く，疾病や合併症の罹患のみならず，身体活動量の低下などにより生じる筋力低下（二次的障害）を有していることが多い．

筋力低下の原因は，大きく分類すると主動作筋の神経学的要因と形態学的要因（筋萎縮）により生じるものが一つしてあげられる．主動作筋の問題以外の要因としては，拮抗筋の過剰収縮と固定筋の筋力低下などがあげられる．また，神経変性疾患・中枢神経疾患（5章-③参照），筋の病変，および整形外科疾患（5章-②参照）・外傷（脊髄損傷や筋腱の断裂など）によっても筋力・筋量低下は生じる．地域に在住している健常高齢者とは異なり，施設利用高齢者や障害を有する高齢者はこれらの要因を複数

[1] 国立長寿医療研究センター 老年学・社会科学研究センター 予防老年学研究部

にわたって保有していることも珍しくなく，筋力低下の要因として単一の要因を保有している高齢者よりも筋力・筋量低下のリスクは大きくなる可能性が高い[2, 3]．

　1980年より，施設利用高齢者における筋力低下・筋量減少している者の有症率を検討した研究が始まった．1980年に，アメリカのナーシングホームに入所している高齢者115名を検査したところ，85％の高齢者が筋量の低下した状態（上腕周径にて計測）に至っていた報告もある一方[4]，施設入所高齢者における筋力低下・筋量減少を呈している者の有症率を検討した別の研究においては，筋量減少の基準に該当したものが40％とされ[5]，前述した研究結果と比較しても施設間での差が大きいことがわかる．これは，各施設に入所している高齢者の対象者属性や施設の特色によっても有症率が大きく異なっていることが考えられる．例えば，同じ施設利用でも日常生活動作（activities of daily living：ADL）を利用者自身に実施してもらう施設もあれば，転倒などの危険を回避するために職員がADLを介助する施設もあり，そのような施設間には日常生活における身体活動量に違いが生まれ，その結果，筋力・筋量低下の割合に差が生じると考えられる．実際にADL能力が低いことが，サルコペニアのリスク因子となりうることを示した研究がある．Nakamuraら[6]は，長期的観察研究におけるベースライン時のADL能力（Barthel指標）と3年後の筋量低下の値が負の相関関係を示すことを明らかにした．このように施設利用高齢者においては，ADL能力そのものがサルコペニア発症要因のひとつになりうることが明らかとなってきた．

　サルコペニアの病態生理学は複雑であり，さまざまな潜在的因子が関連することがわかってきている．サルコペニアの発症に寄与するリスク因子としては，タンパク同化ホルモンの減少や（テストステロン[7]，エストロゲン[7, 8]，成長ホルモン[8]，インスリン様成長因子[9]），炎症性サイトカインの増加（TNFα（腫瘍壊死因子））[10]，インターロイキン-6[11]），細胞レベルにおける酸化ストレスの蓄積[12]，筋細胞におけるミトコンドリアの機能変化[12]，α運動ニューロンの機能低下[3]と多岐にわたる．施設利用高齢者や障害を有する高齢者は，これらのサルコペニア発症に対するリスク因子を複数保有している場合が非常に多い（表1）．加えて，施設入所高齢者は栄養管理をされていることが多いが，低栄養状態であることが多い[13-15]．同様に，施設入所高齢者においては血清中のビタミンDが低値であると報告されることが多数ある．ビタミンDが不足すると，神経筋協調性の低下，筋量・筋力低下を引き起こすことが明らかとなっており[16]，ビタミンD不足がサルコペニア発症の原因となっている可能性も考えられる（表1）[17, 18]．

　施設利用高齢者はこのようなリスク因子を複数保有している場合が非常に多く，地域在住の健常な高齢者と比較して，よりサルコペニアへの移行リスクが高いと考えられる．そのため，ハイリスクアプローチの観点から考慮すると，施設利用高齢者に対して筋力増強を目的とした運動介入の実施は，非常に重要な課題の一つである．しかし，施設利用高齢者に対する筋力や筋量増加のみを目的として実施された介入研究は多くはない．また，サルコペニアと定義された施設利用高齢者や障害を有する高齢者

表1　サルコペニアにおけるリスク因子

筋実質の変化	タイプⅡ筋繊維の著明な減少，ミトコンドリアの機能異常[12]，α運動ニューロン減少[3]
ホルモン異常	テストステロンの減少[7]，エストロゲン減少[7,8]，成長ホルモン減少[8]，インスリン様成長因子[9]
慢性炎症/酸化ストレス	炎症性サイトカイン上昇[7,11]
栄養状態	低栄養状態[13-15]，ビタミンD不足[17,18]

に対して，運動介入を無作為化比較試験にて実施した，研究論文は未だみられない．そこで本項では，施設利用高齢者や障害を有する高齢者に対する筋力増強を目的とした，運動介入による無作為化比較試験を実施した研究論文から得られた知見をまとめる．

2 文献検索

第5章-①の検索方法に基づいて文献を収集し，その結果，運動を用いたランダム化比較試験7編を本項で扱うことにする．運動介入を扱った論文のなかで，筋力向上を目的とした運動介入を介入方法としているものを抽出した．施設利用高齢者の対象者のサルコペニア移行への外的因子として，施設内容の概要を記載した．また障害を有する高齢者を対象とした場合，障害の程度を記した対象者属性を記した．

1）施設利用高齢者に対する筋力増強訓練の効果

施設利用高齢者に対して，筋力増強を目的とした無作為化比較試験で運動介入を実施した研究論文は5編であった．複合的な運動介入方法も含まれているが，筋力増強を目的とする運動内容については，健常高齢者に対する筋力増強訓練と同様に，一定の負荷を与えた状態で関節運動を繰り返す運動方法が主に用いられる．強度設定に関しても，健常高齢者に実施する時と同じように最大筋力（1 Repetition Maximum：1 RM）を基準にして，訓練の強度を設定している．介入の頻度は，週3回の頻度で実施する訓練が多い．訓練の内容としては，先述したとおり特殊な運動方法ではなく，1 RMの70〜80％の負荷で反復運動を8〜10回行わせている．それらの研究で用いられるアウトカムは，機器を用いた筋力測定という意味では共通しているが，測定方法・部位が研究間で異なることや，結果に実際の測定値の記載のないものもみられる．これらの点について要約したものを**表2**に示す．また，対象である施設利用高齢者が利用している施設によっても特色が異なるため（例：運動介入と施設で提供されるケアを両方受けている介入研究），**表2**中には利用施設の分類も記載した．

運動介入期間は各研究によって異なり，Serra-Rexachら[19]は短期間の介入でも90歳を超える施設利用高齢者において筋力増強が認められるのかどうかを検討するために，ランダム化比較試験を実施した．Nursing home入所高齢者を対象者として，運動介入の方法は有酸素運動と筋力増強訓練を複合的に組み合わせた運動方法を

表2 施設利用高齢者に対する運動介入が与える筋力増強の効果

著者	出版年	平均年齢（介入群）	入所施設	対象者数 介入群	対象者数 対照群	期間（週）	頻度（回/週）	介入内容	効果量
Serra-Rexach[19]	2011	92	ナーシングホーム	20 (16)	20 (16)	8	3	エルゴメーターによる有酸素運動と筋力増強訓練の複合的な介入方法。筋力増強訓練は、下肢筋力においては8〜10回反復運動で、負荷は1週間ごとに1RMの5％ずつ上昇させ、70％まで増加	下肢筋力：$\eta^2 = 0.101$ [a*]
Verschueren[22]	2011	80	ナーシングホームサービスフラット	56 (50)[b]	57 (53)[b]	24	3	・Whole Body Vibration法を導入し、振動プレートの上で、筋力増強訓練	—
Fiatarone[21]	1994	87	ロングタームケア施設	50 (44)[c]	50 (48)[c]	10	3	・筋力増強訓練負荷は1RMの80％の強度で実施 8回の繰り返し運動を3セット実施 ・栄養サプリメントを服薬	—[d]
Lazowski[20]	1999	80	ロングタームケア施設	36	32	16	3	FFTLCプログラム（歩行訓練、筋力増強訓練、バランストレーニングを複合したプログラム）	＊膝関節伸展筋力増加 d = 1.27 ＊股関節屈曲筋力増加 d = 1.13 ＊股関節伸展筋力増加 d = 0.92 ＊股関節外転筋力増加 d = 0.98 ＊股関節内転筋力増加 d = 1.24
Gusi[24]	2012	76	ナーシングホーム	20 (20)	20 (20)	12	2	Biodex Balance systemを用いたバランストレーニング	＊膝関節屈曲筋力増加 d = 0.59 ＊膝関節伸展筋力増加 d = 0.54

対象者数は「割り付け人数（followできた人数）」にて表記し、情報がないものに関しては記載せず。効果量はCohen's dを算出し、baselineの値に有意な差がない場合には介入後の値を使用し、算出できない場合に群ごとの差の平均値のうえ値を記載。論文中に記載されている効果量は［—］の記載とする（表2，3同じ）．Whole Body Vibration法とビタミンDサプリメント服薬が異なる2群の組み合わせの計4群の比較検討研究であるが、Whole Body Vibration法で分類した場合での2群の人数を記載
a：Cohen's dを算出するための値に関する記載がないため、論文中に記載されている代用の効果量を記載
b：Whole Body Vibration法筋力増強訓練実施・未実施の2群とビタミンDサプリメント服薬実施・未実施の2群と合わせて4群だが、筋力増強訓練実施・未実施で分類した場合での2群の人数を記載
c：筋力増強訓練、栄養サプリメントで4群だが、筋力増強訓練未実施で分類した場合の2群の人数を記載
d：両側膝関節伸展筋力、両側股関節伸展筋力、両側レッグプレス筋力に有意な増加がみられたが、効果量を算出するための測定値の記載なし
＊：統計学的に有意な効果がみられた指標

取り入れた．介入群と対照群はともに入所している施設で提供されている週2回の通常ケアも受けた．その結果，8週間後には1RMのレッグプレスの値が群要因と時間要因の交互作用を認めた．しかし，介入を中止した4週間後には筋力の向上は介入前と変わらない値にまで低下していた．Lazowskiら[20]は，long-term care 施設入所高齢者に対して，Functional Fitness for Long-Term Care (FFLTC) プログラムという運動介入法を16週間にわたって週3回の頻度で実施した．介入内容としては，歩行訓練，筋力増強訓練，バランス訓練を組み合わせた複合的な運動介入方法となっており，筋力増強訓練は他の研究と同様に，負荷をかけた状態で繰り返しの反復運動を実施した．対照群には，従来から行われている関節可動域訓練を提供し，無作為化比較試験にて両群を比較検証した．結果，FFLTCプログラムを受けた施設利用高齢者においては，有意な交互作用として筋力増強の効果が得られた．膝伸展筋力，股関節伸展筋力，股関節屈曲筋力，股関節外転筋力，股関節内転筋力，および大腿四頭筋1RMの値がそれぞれ増加し，下肢全体にわたって効果があることを示した．またFiataroneら[21]は，nursing home入所高齢者に対して筋力増強と栄養サプリメントの服薬を組み合わせた複合的な介入方法でランダム化比較試験を実施した．比較的短期的な介入期間で10週間とし，頻度は週3回であった．この結果，筋力増強訓練の主効果は認められたが，栄養サプリメントの主効果は認められなかった．筆者らは，栄養状態も重要であるが，筋力増強が最も重要であると結論づけている．

また，特殊な運動介入方法として振動プレートを利用して実施するWhole Body Vibration (WBV) トレーニング法を取り入れた研究も存在する．nursing home入所高齢者に対してWBVトレーニング法による筋力増強訓練を試みた無作為化比較試験を実施したが，筋力に有意な交互作用を認めることがなかった[22]．このWBVトレーニング法を用いたVerschuerenら[22]が実施した24週間の介入期間では筋量増強効果は得られなかったが，比較的短期的な介入であるSerra-Rexachら[19]の運動介入（介入期間8週間），Fiataroneら[21]の運動介入（介入期間10週間）においては，筋力増加の効果を示している．施設利用高齢者の筋力増強に対する効果は，介入期間の長さが影響を与えるのではないことが考えられる．これらの研究の効果の違いは，過負荷の原則にのっとって説明することが可能であると考えられる．過負荷の原則とは，トレーニング強度が通常用いているものよりも強くなければ，筋力増強効果は期待することができないという考え方である．Hettingerが示した強度の条件によると，1RMの20〜30％に収まる強度での筋力増強訓練では効果は認められず，1RMの40％以上で実施しなければ効果が表れず，より最大筋力に近い強度で実施すればするほど効果が高いとしている[23]．この知見から検討すると，Serra-Rexachら[19]は運動強度としては1RMの80％と設定し，Fiataroneら[21]も当初は低いパーセンテージの負荷から運動介入を開始するが，1週間ごとに負荷を上げて最終的には1RMの70％の負荷に設定するようにプログラムを作成している．ともに最大筋力に近い強度での筋力増強訓練が介入の中心となっていることが，WBV法を用いた研究と大きく異なっている点である．Gusiら[24]は，筋力増強訓練ではなく，Biodex

Balance Systemを利用したバランストレーニングを週2回12週間で実施した結果，nursing home入所高齢者において膝関節筋力が増加した．このように，運動介入においては主だった筋力増強訓練は行われていないにもかかわらず，筋力増強の効果が表れているものも存在する．このことから，施設利用高齢者に対して筋力増強訓練以外の運動を実施した場合においても，筋力増強効果が期待できることが示唆された．しかし，その筋力増強に対する効果を効果量でみてみると0.54〜0.59と中等度の効果で収まっている．先述した最大筋力に近い形で筋力増強訓練を実施した2編の研究においては筋力増強の統一した効果量（Cohen's d）は算出することができなかったが，Serra-Rexachら[19]の研究において本文中に記載されている効果量は高値を示していた（$\eta^2 = 0.101$）．また，筋力増強訓練も含めたFFLTCプログラムを用いたLazowskiら[20]の研究においても，その筋力増強の効果の大きさを検討したところ，効果量（Cohenのd）は0.92〜1.27と高い値を示していた．今回のレビューにおいては，古典的な反復運動による筋力増強訓練を含めた運動介入において筋力増強効果を有していることが示唆された．その効果は，介入期間の長さよりも筋力増強訓練を実施する際の負荷量により違いがあらわれる可能性を示した．また，筋力増強訓練以外の運動介入においても，効果は高くはないものの筋力が増加する可能性が示された．

2) 障害を有する高齢者に対する筋力増強訓練の効果

障害を有する高齢者に対して，筋力増強を目的とした無作為化比較試験で運動介入を実施した研究論文は2編であった．先述したとおり，ADL能力が低いことは将来の筋力低下と強い関連を示すことより[6]，障害を有する高齢者に対する筋力増強訓練も重要性の高い課題である．また，障害を有する高齢者においても，その特性から健常高齢者と比較して日常生活の身体活動量が低下することが明らかである．そのため，サルコペニアの病態と合わせて廃用性の筋力低下が生じる．障害を有する高齢者に対する筋力増強を目的とした運動介入方法としては，健常高齢者・施設利用高齢者にもよく適応されていた古典的な反復運動によるエクササイズが取り入れられている．Bufordら[25]は，AGC阻害薬を含めた降圧剤服薬と筋力増強訓練を含めた運動介入を組み合わせた介入方法で無作為化比較試験を実施した．結果，ACE阻害薬もしくはAGE阻害薬以外の服薬と複合的な運動介入を実施することによって，筋力を含めた複合的な運動能力指標であるShort Physical Performance Battery（SPPB）[26]スコアの値が有意に改善されることが示唆された．また，Webberら[27]は，他の多くの研究で取り扱われる下肢粗大筋力ではなく，下肢筋群のなかでも足関節の底背筋力に着目して筋力増強訓練を実施した．結果，障害を有する高齢者において足関節の底背屈筋力には有意な効果が得られなかった．このように障害を有する高齢者に対して筋力増強を目的とした介入研究が2編存在し，一方は筋力増強の効果を示し，もう一方は効果がないことが示された．これらの運動介入研究における大きな違いとして，介入期間の長さがあげられる．筋力増強効果が認められたBuford

表3 障害を有する高齢者に対する運動介入がから与える筋力増強効果

著者	出版年	平均年齢（介入群）	対象者属性	対象者数 介入群	対象者数 対照群	期間（週）	頻度（回/週）	介入内容	効果量
Buford a [25]	2012	76	SPPB score が9点以下	67	56	48	1〜3	歩行，筋力トレーニング，ストレッチ，バランストレーニングの要素を含む複合的な運動介入	—[b*]
Buford c [25]	2012	78	SPPB score が9点以下	98	96	48	1〜3	歩行，筋力トレーニング，ストレッチ，バランストレーニングの要素を含む複合的な運動介入	—[b*]
Webber [27]	2010	76	移動障害を有する	41 (34)[d]	20 (16)	12	2	・Weight traning group：1RMの80%の負荷で8〜10回の繰り返し運動 ・Elastic resistance training group：セラバンドを使って，8回の繰り返し運動	—

a：a，cは服薬なし群，AGC阻害薬服薬＋運動群，およびAGC阻害薬以外の降圧剤服薬＋運動群の3群での比較検討をしている同一の研究で，AGC阻害薬服薬＋運動群と対照群との比較した結果
b：筋力を含めた総合的な運動機能（Short Physical Performance Battery score）に有意な効果が認められた
c：AGC阻害薬以外の降圧剤服薬＋運動群と対照群との比較した結果
d：ウェイトトレーニングによる筋力増強訓練，セラバンドによる筋力増強訓練，対照群の3群の比較で，筋力増強の実施・未実施で分類した場合の2群の人数を記載
＊：統計学的に有意な介入効果がみられた指標

ら[25]の研究においては48週間の介入期間を設けていたが，Webberら[27]の研究においては12週間という期間設定としている．このことから，障害を有する高齢者に対して筋力増強訓練を実施する際には，長期間の介入を実施することで効果が得られる可能性が考えられる．このように障害を有する高齢者に対する筋力増強・筋力増加を目的とした無作為化比較試験は少ないものの，効果が認められる介入方法は存在している．障害を有する高齢者に対して実施する場合は，介入期間の長く複合的な運動介入方法についてはある一定の効果が示されているが，他の方法についてはまだ十分には明らかになっておらず，今後の研究の動向に引き続き着目する必要がある．

参考文献

1) 厚生労働省：介護保険事業状況報告 月報（暫定版）（平成25年度介護保険事業状況報告（暫定）） http://www.mhlw.go.jp/topics/0103/tp0329-1.html（公表日2013年9月）
2) Bauer JM, Kaiser MJ, et al：Sarcopenia in nursing home residents. *JAMA*, 9：545-551, 2008.
3) Jones TE, Stephenson KW, et al：Sarcopenia--mechanisms and treatments. *J Geriatr Phys Ther*, 32：83-89, 2009.
4) Shaver HJ, Loper JA, et al：Nutritional status of nursing home patients. *JPEN* 4：367-370, 1980.
5) Alhamdan AA：Nutritional status of Saudi males living in the Riyadh nursing home. *Asia Pacific J Clin Nutr*, 13：372-376, 2004.
6) Nakamura H, Fukushima H, et al：A longitudinal study on the nutritional state of elderly women at a nursing home in Japan. *Ann Intern Med*, 45：1113-1120, 2006.
7) Maggio M, Lauretani F, et al：Sex hormones and sarcopenia in older persons. *Current opinion in clinical nutrition and metabolic care*, 16：3-13, 2013.
8) Urban RJ：Growth hormone and testosterone：anabolic effects on muscle. *Hormone research in paediatrics*, 76 (Suppl 1)：81-83, 2011.
9) Velloso CP, Harridge SD：Insulin-like growth factor-I E peptides：implications for aging skeletal muscle. *Scand J Med Sci Sports*, 20：20-27, 2010.
10) Marzetti E, Privitera G, et al：Multiple pathways to the same end：mechanisms of myonuclear apoptosis in sarcopenia of aging. *The Scientific World Journal*, 10：340-349, 2010.
11) Payette H, Roubenoff R, et al：Insulin-like growth factor-1 and interleukin 6 predict sarcopenia in very old community-living men and women：the Framingham Heart Study. *J Am Geriatr Soc*, 51：1237-1243, 2003.
12) Calvani R, Joseph AM, et al：Mitochondrial pathways in sarcopenia of aging and disuse muscle atrophy. *J Biol Chem*, 394：393-414, 2013.
13) Morley JE：Weight loss in the nursing home. *JAMA*, 8：201-204, 2007.
14) Morley JE, Thomas DR, et al：Cachexia：pathophysiology and clinical relevance. *AJCN*, 83：735-743, 2006.
15) Pauly L, Stehle P, et al：Nutritional situation of elderly nursing home residents. *Z Gerontol Geriatr*, 40：3-12, 2007.
16) Girgis CM, Clifton-Bligh RJ, et al：Effects of vitamin D in skeletal muscle：falls, strength, athletic performance and insulin sensitivity. *AACE*, 80：169-181, 2014.
17) Drinka PJ, Krause PF, et al：Determinants of vitamin D levels in nursing home residents. *JAMA*, 8：76-79, 2007.
18) Sahota O：Calcium and vitamin d reduces falls and fractures--confusion and controversy. *JNHA*, 11：176-178, 2007.
19) Serra-Rexach JA, Bustamante-Ara N, et al：Short-term, light- to moderate-intensity exercise training improves leg muscle strength in the oldest old：a randomized controlled trial. *J Am Geriatr Soc*, 59：594-602, 2011.
20) Lazowski DA, Ecclestone NA, et al：A randomized outcome evaluation of group exercise programs in long-term care institutions. *J Gerontol A Biol Sci Med Sci*, 54：M621-628, 1999.
21) Fiatarone MA, O'Neill EF, et al：Exercise training and nutritional supplementation for physical frailty in very elderly people. *N Engl J Med*, 330：1769-1775, 1994.
22) Verschueren SM, Bogaerts A, et al：The effects of whole-body vibration training and vitamin D supplementation on muscle strength, muscle mass, and bone density in institutionalized elderly women：a 6-month randomized, controlled trial. *JBMR*, 26：42-49, 2011.
23) Hettinger T：Isometrisches Muskeltraining. Stuttgart Thieme, German, 1968.
24) Gusi N, Carmelo Adsuar J, et al：Balance training reduces fear of falling and improves dynamic balance and isometric strength in institutionalised older people：a randomised trial. *JoP*, 58：97-104, 2012.
25) Buford TW, Manini TM, et al：Angiotensin-converting enzyme inhibitor use by older adults is associated with greater functional responses to exercise. *J Am Geriatr Soc*, 60：1244-1252, 2012.
26) Guralnik JM, Simonsick EM, et al：A short physical performance battery assessing lower extremity function：association with self-reported disability and prediction of mortality and nursing home admission. *J Gerontol*, 49：M85-94, 1994.
27) Webber SC, Porter MM：Effects of ankle power training on movement time in mobility-impaired older women. *Med Sci Sports Exerc*, 42：1233-1240, 2010.

付録
リフレッシュ運動手帳

付　録

介護予防・認知症予防のための
リフレッシュ運動手帳

監修：国立長寿医療研究センター
製作：杉浦地域医療振興財団

a

　医歯薬出版HP（http://www.ishiyaku.co.jp/）より『サルコペニアと運動』を書名検索すると，本書付録「リフレッシュ運動手帳」の閲覧・ダウンロードが可能です．

　この「リフレッシュ運動手帳」（図a）は，利用者が運動の実施を習慣化するためのツールとして，国立長寿医療研究センターの監修，杉浦地域医療振興財団の製作で発行されました．読者の皆さんには，患者さんや高齢者，地域での運動指導にご活用いただければ幸いです．

　運動の効果は，健康増進，疾病予防，ストレス解消など多彩ですが，それらは継続的に運動を行うことが前提となります．運動の継続には，①家庭で簡単に実施ができること，②セルフモニタリングすること，③仲間を作ることが重要と考えられています．

　「リフレッシュ運動手帳」の内容は，家庭で簡単にできるメニュー（一例：図b，c，d）が収録され，段階的に負荷が高くなるように工夫されています．利用者には最初からたくさんの項目を行わずに，一日1ページの内容から始めることをすすめるのがよいでしょう．なお，運動内容はストレッチ，筋力トレーニング，バランスや歩行練習などの要素が組み込まれていますので，慣れてくるに従い，それらの要素を

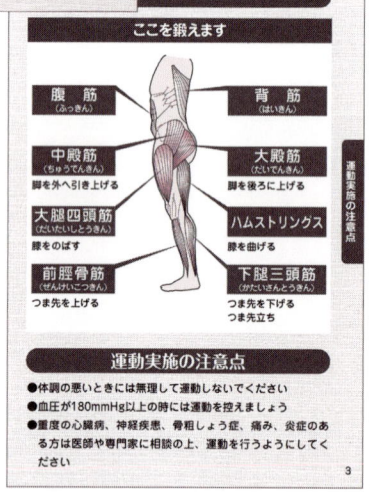

b

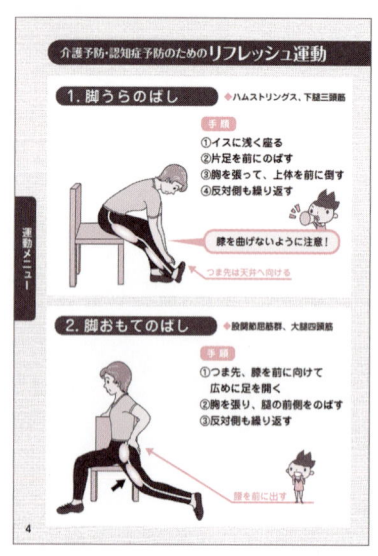

c

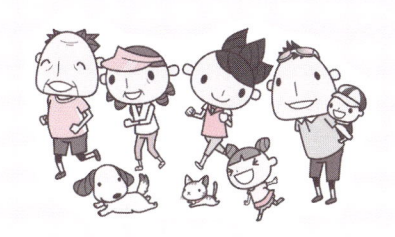

組み合わせて実施すると効果的です.

　運動の継続のためには，セルフモニタリングが効果的であり，利用者が毎日の実施状況を振り返って記録することで，自律心も生まれます．記録を始める前に月ごとの目標を立ててもらうのもよいでしょう．無理をしなくても達成できるくらいの目標設定をして，習慣化を目指してもらいましょう（図e）.

　健康に対する意識が高い人でも，長期間運動を続けることはなかなか難しいものです．時に励まし合える仲間を作ることが，運動の継続に役立ちます．この「リフレッシュ運動手帳」を通して，仲間づくりにも役立てていただけたらと思います．

　ただし，「リフレッシュ運動手帳」の内容のみを短期的に実施しただけでは，高い効果は得られないこともわかっています．運動の習慣化のツールとして利用者には活用してもらい，健康増進や疾病予防に対する長期的な効果を目指していただければと思います．

〔島田　裕之〕

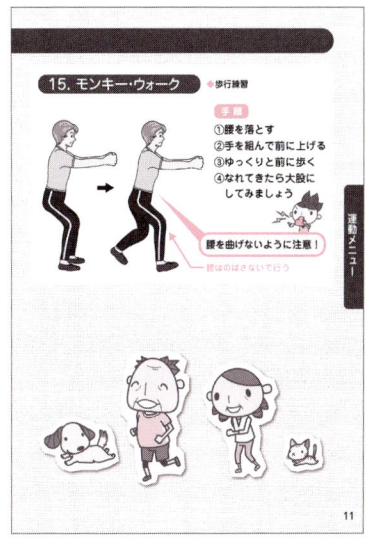

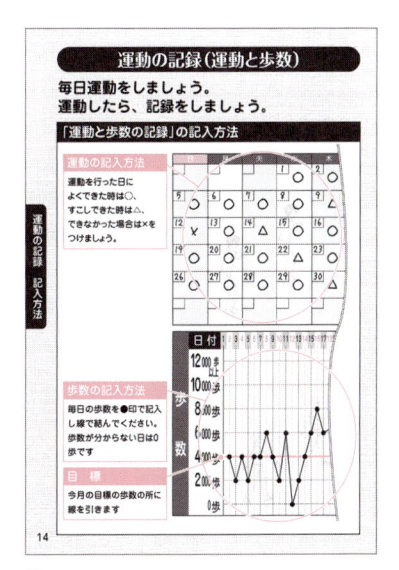

索 引

和 文

あ
悪液質　21
悪性新生物　81
握力　4, 45
握力の測定方法　45
握力の低下　12
握力の変化　46
足指-足首トレーニング　169
アミノ酸　35
アルツハイマー病　131
アンクルウエイト　168
安静不活動　111
アンドロゲン受容体遺伝子　19, 20

い
意思決定バランス分析　139
痛み対処セルフ・エフィカシー
　　139
一次性サルコペニア　10, 18
1日あたりの身体活動量　20
1回最大挙上力テスト　83
遺伝子　19
易転倒性　33
インスリン抵抗性　21
インスリン様成長因子　31
インターバルトレーニング　171
インターロイキン　19

う
ウォーキング　34, 74
運動機能の評価　52
運動効果のエビデンス　178
運動しやすい環境を整える　138
運動習慣の獲得　158
運動種目　84
運動することの恩恵と負担　139
運動と栄養のコンビネーション介
　　入　35
運動能力テストバッテリー　53
運動能力の低下　52
運動の実施記録　137
運動の実施計画　138
運動の習慣化　137
運動療法からの脱落　137

え
エイコサペンタエン酸　21
栄養　21
栄養アセスメント　61
栄養状態の評価　81
栄養スクリーニング法　61
栄養に関連するサルコペニア
　　10, 18
栄養の評価　59, 61
栄養の役割　35
液性因子　19
エクササイズ　95
エクササイズ補助具　164
エラスティックレジスタンスト
　　レーニング　167
エルゴメーター　49
炎症性サイトカイン　31
炎症性疾患　81

お
オペラント強化　138

か
臥位抗重力筋運動　155
介護予防事業　76
介護予防事業での実践　162
下肢筋力の測定　49
下肢筋力の低下　25, 73
活動に関連するサルコペニア
　　10, 18
活動の評価　64
カヘキシア　21
加齢　2, 18, 73, 88
加齢性サルコペニア　10, 18
加齢変化　31
がん　21
感染症　14

き
危険因子　16
気づきの場　77
逆戻り予防　139
急性期患者　110
協力支援体制　76
虚弱　2
筋収縮　44
筋代謝　32

筋
筋面積の算出式　42
筋量減少　31
筋量サルコペニア　16
筋量測定　12
筋量の経年変化　3
筋量の減少　2
筋量の測定方法　38
筋量の評価指標　40
筋量評価　42
筋力　2, 44
筋力サルコペニア　17
筋力増強トレーニング　81, 82
筋力測定　38, 44
筋力低下　2, 24, 88
筋力トレーニング　105, 164

く
グレリン　19

こ
高強度レジスタンストレーニング
　　165
抗重力筋　154
高負荷筋力増強トレーニング　80
高齢者の低栄養　60
高齢者の転倒　30
高齢入院患者　146
国際標準化身体活動質問表　66
骨格筋量　6
骨格筋量の測定方法　38
骨折　32
骨粗鬆症　13
骨粗鬆症骨折　13
ゴムバンド　128
ゴムバンドエクササイズ　167
コンディショニング期間　82

さ
座位中心のトレーニング　169
座位での下肢荷重エクササイズ
　　129
サーキットトレーニング　166
サルコペニア期　11
サルコペニアと転倒　30
サルコペニアによる機能障害　23
サルコペニアによる問題　4
サルコペニアのICFモデル図　27

サルコペニアの影響　13
サルコペニアの課題　13
サルコペニアの危険因子　17
サルコペニアの診断　9
サルコペニアの診断基準　9, 10
サルコペニアの操作的定義　5
サルコペニアの定義　10
サルコペニアの判定　7
サルコペニアの病期　10
サルコペニアの分類　10, 17
サルコペニアの有症率　16
サルコペニアの予防　2, 32
サルコペニアのリスク　18
サルコペニア肥満　13, 14

し

刺激統制　138
自己認識　77
四肢の骨格筋量　38
自主的な運動グループの形成　78
施設入所高齢者　117
施設利用高齢者のエビデンス　209
膝OAに対するストレッチング　93
疾患に関連するサルコペニア　10, 18
膝痛・腰痛患者　87
質問紙評価　67
質問紙法　65
重心動揺検査　53
重錘　168
集団での運動教室　76
重度サルコペニア期　11
重量靴　168
主観的包括的栄養評価　61
腫瘍壊死因子α　19
食事摂取パターン　81
身体活動　20
身体活動強度の分類　170
身体活動の評価　64
身体活動量の測定方法　65
診断フローチャート　12

す

水中トレーニング　172
ステップ　171
スロージョギング　171
スロースステップ　171
スロートレーニング　167

せ

整形外科疾患患者のエビデンス　194
生体電気インピーダンス法　5, 40
生命予後　14
セルフ・モニタリング　137
全身筋量　42
全身振動　172
漸増的レジスタンストレーニング　118, 166

そ

早期の廃用性筋力低下　110
総タンパク質　21

た

太極拳　74, 76, 172
体操　172
ダイナペニア　25
立ち座りテスト　49
多要素複合トレーニング　172
ダンス　172
タンパク質の摂取　35, 165
タンパク質の摂取量　21, 60
タンパク質量　81

ち

地域在住高齢者　72, 80
地域在住高齢者のエビデンス　178
地域保健事業　76
中枢神経系の損傷　101
中枢神経疾患患者のエビデンス　201
中殿筋トレーニング　128
中年期の運動習慣　34

つ

通所介護での実践　157
通所リハビリテーション　157

て

低栄養　60
低栄養による栄養障害　60
低栄養の好発地帯　60
低負荷筋力トレーニング　167
テストステロン　19, 31
電気的筋肉刺激　112, 172
転倒　26, 30
転倒恐怖感　33

と

等尺性膝伸展筋力　46
等速性筋力測定機器　48
等速性膝伸展トルク　47
糖代謝　13
疼痛　88
糖尿病のリスク　13
徒手筋力テスト　44
トレッドミルトレーニング　107

に

二次性サルコペニア　10, 18
二重エネルギーX線吸収法　5, 39
日常的な活動量の向上　160
入院患者におけるサルコペニア評価　147
入院中のサルコペニア　148
認知機能低下　149
認知行動的技法　137
認知行動療法　137
認知行動療法のエビデンス　142
認知障害を有する高齢者　131
認知症高齢者　131
認知症進行と筋力低下　132

の

脳血管疾患患者　101

は

廃用症候群　117
ハイリスク・アプローチ　72, 80
バランス運動　74
バランス機能の低下　24
バランス能力の測定方法　53

ひ

ビタミンD　35
ビタミンD摂取量　21
ヒップアブダクション　85

非特異的腰痛　95
病院での実践　146

ふ
不活動がもたらす筋萎縮　164
負荷の見極め　83
負荷量設定の原則　126
踏み台昇降　171
ブリッジ体操　98
フレイル　163
プレサルコペニア期　11
プロテイン　165
分岐鎖アミノ酸　21, 35

へ
ベッド上安静　110
ベッドサイドでの運動療法　112
ベッドサイドトレーニング　114
変形性膝関節症　87

ほ
訪問リハビリテーションでの実践　152
歩行速度　25, 54, 57
歩行速度測定　12
歩行速度低下　12
歩行能力の測定方法　54
歩行量　20
ポピュレーション・アプローチ　72, 73

ま
マシントレーニング　114
慢性期患者　117
慢性疼痛　139

も
目標設定　138

ゆ
有酸素運動　34, 74, 170

有酸素運動の強度　170
遊離テストステロン　20

よ
ヨガ　74, 76

り
力学的ストレス　89
立位困難者　125
リフレッシュ運動手帳　218

れ
レジスタンストレーニング　35, 126, 164
レッグエクステンション　84
レッグプレス　84
レッグプレスマシン　48

ろ
ローイング　85
老年症候群　26
6分間歩行距離　57

欧文
1RMテスト判定基準　83
αリノレン酸　35
appendicular skeletal muscle mass　5, 38
ASM　5, 38
BIA　5, 12, 40
Biodex system 3　47
bioelectrical impedance analysis　5, 12, 40
Chair Stand Test　49
circuit weight training　166
CWT　166
dual energy X-ray absorptiometry　5, 12
DXA　5, 12, 38
Dynapenia　25

electrical muscle stimulation　112, 172
EMS　112, 172
frailty　163
Functional Balance Scale　54
Functional Reach Test　54
International Physical Activity Questionaire　66
IPAQ　66
IPAQ日本語版　68
Manual Muscle Test　44
Manual Perturbation Test　53
Mini Nutritional Assessment®　61
MMT　44
MNA®　61
MNA®-SF　61, 62
n-3系脂肪酸　21
Performance-Oriented Mobility Assessment　54, 56
POMA　56
presarcopenia　11
primary sarcopenia　10
Progressive Resistance Training　118, 166
PRT　118, 166
sarcopenic obesity　14
secondary sarcopenia　10
severe sarcopenia　11
SGA　61
Sit Stand Test　49
skeletal muscle mass index　13, 40
SMI　13, 40
Subjective Global Assessment　61
Timed Up & Go test　57
WBV　172
whole body vibration　172

サルコペニアと運動	
エビデンスと実践	ISBN978-4-263-21937-9

2014年5月25日　第1版第1刷発行
2018年10月10日　第1版第5刷発行

編者　島田裕之
発行者　白石泰夫
発行所　医歯薬出版株式会社
〒113-8612　東京都文京区本駒込1-7-10
TEL. (03) 5395-7628（編集）・7616（販売）
FAX. (03) 5395-7609（編集）・8563（販売）
https://www.ishiyaku.co.jp/
郵便振替番号 00190-5-13816

乱丁，落丁の際はお取り替えいたします　　　　印刷・真興社／製本・愛千製本所

© Ishiyaku Publishers, Inc., 2014. Printed in Japan

本書の複製権・翻訳権・翻案権・上映権・譲渡権・貸与権・公衆送信権（送信可能化権を含む）・口述権は，医歯薬出版(株)が保有します．

本書を無断で複製する行為（コピー，スキャン，デジタルデータ化など）は，「私的使用のための複製」などの著作権法上の限られた例外を除き禁じられています．また私的使用に該当する場合であっても，請負業者等の第三者に依頼し上記の行為を行うことは違法となります．

JCOPY ＜出版者著作権管理機構 委託出版物＞

本書をコピーやスキャン等により複製される場合は，そのつど事前に出版者著作権管理機構（電話03-3513-6969, FAX 03-3513-6979, e-mail: info@jcopy.or.jp）の許諾を得てください．